医学のあゆみBOOKS

ペインクリニック診療
38のエッセンス

細川 豊史 編

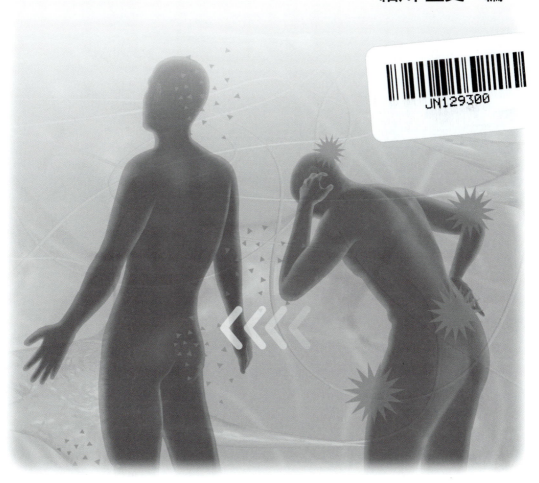

医歯薬出版株式会社

序

　本書，医学のあゆみBOOKS「ペインクリニック診療　38のエッセンス」には，痛みに興味を持ち，痛み治療の重要性に気づき，これからもっと深く痛みのこと，その治療のことを学びたい内科医や整形外科医，緩和ケア医やメディカルスタッフ，そして痛みを治療・ケアする専門医であるペインクリニシャンをめざす若い医療者のために必要な最低限の知識が盛り込まれている．執筆者は，痛み研究，治療，教育の最前線で活躍する高名な多くの専門家であり，その豊富な臨床経験と研究実績を基盤とし，力作に仕上げていただいた．

　その内容は，まず急性痛，慢性疼痛の概念からはじまり，慢性疼痛の基本的な考え方とその治療，そしてアメリカ合衆国を筆頭に欧米の多くの患者を地獄の苦しみに陥らせたオピオイド鎮痛薬の安易な使用の危険性とその問題点に加え，その轍を踏まないためのオピオイド鎮痛薬による正しい慢性疼痛治療法，そして難治性疼痛の代表格である神経障害性疼痛の診断と治療，さまざまな痛みを生じる疾患の個別の概念とその最新治療法，オピオイド鎮痛薬を含めた鎮痛薬と鎮痛補助薬による薬物療法のノウハウ，さらに漢方薬，そしておもな神経ブロックの実際とその適応，埋め込み式脊髄療法などの低侵襲な痛み治療法，さらに心理療法とリハビリテーション，今後普及することが期待される集学的治療，臨床に携わる多くの医療者がかかわっている"がん疼痛"の治療のupdateと新規オピオイド鎮痛薬の実践的使用法，さらに"がん疼痛"の神経ブロックや放射線による最新インターベンション療法，さらに，がんサバイバーの増加に伴うがん患者の非がん性慢性疼痛に関する最新知見などであり，十分，読者を満足させうるものと自負している．

　本書が，さまざまな疾患・原因による痛みで苦しむ多くの患者とその家族の苦しみを和らげる一助になることを祈願し，序文とさせていただきます．

2018年7月

細川豊史（医療法人社団洛和会　洛和会丸太町病院）

医学のあゆみBOOKS

ペインクリニック診療 38のエッセンス

序 .... 細川豊史

急性痛と慢性疼痛

1. 急性痛と慢性疼痛——亜急性期をどうとらえるか .... 飯田宏樹 ● 2
2. 慢性疼痛治療の基本的考え方 .... 伊達 久 ● 7
3. 慢性疼痛治療に対するオピオイド鎮痛薬使用の問題点と正しい使用法
   .... 山口重樹・Donald R. Taylor ● 12

神経障害性疼痛

4. 神経障害性疼痛の診断 .... 佐伯 茂 ● 22
5. 神経障害性疼痛の治療 .... 濱岡早枝子・井関雅子 ● 27

疾患別

6. 頭痛 .... 竹島多賀夫・菊井祥二 ● 36
7. 三叉神経痛 .... 千葉知史 ● 41
8. 頸椎由来の頸部痛・上肢痛 .... 新堀博展 ● 46
9. 帯状疱疹関連痛（帯状疱疹急性期の痛みと帯状疱疹後神経痛）の診療
   .... 西山隆久・大瀬戸清茂 ● 50
10. 急性腰痛と慢性腰痛 .... 渡邉恵介 ● 55
11. 腰椎由来の腰下肢痛 .... 中川雅之 ● 60
12. 肩の痛みを診る .... 朴 基彦 ● 64
13. 内側型変形性膝関節症に対する全身管理 .... 臼井要介 ● 68

CONTENTS

薬物療法

14. 抗てんかん薬 ……………………………………………………………… 小杉志都子 ● 76
15. 抗うつ薬 …………………………………………………………………… 上野博司 ● 80
16. オピオイド ……………………………………………… 山口重樹・Donald R. Taylor ● 85
17. 漢方 ………………………………………………………………………… 濱口眞輔 ● 92

神経ブロック療法

18. 神経ブロック療法の意義 …………………………………………………… 安部洋一郎 ● 98
19. 星状神経節ブロック ………………………………………………………… 平川奈緒美 ● 102
20. 硬膜外ブロック ……………………………………………… 大西佳子・細川豊史 ● 107
21. 脊髄神経根ブロック ………………………………………………………… 橋爪圭司 ● 111
22. トリガーポイント注射 ……………………………………………………… 森本昌宏 ● 118
23. エコーガイド下 Fascia ハイドロリリース
    ――生理食塩水が痛みに効く！ ………………………………………… 白石吉彦 ● 122
24. 超音波ガイド下腕神経叢ブロック ………………………………………… 深澤圭太 ● 128
25. パルス高周波治療の基礎と臨床 update …………………………………… 植松弘進 ● 133
26. 脊髄刺激療法 update ………………………………………………………… 森山萬秀 ● 137
27. 椎間板内治療 update ………………………………………………… 福井 聖・佐田蓉子 ● 142

リハビリテーション

28. ペインクリニックに必要なリハビリテーションの知識 ………………… 松原貴子 ● 148
29. 今日からはじめる！腰・頸肩・膝の痛みに対する運動療法の ABC …… 松原貴子 ● 154

心理療法

30. ペインクリニックに必要な心理療法の知識 ··水野泰行 ● 162
31. ペインクリニック＋α：心理療法のエッセンス ··水野泰行 ● 168

集学的治療

32. 慢性疼痛に対する集学的診療の実際 ··西須大徳・牛田享宏 ● 174

がん疼痛

33. がん疼痛治療の長期化とその問題点 ··山代亜紀子・細川豊史 ● 180
34. がん疼痛の薬物療法 update ··塚原嘉子・間宮敬子 ● 184
35. タペンタドール，ヒドロモルフォン，メサドン ··································橋本龍也・齊藤洋司 ● 188
36. がん疼痛に対する神経ブロック療法 ··波多野貴彦 ● 192
37. がん疼痛に対する放射線療法 ···坪倉卓司 ● 197
38. がん患者の非がん性慢性疼痛 ···細川豊史 ● 204

急性痛と慢性疼痛

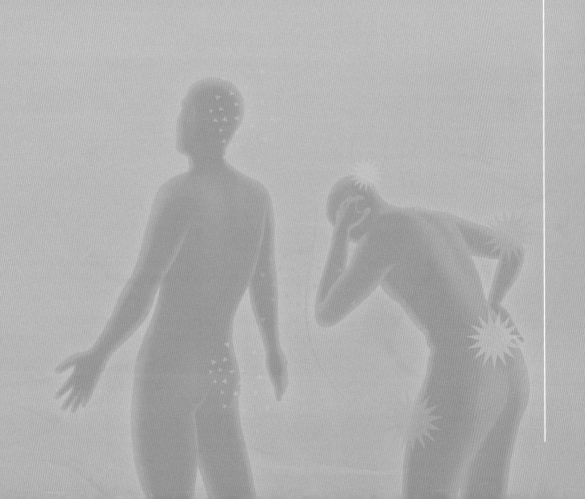

1. 急性痛と慢性疼痛
——亜急性期をどうとらえるか

Keyword
急性痛
亜急性痛
慢性疼痛
遷延性術後痛

飯田宏樹

◎急性痛と慢性疼痛を明確に分けることは難しいが,ひとつには痛みの発症からの時間で区別される."急性疾患の通常の経過,あるいは創傷の治癒に要する妥当な時間を超えて持続する痛み"として一定期間をすぎたものが慢性疼痛とされる.他方,痛みの性質の差異から,急性痛は,生体の生命への警告信号としての意味が強く,病気を治せば痛みもなくなるとされ,慢性疼痛は,生体の生命への警告信号としての意味は薄く,患者固有の心理・社会的反応が前面にでて,生活の質(QOL)が低下する状態であり,痛みそのものが治療対象となる.また,"亜急性期"という期間はいろいろな位置づけがされているが,あまり研究のされていない"グレーゾーン"であり,この時期に急性痛が慢性疼痛に移行する.亜急性期鎮痛の意義としては急性痛から慢性疼痛への移行を防ぐことにある.

● 急性痛と慢性疼痛の定義と発生機序

急性痛と慢性疼痛を明確に分類することは難しいが,ひとつには痛みの発症からの時間で区別されることが多い.数週で治癒する急性疾患もあるので期間で決めることが難しい面もあり,代表的なポイントは3カ月と6カ月である."急性疾患の通常の経過,あるいは創傷の治癒に要する妥当な時間を超えて持続する痛み"として一定の期間をすぎたものを慢性疼痛とすることは,柔軟に慢性疼痛をとらえるものとして有用な考え方である[1].慢性疼痛は身体的・精神的・社会的要因が複雑に絡みあって形成されており,多彩な症状や痛みに伴う行動を示すことが知られている.

急性期に生体組織に損傷が生じる機械的刺激(切断,圧迫など),温度(熱・寒冷),化学的刺激によって組織に分布する一次求心性線維の自由終末にある侵害受容器が興奮すると,その信号が一次求心性線維を介して中枢神経系に入力し,痛感覚が認知される.しかし,ときに痛みが長期化・複雑化するが,その機序としては交感神経の遠心性インパルスによる知覚神経の興奮(損傷されたニューロンのみに起こる),カテコールアミンに対する感受性の増加や,神経線維間の電気的・化学的短絡等が考えられている.つまり,末梢神経間のクロストーク〔エファプス形成(神経と神経の本来ない部位での接触による短絡)や異所性アドレナージック受容体とのクロストーク〕が生じるために興奮性が高まるとされる.加えて,痛覚異常や痛みの遷延化に関係する要因として,末梢神経や中枢神経での興奮性の増強が考えられている.末梢感作による興奮性増大の機序としては,ブラディキニンやプロスタグランジンによってPKAやPKAの活性化を通してTRPV1受容体が感作され興奮性が増強することによる[2].また神経細胞が切断・絞扼等の障害を受けると,異所性にNaチャネルが発現し,膜の興奮性が増強し自発活動電位を惹起する(異所性興奮;ectopic excitation)ようになり,興奮性が高まる[3].中枢性の過敏化としては,末梢からの入力に対して後角ニューロンの反応性の増大や受容野の拡大が起こる.これには,NMDA受容体の活性化によるワインドアップ現象(C線維を0.5〜2 Hzの頻度で繰り返し刺激を行うとWDRニューロンの興奮頻度が刺激ごとに増加していく現象)[3]やLTP(long term potentiation;シナプス前細胞とシナプス後細胞が高頻度で連続発火すると,持続的な興奮性

Hiroki IIDA
岐阜大学大学院医学系研究科麻酔・疼痛制御学分野

表 1 急性痛と慢性疼痛

	急性痛	臨床的慢性疼痛			
		急性痛の遷延化	いわゆる慢性疼痛		慢性疼痛症候群
原因	侵害受容器	侵害受容器 ∨ 神経系の可塑性	神経系の可塑性 ∨ 侵害受容器	<	神経系の可塑性 ∨ 侵害受容器
意義	身体的警告信号	身体的警告信号	警告信号(?)		精神・社会的警告信号
持続時間	<組織の修復時間	>組織の修復時間	>>組織の修復時間(3カ月?)	<	>>組織の修復時間(3カ月?)
薬物治療への反応性	++	++	+	>	±
精神症状	+	+	++	<	+++
睡眠障害	+	+	++	<	++

シナプス後電位によってシナプスの伝達効率が増加する現象)などが関係する．また，脱抑制とよばれるGABAやグリシン(抑制性神経伝達物質)による抑制の減少によって興奮性が増す．神経損傷後に神経線維が側芽(スプローティング)をのばし，他の線維と連絡を持ちシナプスの再構築が行われる[4]，あるいはマイクログリアの活性化が起こりP2X4受容体にATPが作用してアロディニアが生じたりする．この機序として脳由来神経栄養因子(brain-derived neurotrophic factor：BDNF)が放出され，脊髄後角ニューロンに作用することが考えられている[5]．加えて，痛みに関する下行性抑制系の機能障害という問題がある．橋・延髄の大縫線核からセロトニン系が，青斑核・巨大細胞網様核からノルアドレナリン系が脊髄後角に線維を出しており，脊髄後角レベルで，①一次ニューロンの神経伝達物質の放出を抑制，②二次ニューロンの興奮を抑制，③抑制性神経を興奮させ，一次および二次ニューロンを抑制することによって，痛み刺激が一次ニューロンから上位ニューロンに伝わらないようにすることで痛みを感じさせないようにするわけであるが，最近，この痛みの抑制系が十分に機能しない，あるいはそれをコントロールするより上位の中枢機能の障害のために感受性が高まり，全身に痛みが発生する(線維筋痛症等)可能性が注目されている[6,7]．

他方，痛みの性質によって分ける考え方もあり(表1)，急性痛は，生体の生命への警告信号としての意味が強く，痛みの原因(炎症，腫瘍，外傷といった身体的原因)に対して可及的速やかな診断と根本治療が求められ，病気を治せば痛みもなくなるとされる．急性痛の原因の多くを占める侵害受容体疼痛は，日常の診療で遭遇する機会が非常に多い病態であり，治療薬や治療法は数多く存在する．手術後痛はその典型的な病態である．一方，慢性疼痛は生体の生命への警告信号としての意味は薄く，むしろ患者固有の心理・社会的反応が前面にでてしまい，QOLが低下する状態であり，痛みそのものが治療対象となる．表1に示すように慢性疼痛を種々の心理的・社会的修飾因子からみると，"警告信号"という意味では身体的な要素は少ないまでも，"心理的・社会的な警告信号"と考えて対処する必要がある．

したがって，痛みが慢性化するに伴い，身体の器質的異常だけの問題ではなくなり，精神医学的要因・社会的要因が複雑に関与することによって，痛みそのものを増悪・遷延させることになる．しかも，時間の経過とともに身体的痛み以外の要因が複雑になり，身体的痛みの治療よりもむしろ"苦悩""痛み行動"が主たる治療対象となり，"痛み行動"を軽減させ，より積極的な日常生活を送らせることが治療の目標になる(図1)[8]．

急性痛/慢性疼痛の分類

急性痛/慢性疼痛は，侵害受容性〔侵害刺激や炎症によって活性化された発痛物質が侵害受容器(自由神経終末)を活性化することによって引き起こされる痛み；nociceptive and inflammatory pain〕と考えられるphysiologicalな痛みと，神経障害性(神経の損傷あるいはそれに伴う機能異常

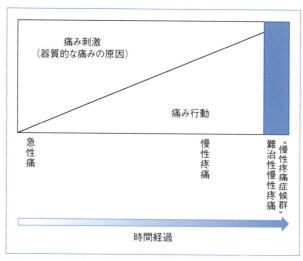

図1 痛みの遷延化とパターン変化

の直接的結果として生じている痛み；neuropathic pain）や中枢神経障害性疼痛（CNS dysfunction pain syndrome；前記のような痛みの制御機構の障害によるもの）[6,7]のようなpathologicalな痛みに大きく分類される．侵害受容性疼痛について考えると，組織が損傷を受けそうな刺激や，実際に損傷が加わったとき，または損傷の結果，炎症反応などが生じたときに引き起こされ，多くは急性に発症し，急性痛の多くを占める．一方，侵害受容性疼痛も慢性炎症によって長時間痛みが継続し，慢性疼痛を呈することがある．これらに加えて心因性〔痛みの原因を説明する客観的身体的病態が欠如し，多くの因子（精神的，社会的，行動的因子）が痛みに複雑に関与すると考えられる痛み〕の痛みも存在し，臨床上問題となるような病態においては，侵害受容性・神経障害性・心因性の痛みが単独で存在することはほとんどなく，複合的な要因となっていることが多い．

近年，画像診断の技術進歩に伴い，PET，functional MRI，MRSなどによって慢性疼痛の精神・心理学的影響（認知面・情動面）によって神経科学的あるいは解剖学的に変化していることがとらえられるようになり，単に"心の問題"ではなく，機能的な変化を伴うことが証明されるようになってきた．このような慢性疼痛が，より複雑化して"慢性疼痛症候群"といわれるような状態になると，元の主たる病態の侵害受容性・神経障害性の性質に加えて，精神・心理的な背景が増加して"痛み行動"がほとんどを占めるような病態になる．その点から，単一な治療法では解決されることが少なく，インターベンション・薬物療法・理学療法・精神心理療法等を包括的に駆使してアプローチ（学際的治療；column参照）をする必要がある．

---

column　学際的治療

慢性疼痛では，身体的な要因に加えて，心理的・社会的な要因が絡み合い，複雑な病態になる．治療抵抗性の慢性疼痛は，枠組みを超えて種々の治療法を組み合わせる"学際的治療"が必要になる．日本語で"学際的"と訳されるものに，マルチディシプリナリーとインターディシプリナリーがあり，組織としての患者への対応が異なる．痛みのマルチディシプリナリー治療というのは，他職種にわたる専門家が治療を行うことを意味し，電子カルテなどをベースに異なる分野の専門家が独自に評価・治療を行うことである．一方，インターディシプリナリーな治療というのは異なる分野の専門家がチームを構成して，カンファランスなどを通じて頻繁にコミュニケーションをとりながら，共通の治療目標に向かってチーム医療を行うことである．慢性疼痛の治療組織としては後者が望ましいとされている．このような治療によって，長期的予後の改善がみられることが知られている．

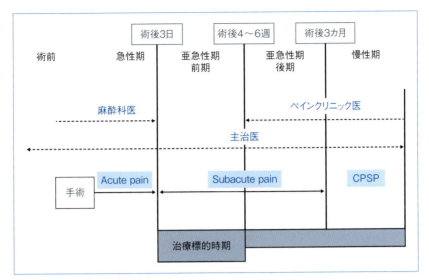

図2 亜急性期と治療標的時期
CPSP：chronic postsurgical pain.

"亜急性期"という概念

"亜急性期"という期間は確立されたものではなく，研究によっていろいろな位置づけがされている．急性期と慢性期の移行帯として，特別な意味をもってとらえられてこなかった．帯状疱疹関連痛における亜急性期の定義をみてみると，次のような記載が見当たる．『Bonica's Management of Pain』のなかでは，帯状疱疹関連痛において，発症後皮疹の治癒する30日までを急性期，30日から慢性化して，帯状疱疹後神経痛と診断されるまでを亜急性期としている[9]．

一方，時制の経過が明確な術後痛に関しては，いろいろなとらえ方がされている．Hegmannらは，術後1カ月までを急性期，1〜3カ月を亜急性期，3カ月以上を慢性期とし[10]，一方，YaDeauらは術後3日までを急性痛としている[11]．Vealらは，術後48時間以内を急性期として，退院後を亜急性期と表現している[12]．同様にAndersenらも退院後1〜30日を亜急性期ととらえている[13]．また，Lavand'dommeの報告では，亜急性期（10日から6〜8週）はあまり研究のされていない"グレーゾーン"であり，この時期に急性痛（24時間）が慢性疼痛（3カ月以降）に移行するとしている[14]．

これらの話を統合して考えると，周術期の疼痛では図2に示すように麻酔科医が硬膜外鎮痛などで集中して取り組んでいる時期（術後2〜3日）を急性期の痛み，早期退院やリハビリテーションが考慮される時期（術後3日目頃）から3カ月までを亜急性期の痛み，3カ月以降を慢性期の痛み（遷延性術後痛）とすることが妥当であると思われる．さらに，亜急性期を2つの時期，つまりペインクリニック担当医に外科側から相談がくる後期（6週〜3カ月）とほぼ現状において治療の対象となっておらず医療の空白期であり，今後の対応をもっとも考える必要のある前期（術後3日目頃から4〜6週）に分けて考えることが必要であると思われる．

この亜急性期前期の鎮痛の意義としては，急性痛から慢性疼痛への移行を防ぐことがもっとも重要となる．この亜急性期の鎮痛を考えるにおいて，適正なオピオイドの使用が重要なポイントとなる．適切な鎮痛を得られるだけの強度と用量のオピオイドをできるだけ短期間使用し，早期の減量・中止をはかることが重要である．その際に多角的鎮痛（multimodal analgesia：MMA）の考えにしたがってオピオイドを使用し，可能なかぎりの減量を考慮する立場（もちろん不十分な鎮痛にならないようにするのは当然であるが）を堅持することが必要である．

亜急性期痛に対する鎮痛は重要で，必要最低限のオピオイドとアセトアミノフェン/NSAIDsを併用したMMAを必要に応じて行うことの意義は大きい．亜急性期の術後痛は患者を苦しめるだけでなく，十分に病態を説明しなければ患者は不安感が増し，術後痛の遷延化の要因となる．今後，どのようなオピオイドをどのような方法で，どれくらいの期間投与することが必要か，またどのような鎮痛補助薬が，より有効かを詳細に検討する必要がある．術後急性期から亜急性期は痛み治療の専門家がもっとも介入すべき重要な治療標的時期である(図2)．麻酔担当医，外科医，ペインクリニック担当医がチームとして連携し，痛みの慢性化に対する共通の認識をもつ必要がある．

Transitional pain serviceという考え方

これらの観点から，海外ではtransitional pain serviceの必要性が唱えられるようになったが，これは従来のPerioperative Surgical Homeという取組みのなかで痛みに特化した側面をもつ組織である[15,16]．この組織は，周術期患者の疼痛管理の最適化，適切なオピオイド使用に関する監視と必要に応じての減量・中止，退院後の不必要な再入院の防止を目的として，最終的には術後痛の慢性化(遷延性術後痛の発生)に伴うADL障害の軽減をめざすものである．欧米特有の術後のオピオイド使用の問題点(大量使用・乱用・依存・オピオイド誘発性痛覚過敏等)を解決するという側面もあり，術前にオピオイド未使用であった患者でも，長期・大量にオピオイドが使用されるようになるリスクも報告されており，重要な観点である[17,18]．

これらの考え方は，術後(とくに退院後やリハビリの開始後)の患者の疼痛管理の重要性をとらえたものであり，先に述べた著者らが提言している亜急性期鎮痛の考え方と一致する．とくに，亜急性期前期は通常，医療関係者が適切な対応をしていない時期であり，術後の痛みに苦しむ患者が孤立しがちになる．この時期をtherapeutic windowと考え，急性期から慢性期までの継続した疼痛対策が重要である．

おわりに

急性痛や侵害受容性疼痛は，多くの医師が頻繁に遭遇する症状であり，治療法も幅広く認められている．一方，経過が長期化した慢性疼痛は病態が複雑であり，治療法も単純ではない．これらの移行を含めた概念を正しく理解することは，"痛み"の病態を含め，治療全体の方向性を明確にするので，トータルとしての疼痛管理に重要なポイントとなる．

文献

1) Turk DC and Okifuji A. Pain term and taxonomies of pain. In:Fishman SM et al, eds. Bonica's Management of Pain (4th ed). Lippincott Williams & Wilkins;2009. p.13-23.
2) Moriyama T et al. Mol Pain 2005;1:3.
3) Scholz J and Woolf CJ. Nat Neurosci 2002;5 Suppl:1062-7.
4) Woolf CJ et al. Nature 1992;355(6355):75-8.
5) Coull JA et al. Nature 2005;438(7070):1017-21.
6) Barsky AJ and Borus JF. Ann Intern Med 1999;130(11):910-21.
7) Julien N et al. Pain 2005;114(1-2):295-302.
8) Loeser JD. Raven Press;1982. p.145-8.
9) Thakur R et al. Herpes zoster and postherpetic neuralgia. In:Fishman SM et al, eds. Bonica's management of pain. 4th ed. Lippincott Williams & Wilkins;2010. p.338-57.
10) Hegmann KT et al. J Occup Environ Med 2014;56(12):e143-59.
11) YaDeau JT et al. Anesthesiology 2016;125(3):561-72.
12) Veal FC et al. Medicine (Baltimore) 2015;94(36):e1498.
13) Andersen LO et al. Anaesthesia 2009;64(5):508-13.
14) Lavand'homme P. Curr Opin Anaesthesiol 2011;24(5):545-50.
15) Katz J et al. J Pain Res 2015;8:695-702.
16) Vetter TR and Kain ZN. Anesth Analg 2017;125(5):1653-7.
17) Huang A et al. Pain Manag 2016;6(5):435-43.
18) Weinrib AZ et al. J Pain Res 2017;10:747-55.

* * *

2. 慢性疼痛治療の基本的考え方

Keyword
慢性疼痛
ADL
多面的治療

伊達 久

◎慢性疼痛の治療の原則は，痛みを消失することではなく，ADL を改善することである．いまできることを増やすことで，結果的に痛みの軽減につながる．また，痛みの原因を推察し，それに対応した治療が必要となる．侵害受容性疼痛・神経障害性疼痛・心理社会的疼痛などがどの程度関与して，いまの病態を作り上げているかを推察し，的確な治療を行うことが必要である．単に痛いから鎮痛剤投与といった一辺倒の治療は慢性疼痛治療にはそぐわない．また，侵害受容性疼痛・神経障害性疼痛・心理社会的疼痛の各要素がさまざまに関与しているため，薬物療法，インターベンショナル治療，リハビリテーション，心理的アプローチを組み合わせた多面的治療が必要である．難治性慢性疼痛患者の場合は，それらを組み合わせた集学的な治療が必要となることもある．

慢性疼痛とは，国際疼痛学会では"治療に要すると期待される時間の枠を超えて持続する痛み，あるいは進行性の非がん性疼痛に基づく痛み"と定義[1]されている．その期間は以前はおおむね6カ月であったが，現在では3カ月程度を指していることが多い．しかし，疾患によっても異なるため，わが国では明確な期間の定義はまだない．急性痛と異なり慢性疼痛になると，心理社会的因子も複雑に絡んでくるため病態が複雑になっている．そのため慢性疼痛の治療は消炎鎮痛薬を投与すればよいという単純なものではなく，いろいろな治療を病態に合わせて組み合わせて治療していくことが重要である．

● 慢性疼痛治療の目的（表1）

疼痛治療というと，痛みの消失を目標とすると思われがちであるが，急性痛と慢性疼痛，非がん性慢性疼痛とがん疼痛では目的が大きく異なる．つまり急性痛の治療目標は，炎症を抑えて，痛みの軽減をはかること[2]である．つまり急性痛の病態は炎症による痛みがメインであるため，組織損傷の修復も含めた炎症の沈静化が目標であり，炎症を抑えることにより痛みの軽減も見込まれる．これに対して慢性疼痛の治療目標は，痛みを軽減し患者の生活の質（ADL）の向上や日常生活動作（QOL）を拡大させることである．わが国の分類では慢性疼痛には含まれないものの，長く続く痛みにはがん疼痛もあるが，がん疼痛と非がん性慢性疼痛でも治療目標が異なる．がん疼痛の治療目標は痛みの軽減消失であり，痛みをゼロにすること

---

column1 慢性疼痛で急性痛の治療が効かなくなるのはなぜか？

痛みが慢性化してくると，いままで効いていた治療も効かなくなることがある．これは，痛みに関与する脳内回路網の移行に伴うことが原因のひとつである．

発症から数週間程度の亜急性腰痛患者（SBP 群：94 名，平均 VAS 値 58.25）と 10 年以上腰痛が続いている慢性腰痛患者（CBP 群：59 名，平均 VAS 値 69.58）では，自発痛を感じているときの脳内賦活部位に差がみられた報告[17]がある．この報告では，SBP 群では両側の視床・島皮質・前帯状皮質などの感覚弁別部位が賦活されているが，CBP 群では情動や認知に関係する扁桃体・眼窩前頭皮質・内側前頭皮質などが賦活されている．このように痛みが慢性化してくると消炎鎮痛剤の効果がみられる感覚弁別系の神経核には賦活がみられないことから効かなくなってくるのである[18]．

Hisashi DATE
仙台ペインクリニック麻酔科

表 1 疼痛治療の目的・目標

急性痛と慢性疼痛の治療目的
　急性痛の治療目標：炎症を抑えて，痛みの軽減を図ること
　慢性疼痛の治療目標：痛みを軽減し患者のQOL向上やADLを拡大させること

がん疼痛と非がん性慢性疼痛の治療の第一目標
　がん疼痛の治療目標：痛みをゼロにすることが第一目標
　非がん性慢性疼痛の治療目標：患者のADLの拡大やQOLの向上が第一目標

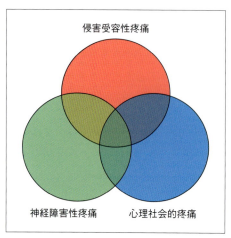

図 1　慢性疼痛の病態の以前の説明図
　侵害受容性疼痛・神経障害性疼痛・心理社会的疼痛が一部重なり合っている．

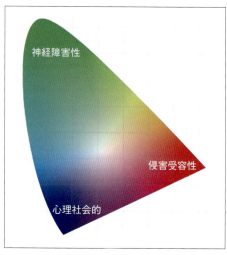

図 2　慢性疼痛の新しい病態図
　侵害受容性疼痛・神経障害性疼痛・心理社会的疼痛がグラデーションのように絡み合っていて，どれかひとつだけという単純な状態ではない[4]．

を目標とする．これに対して非がん性慢性疼痛の治療目標は，痛みの軽減消失が第一目標ではない．患者のADLの拡大やQOLを向上させることが第一目標となる[3]．ADLやQOLが改善されれば自然に痛みも軽減することも多い．また，痛みの強さは不変でも，痛みが気にならなくなってくることもあり，慢性疼痛治療の最終目標となる．

慢性疼痛の病態

慢性疼痛は，その発症のもととなる疾患や患者背景によっても異なるが，侵害受容性疼痛，神経障害性疼痛，心理社会的疼痛など複雑な要素が絡み合っていることが多い．とくに長期化・難治化してくると器質的要因（侵害受容性疼痛，神経障害性疼痛など）よりも非器質的要因（心理社会的疼痛，中枢機能障害性疼痛など）が大きく関与してくることが多く，病態を複雑化する．そのため慢性疼痛患者の治療にあたっては，その病態を的確に把握していくことが大切である．

以前は図1のように慢性疼痛の病態が評価されていた[3]が，このようにクリアカットに分けられるものではない．図2のようにグラデーションのように各要素が絡み合っているのが慢性疼痛の病態[4]である．変形性膝関節症のように侵害受容性疼痛の関与が大きい慢性疼痛や，帯状疱疹後神経痛のように神経障害性疼痛の要素が強い慢性疼痛のほか，線維筋痛症や複合性局所疼痛症候群（Complex regional pain syndrome：CRPS）のように心理社会的疼痛が大きな幅を占めていると思われる慢性疼痛もあり，これらを同じように治療していこうとしても難しいことは明らかである．慢性疼痛患者の現在の病態を正しく理解することで治療の方針が決まってくる．

慢性疼痛治療は多角的治療

慢性疼痛治療は複雑な病態が関与しているため，急性痛のように消炎鎮痛薬による治療が無効なことは明らかである．薬物療法，神経ブロック

療法を含めたインターベンショナル治療，リハビリテーション，心理的アプローチが慢性疼痛治療の4本柱となる．

薬物療法は，急性痛治療のメインである非ステロイド性抗炎症薬(NonSteroidal Anti-Inflammatory Drugs：NSAIDs)ではなく，抗うつ薬や抗てんかん薬などが中心となる．また痛みが強いときはオピオイドを用いるときもあるが，長期の安全性については不明なことが多いため短期間の使用が望ましい[5]．抗うつ薬は近年疼痛に対する保険適用などが増え，使いやすくなったが，いまだに"うつ病に対する薬剤"というイメージが医師・患者ともに強い．しかし，抗うつ薬の鎮痛機序は，抗うつ効果のメカニズムとは異なりモノアミンの濃度上昇による下行性疼痛抑制系による直接効果[6]である．患者に処方するときは，うつ病に対して投与するのではなく，鎮痛効果を期待して投与することをしっかりインフォームドコンセントする必要がある．これらの事前の説明により調剤薬局でのトラブルも回避できる可能性が高い．

インターベンショナル治療は，おもに神経ブロック療法と低侵襲手術に分けられる．神経ブロックを確実に施行するために，以前から行われていたX線透視下ブロックのほか，超音波ガイド下神経ブロック，CTガイド下神経ブロックなどが増加してきた．時に超音波ガイド下神経ブロックは，被曝の心配がないため外来でも手軽に施行することができ，安全確実に施行することが可能[7]となった．また，パルス高周波[8]や高周波熱凝固を用いた神経ブロックは，薬液を用いた神経ブロックよりも大きな可能性を秘めていると考えられる．

慢性疼痛治療に用いる低侵襲手術としては，脊髄刺激療法[9]や椎間板内治療[10]，硬膜外腔の癒着剥離を行うスプリングカテーテルによる治療[11]などがある．これらに用いる機器も進化しているため，今後はさらなる応用が期待できそうである．

リハビリテーションは慢性疼痛治療の要であると思われる．患者自身が身体を動かしストレッチすることで痛みを軽減することが認識できれば，セルフマネージメントにつながる．慢性疼痛治療の基本は，あなた任せの治療(施す治療)ではなく，患者主体の治療(支える治療)であり[12]，その基本はリハビリテーションである．「痛いのに身体を動かすなんてもってのほか」と訴える患者に対して，運動の必要性を説明し，ストレッチを行

---

column2 急性疼痛が慢性疼痛に移行しやすい症例では，どのような脳内変化が起こっているのであろうか？

発症数週間程度の腰痛患者を1年間フォローして年4回fMRI撮影を行い，1年後にも痛みが軽減しなかった持続群と痛みが軽減した軽快群では，脳内回路網の変化に相違がみられた報告[17]がある(下図)．痛みが持続した群では，年の前半と後半では賦活神経核が異なっていた．つまり前半では，感覚弁別系(Pain)の視床・島皮質・前帯状皮質が賦活していたが，後半では情動報酬系(Emotion)の扁桃体・内側前頭皮質・側坐核などが賦活していた[18]．これに対して，軽快群では，Pain，Emotionともに経過に伴い減少していた．Pain→Emotionへの変化が慢性疼痛への移行に関与していると思われる．

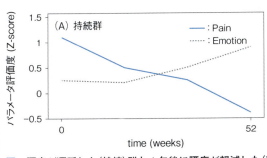
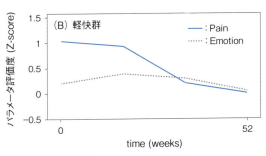

図 腰痛が遷延した(持続)群と1年後に腰痛が軽減した(軽快)群の脳内賦活部位
持続群では，賦活部位がPainよりEmotionに移行している．

わせることによって鎮痛が得られることを自覚させ，セルフコントロールにつなげていくのである．

急性痛治療ともっとも異なるのは，心理的アプローチであろう．慢性疼痛患者は痛みの破局や恐怖不安などが強いことが知られているが，近年とくに慢性疼痛患者に対する認知行動療法[13]が脚光を浴びてきた．認知行動療法にもいくつか手法があるが，第三世代の認知行動療法といわれているマインドフルネス[14]やアクセプタンス＆コミットメント・セラピー(Acceptance & Commitment Therapy：ACT)[15]などがエビデンスの高い治療法であり，わが国でも徐々に臨床活用されてきている．

慢性疼痛治療の多面的治療の組合せ

慢性疼痛患者に薬物療法やインターベンショナル治療，リハビリテーション，心理的アプローチを組み合わせて行うことで，単独治療効果よりも大きな効果が期待できる．

慢性疼痛治療の基本はセルフコントロールであり，患者自身が痛みを受け入れてQOLを上げていくことが重要である．その意味ではどの患者にも運動は重要となる．しかし，すべての患者にリハビリテーションを行う必要はなく，本人が身体を動かす意識を持つことが大切である．しかし，痛みが強い患者は身体を動かすことに対する不安や恐怖が強いため，これを軽減する目的で薬物療法や神経ブロックなどを用いるのがよいであろう．また痛みの破局化思考など心理社会的因子が強い患者に対しては，心理的アプローチを併用するのがよいと思われる．身体を動かしても痛みがさほど強くならないことを認識させるためには理学療法士とともに行う運動療法が望ましい．

患者の不安や恐怖を軽減させて，運動させる道具として薬物や神経ブロック，心理的アプローチを考えれば，これらをどのように用いれば治療につながるかがはっきりする．患者の病態に合わせてこれらをうまく組み合わせて，徐々にこれらの治療を少なくすることができれば慢性疼痛治療の成功と思われる．

慢性疼痛治療の究極は集学的治療

しかし難治性疼痛の場合は，なかなかADLの拡大がみられないこともある．このようなときは，集学的治療が必要となる．集学的な治療とは，多分野・多職種の専門家が協同し，共通の目標を統合された多角的治療[16]のことであり，複数の診療科医師や看護師，理学療法士や作業療法士などのリハビリスタッフ，臨床心理士(公認心理師)などが関与することが多い．

まずカンファランスなどで患者の病態を評価し，運動など行動に介入しながら，痛みに対する認知を変えていくことで，ADLの拡大につなげる．わが国でもまだ始まったばかりの取組みであるが，厚生労働省もこの取組みを後押ししており，今後普及していくと考えられる．

おわりに

慢性疼痛治療の基本は痛みのセルフマネージメントであり，患者が主体である．医師も患者もこのことを念頭においてADLの拡大，QOLの向上ができるように心がけていくべきである．

今回，厚生労働行政推進調査事業費補助金慢性の痛み政策研究事業「慢性の痛み診療・教育の基盤となるシステム構築に関する研究」研究班と，痛み関連で作るペインコンソーシアムに参加している7学会(日本運動器疼痛学会，日本口腔顔面痛学会，日本疼痛学会，日本ペインクリニック学会，日本ペインリハビリテーション学会，日本慢性疼痛学会，日本腰痛学会)合同で『慢性疼痛治療ガイドライン』が作成された．いままでの学会主導のガイドラインとは異なり，診療科の枠を超えたAll JAPANのガイドラインである．治療の参考にしていただきたい．

文献

1) Merskey H et al. Classification of chronic pain:descriptions of chronic pain syndromes and definitions of pain terms. 2nd ed. IASP Press;1994. p.209-14.
2) 小川節郎．慢性痛と急性痛はこんなに違う．診断と治療 2016；104(11)：1431-6.
3) 慢性疼痛治療ガイドライン作成ワーキンググループ編．慢性疼痛治療における目的と最終目標は？ 慢性疼痛治療ガイドライン．真興交易医書出版部；2018. p.24-6.
4) 北原雅樹．第1部 痛みの総論．日本疼痛学会痛みの教育コ

アカリキュラム編集委員会. 痛みの集学的診療：痛みの教育コアカリキュラム. 真興交易医書出版部；2016. p.17-21.
5) 日本ペインクリニック学会非がん性慢性疼痛に対するオピオイド鎮痛薬処方ガイドライン作成ワーキンググループ編. オピオイド鎮痛薬による治療期間はどのように考えたらよいか？ 非がん性慢性疼痛に対するオピオイド鎮痛薬処方ガイドライン 改訂第2版. 真興交易医書出版部；2017. p.64-5.
6) Polyakova M et al. BDNF as a biomarker for successful treatment of mood disorders:a systematic & quantitative meta-analysis. J Affect Disord 2015;174:432-40.
7) Warman P and Nicholls B. Ultrasound-guided nerve blocks:efficacy and safety. Best Pract Res Clin Anaesthesiol 2009;23(3):313-26.
8) Shanthanna H et al. Pulsed radiofrequency treatment of the lumbar dorsal root ganglion in patients with chronic lumbar radicular pain:a randomized, placebo-controlled pilot study. J Pain Res 2014;7:47-55.
9) Kumar K et al. Spinal cord stimulation versus conventional medical management for neuropathic pain:a multicentre randomised controlled trial in patients with failed back surgery syndrome. Pain 2007;132(1-2):179-88.
10) Chou R et al. Nonsurgical interventional therapies for low back pain:a review of the evidence for an American Pain Society clinical practice guideline. Spine(Phila Pa 1976) 2009;34(10):1078-93.
11) Helm S 2nd et al. Percutaneous and endoscopic adhesiolysis in managing low back and lower extremity pain:a systematic review and meta-analysis. Pain Physician 2016;19(2):E245-82.
12) 柴田政彦.「施す医療」からの転換：私の診療に影響を与えた慢性痛の3症例. ペインクリニック 2014；35(2)：235-40.
13) Williams AC et al. Psychological therapies for the management of chronic pain(excluding headache)in adults. Cochrane Database Syst Rev 2012;11:CD007407.
14) Hilton L et al. Mindfulness meditation for chronic pain:systematic review and meta-analysis. Ann Behav Med 2017;51(2):199-213.
15) Veehof MM et al. Acceptance-and mindfulness-based interventions for the treatment of chronic pain:a meta-analytic review. Cogn Behav Ther 2016;45(1):5-31.
16) 慢性疼痛治療ガイドライン作成ワーキンググループ編. 集学的治療とはどのような治療か？ 慢性疼痛治療ガイドライン. 真興交易医書出版部；2018. p.26-7.
17) Hashimi JA et al. Shape shifting pain:chronification of back pain shifts brain representation from nociceptive to emotional circuits. Brain 2013;136(9):2751-68.
18) 半場道子. 第5章 非器質性の慢性痛. 慢性痛のサイエンス. 医学書院；2017. p.79-95.

*　　*　　*

3. 慢性疼痛治療に対するオピオイド鎮痛薬使用の問題点と正しい使用法

Keyword
適正使用
ガイドライン
規制
ケミカルコーピング
状態依存学習
ニューロエンハンスメント

山口重樹　Donald R. Taylor

◎アメリカのオピオイドクライシスから学ぶオピオイド鎮痛薬の適正使用の鍵は，厳密な規制の構築・維持である．そのため，各国が非がん性慢性疼痛(慢性疼痛)に対するオピオイド治療ガイドラインの作成，改訂を行っている．各国のガイドラインからみえてきた慢性疼痛に対するオピオイド鎮痛薬使用の問題点は長期化，高用量化といった点である．慢性疼痛に対するオピオイド鎮痛薬使用の目的は患者の生活の質(QOL)，日常生活動作(ADL)の改善であるが，高用量化，長期化といった問題はむしろQOLやADLを悪化させてしまう可能性がある．そのため重要なことは，適切な患者に(不適切な患者を避ける)，必要最小限(モルヒネ換算量で60 mg/day以下が推奨され，上限は90 mg/day)，必要最少期間(3ヵ月を基本と考え，6ヵ月で休薬を検討する)のオピオイド鎮痛薬を処方することである．また，処方開始前に同意書を取得し，治療目的，治療期間(中止する可能性)について患者の理解を得ることが重要である．

フェンタニル含有の経皮吸収型持続性疼痛治療薬に対して"中等度から高度の慢性疼痛における鎮痛"という効能効果が2010年に追加され，わが国においても非がん性慢性疼痛(以下，慢性疼痛)に対するオピオイド鎮痛薬の使用が正式に解禁された．その後，各種トラマドール製剤，新しいフェンタニル貼付剤(1日用)，ブプレノルフィンの貼付剤が慢性疼痛に承認されると，慢性疼痛に対するオピオイド鎮痛薬処方は増えつつある．わが国においても，慢性疼痛に対するオピオイド鎮痛薬使用について熟慮する時期にきている．

● アメリカのオピオイドクライシスの真実と背景

慢性疼痛に対するオピオイド鎮痛薬使用の問題点と正しい使用法については，アメリカにおけるオピオイドクライシスから学ぶことが多い(column参照)．

アメリカでは処方箋オピオイド鎮痛薬の過剰処方，乱用により精神依存(以下，依存)患者が激増，大きな社会経済問題になっている．"薬物使用と健康に関する全米調査"(National Survey on Drug Use and Health：NSDUH)の試算によると，2016年にはアメリカでは成人9,180万人にオピオイド鎮痛薬が処方され，1,150万人が乱用していると報告されている[1]．さらに，アメリカ疾病管理予防センター(CDC)の発表によると，オピオイド鎮痛薬の過剰摂取による死亡者は2015年に33,091人に達している[2]．この事態を放置できなくなったトランプ大統領の委託を受けた諮問委員会が提言書を公表するに至った．これがオピオイドクライシスである．

"医療でのオピオイド鎮痛薬の使用は依存の危険性は低い"との報告[3]が出されると，この報告が広く引用され，オピオイド鎮痛薬の有効性及び安全性が強調されるようになった．しかし，この報告では，オピオイド鎮痛薬が投与されるべき患者，推奨される投与量，推奨される投与期間などの乱用や依存を避けるための情報がまったく含まれていない．その後，さまざまな種類，剤型のオ

Shigeki YAMAGUCHI[1], Donald R. Taylor[2]
獨協医科大学医学部麻酔科学講座[1], Comprehensive Pain Care, P. C. Pain Management, Clinical Research and Office Based Opioid Addiction Treatment[2]

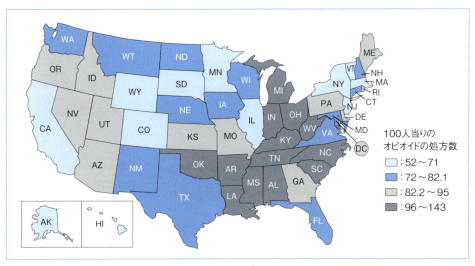

図1　アメリカの州別のオピオイド鎮痛薬の処方箋数[5]

ピオイド鎮痛薬が開発されると，がん疼痛にとどまらず急性疼痛，慢性疼痛へと広く処方されるようになり，市民におけるオピオイド鎮痛薬の内服への抵抗感の低下もあり，アメリカにおいてはオピオイド鎮痛薬が社会に氾濫するようになってしまった．そして，さまざまな対策が試みられたものの，アメリカの医療保険制度も相まって，オピオイドクライシスはいまなお沈静化のめどはたっていない．患者満足度に軸足をおきすぎた医療政策の欠陥であることも指摘されている[4]．

オピオイドクライシスから学ぶ規制の重要性

アメリカにおけるオピオイドクライシスの背景にあるこれらの問題は，日本でもみられる．それでは，なぜ，日本においてオピオイドクライシスに直面していないのか？　その答えは明快で，ときには厳しすぎると指摘されるオピオイド鎮痛薬の厳密な規制の存在であるといえる．

実は，戦前における日本はオピオイド鎮痛薬を含めた麻薬の取締りでは世界中でもっとも悪い記録を持つ国のひとつとして知られ，取締機関もなく，また適切な取締法もなかった．しかし，戦後，日本においては連合国軍最高司令官総司令部の指導の下，厳密な法律が制定され，さらに医療保険制度による厳密な適応症の管理によって，現在オ

column　オピオイドクライシスの背景

アメリカのオピオイドクライシスは一部の地域に強い傾向がみられ（図1）[5]，その背景にある問題が徐々にわかってきており，以下にその問題を記載する．

① ラスト・ベルト（錆びついた工業地帯）

"ラスト（rust）"は"錆"という意味で，使われなくなった工場や機械を表現している．ラスト・ベルトは，アメリカ経済の重工業と製造業の重要な部分を形成していたが，この地域の多くの都市で製造職の外部委託化が進み，凄まじい不景気に落ちている．この地域には，現場作業員や肉体労働者が多く，慢性疼痛に悩む患者が多いとされている．

② ゼロ・トレランス（不寛容）

1970年代に起きた深刻な学級崩壊を背景に，"割れ窓理論"に依拠して1990年代にアメリカで始まった教育方針のひとつで，"zero（否）"，"tolerance（寛容）"の文字通り，不寛容を是とし細部まで罰則を定めそれに違反した場合は厳密に処分が行われている．ゼロ・トレランスの教育方針が，結果的に社会から脱落する青少年を増やしている．

③ ソーシャル・アイソレーション（社会的孤立）

社会的孤立（Social isolation）とは人間が社会的に孤立するということで，若者が社会的孤立するおもな原因として，人間付き合いの希薄化が存在しており，この原因としては近年になって悪化してきている雇用情勢が考えられている．近年に発生している無差別殺人，薬物依存などといった深刻な事件の背景には社会的孤立が存在しているといわれている．また，慢性疼痛患者の社会的孤立も問題視されている[6]．

表 1　がん疼痛と非がん性慢性疼痛に対するオピオイド治療の違い[9,10]

	がんによる痛み	非がん性の慢性疼痛
位置付け	積極的使用	極力使用を避ける
使用意義	痛みからの解放	QOL，ADL の改善
投与期間	とくに設定なし	必要最少期間（3 カ月を目安に開始，6 カ月で減量，中止を検討）
推奨剤形	経口剤，貼付剤，注射剤	経口剤（徐放製剤），貼付剤のみ
投与量	痛みが緩和される量（個々の患者，個々の痛みに必要な量，上限なし）	必要最小限の量（60 mg/day 以下を推奨，90 mg/day を超えない）
問題点	悪心・嘔吐，便秘，眠気など	腸機能障害，性腺機能障害，鎮痛耐性，痛覚過敏，認知機能障害，乱用・嗜癖
突出痛への対応	短時間作用性（即効性）オピオイドを用いた積極的対応	非薬物療法による対応が推奨
ガイドライン	がん疼痛の薬物療法に関するガイドライン 2014 年版（日本緩和医療学会編）	非がん性慢性［疼］痛に対するオピオイド鎮痛薬処方ガイドライン改訂第 2 版（日本ペインクリニック学会編）

ピオイド鎮痛薬の不適切処方，不適切使用は深刻問題となっていない．

一方，オピオイドクライシスに陥っているアメリカでは，長年にわたり日本のような厳密な規制は社会において受け入れられないとされ[7]，いまになって"日本におけるオピオイド鎮痛薬の規制，文化的な考え方について学ばなければならない"などと騒がれるようになっている[8]．

これらの日米のオピオイド鎮痛薬に対する規制の考え方，その歴史を考慮すると，慢性疼痛に対する適切なオピオイド鎮痛薬処方を定着させるためには厳密な"規制"を維持することが必要であるといえよう．

非がん性慢性疼痛に対するオピオイド鎮痛薬処方ガイドライン

適切な"規制"を維持するために重要なことのひとつに，ガイドラインの存在があげられる．オピオイド鎮痛薬の処方に関するガイドラインとしては，がん疼痛と慢性疼痛を扱った 2 つのガイドラインが存在する．がん疼痛と慢性疼痛では，オピオイド鎮痛薬処方についてはさまざまな点で異なる．わが国で発表されている『がん疼痛の薬物療法に関するガイドライン 2014 年版（日本緩和医療学会編）[9]』と『非がん性慢性［疼］痛に対するオピオイド鎮痛薬処方ガイドライン改訂第 2 版（日本ペインクリニック学会編）[10]』から抽出した両者のオピオイド鎮痛薬処方の違いを表 1 に示すが，すべての医療者がその違いを正確に理解すべきである．

慢性疼痛に対するオピオイド治療への欧州疼痛会議の勧告

各国で非がん性の慢性疼痛に対するオピオイド治療のガイドラインが発表される以前に，欧州疼痛会議は今後増加するであろうと考えられていた非がん性の慢性疼痛に対するオピオイド鎮痛薬処方を危惧して，鋭い視線で勧告を出している[11]．その勧告の骨子を表 2 に示す．この勧告が出された背景には，非がん性の慢性疼痛に対するオピオイド鎮痛薬の有用性が限られていること，長期処方に伴うさまざまな問題点に直面することなどが徐々に判明してきたからと思われる．是非，この勧告を慢性疼痛に対するオピオイド治療の心得と考えてほしい．

慢性疼痛に対するオピオイド鎮痛薬処方の適応

オピオイド鎮痛薬処方の適応を考えるうえで重要なことは，避けなければならない患者を熟知することである．オピオイド鎮痛薬の使用障害のリスクとなりうる精神疾患の既往の患者では，その処方を避けなければならない．

慢性疼痛は一般的に，侵害受容性疼痛，神経障

表 2 非がん性慢性疼痛に対するオピオイド治療への欧州疼痛会議の勧告[11]

1) 目的は症状緩和である
2) ほかに有効な痛みの緩和手段がみつからない場合に考慮する
3) 目標は痛みを緩和することと生活を改善することである
4) 処方医は患者の心理社会的背景を熟知する必要がある
5) 徐放性のオピオイド製剤を規則正しく投与する
6) オピオイド治療期間中は生活の改善について常に評価する
7) 同意書(契約書)を作成する(中止の可能性についても明記する)
8) オピオイド治療は未来永劫にわたって続ける治療とは考えない

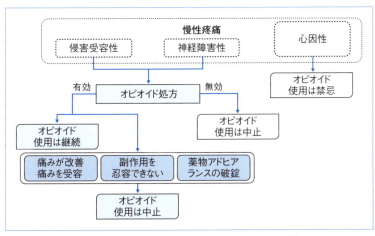

図 2 非がん性慢性疼痛に対するオピオイド治療開始後の経過[10]
がん疼痛と異なり,非がん阿世慢性疼痛に対するオピオイド治療が長期間継続される患者は少ない.あるいは,治療期間を短期にとどめるよう心掛ける.

害性疼痛,器質的原因の不明な痛み(心理社会的背景等の関与が疑われる痛み)に分類される.痛みの器質的原因が不明,痛みの遷延に心理社会的背景等の関与が強い場合,オピオイド鎮痛薬の処方を避けるべきである(図2)[10].

そして,慢性疼痛の薬物治療において,さまざまな問題を秘めているオピオイド鎮痛薬を安易に選択することは避けなければならない.慢性疼痛に対するオピオイド鎮痛薬の使用は,ほかに有効な痛みの緩和手段がない場合に考慮され,患者は厳選されなければならない.

"さまざまな治療を試してみたが,何も有効でなかった.残す治療はオピオイド鎮痛薬しかない"という考え方は非常に危険である."さまざまな治療に抵抗した痛みの背景には,痛みを複雑化あるいは遷延化する要因がある,その原因に心理社会的背景が存在していないか"といったことを考え,安易にオピオイド鎮痛薬を処方しないことが重要である.初診から時間をかけて,患者が訴え続ける痛みの原因や背景を探りながら,信頼関係を構築してからオピオイド鎮痛薬処方の適応を検討すべきである.

慢性疼痛に対するオピオイド鎮痛薬処方の目的

オピオイド鎮痛薬が考慮される患者では,痛みの恐怖と過剰な警戒心による"痛みの悪循環(fear-avoidance model)"に陥り[12],正常な生活を失っていることが多い.慢性疼痛に対するオピオイド治療では,痛みを軽減することはもちろんのことではあるが,痛みの悪循環を断ち切り,失った生活を取り戻し,元の正常な生活に近づけることが重要である.嚙み砕いた言い方をすれば,社会的生活への復帰のみならず,美しいものを美しい,美味しいものを美味しい,面白いことを面白いと思えるような"生きている実感"を取り戻させることが,オピオイド治療の真の目的である.

表3 本邦で非がん性慢性疼痛に使用可能な各種オピオイド鎮痛薬の添付文書に記載された効能・効果

一般名	商品名	効能・効果
トラマドール塩酸塩	トラムセット®錠 トラマール®OD錠 ワントラム®錠	非オピオイド鎮痛剤で治療困難な非がん性慢性疼痛，抜歯後の疼痛における鎮痛
ブプレノルフィン塩酸塩	ノルスパン®テープ	非オピオイド鎮痛剤で治療困難な変形関節症，腰痛症に伴う慢性疼痛における鎮痛
コデインリン酸	リン酸コデイン錠，散	疼痛時における鎮痛
モルヒネ塩酸塩	塩酸モルヒネ錠，末	激しい疼痛時における鎮痛・鎮静
フェンタニル	デュロテップ®MTパッチ ワンデュロ®パッチ フェントス®テープ	非オピオイド鎮痛剤および弱オピオイド鎮痛剤で治療困難な中等度から高度の慢性疼痛における鎮痛

慢性疼痛に対するオピオイド治療の評価

慢性疼痛に対するオピオイド治療では，術後痛のような数字で表した痛みの強さ(VAS：visual analogue scaleやNRS：numeric rating scaleなど)の劇的な改善はみられないことが多いし，痛みの程度のみでその効果を評価することは危険である．

そのため，慢性疼痛のオピオイド治療では，治療開始後のquality of life(QOL)，activity of daily living(ADL)，精神心理状態，社会生活活動などの改善を評価することが重要である．わずかな痛みの緩和が慢性痛患者のADL，QOLや患者の精神心理状態を改善することはよくある．このような患者ではオピオイド鎮痛薬が生活改善薬となりうる(適切なオピオイド治療)．反対に，痛みが緩和されているのにもかかわらず，一向に生活が改善されない，あるいは悪化する患者(不適切なオピオイド治療)もいて，このような患者でのオピオイド治療の継続は非常に危険である．オピオイド治療開始後は患者を注意深く見守る必要がある．

慢性疼痛に対するオピオイド鎮痛薬の選択

慢性疼痛のオピオイド治療の経験が浅いわが国では，社会におけるオピオイド鎮痛薬の秩序を守ることが非常に重要である．慢性疼痛にオピオイド鎮痛薬を処方する医師に要求されることは，効能・効果，用量，用法などの規則が書かれている添付文書を遵守することである．日本で臨床使用可能なオピオイド鎮痛薬の一覧を表3に示す．これらの認可されたオピオイド鎮痛薬を添付文書に

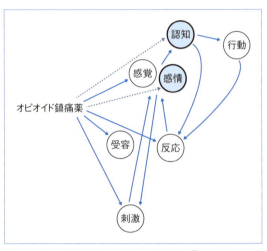

図3 痛みの伝導路とオピオイド鎮痛薬[13]
オピオイド鎮痛薬は痛みを緩和するのみならず，認知機能や感情といった痛みの側面に影響を及ぼす．

記載された規則の範囲内で処方することが，慢性疼痛のオピオイド治療の大前提である．

そして，それらの使用可能なオピオイド製剤のなかで，オピオイド治療の大きな問題点である乱用・精神依存(嗜癖)の危険性の低い製剤を選択する必要がある．モルヒネ塩酸塩やコデインリン酸は速放性であり，乱用度が高いため，長期の使用継続は推奨されない．慢性疼痛のオピオイド治療で推奨される剤型は徐放製剤であることは多くのガイドラインで示されており，わが国で推奨されるオピオイド製剤は添付文書上の効能・効果を考慮するとトラマドール製剤あるいはフェンタニルやブプレノルフィンといった貼付剤であろう．

表 4 神経障害性疼痛に対する薬物療法の変遷[18-20]

	2003年[18]	2007年[19]	2015年[20]
第1選択	三環系抗うつ薬 ガバペンチノイド リドカイン外用薬 オピオイド鎮痛薬	三環系抗うつ薬 SNRI ガバペンチノイド リドカイン外用薬 (オピオイド鎮痛薬)*	三環系抗うつ薬 SNRI ガバペンチノイド
第2選択	SNRI SSRI 抗けいれん薬	オピオイド鎮痛薬	トラマドール リドカイン外用薬 カプサイシン外用薬
第3選択	メキシレチン NMDA受容体拮抗薬 カプサイシン外用薬 クロニジン	抗けいれん薬 SSRI メキシレチン NMDA受容体拮抗薬 カプサイシン外用薬	オピオイド鎮痛薬 ボツリヌストキシンA

＊：以下の場合にオピオイドが第1選択になる．①第1選択薬タイトレーション中に迅速な痛みの緩和が必要な際，②激痛発作の増悪時，③急性神経障害痛，④がん性神経障害痛．
SNRI：セロトニン・ノルアドレナリン再取込み阻害薬，SSRI：選択的セロトニン再取込み阻害薬，NMDA：N-メチル-D-アスパラギン酸．

● オピオイド鎮痛薬の不適切使用[13]

オピオイド鎮痛薬は，痛みの緩和のみならず，認知および感情にも影響を及ぼすことが知られている(**図3**)．そのため，慢性疼痛に対するオピオイド治療中は，乱用，依存を含めたさまざまな不適切使用に直面する可能性がある．単に，報酬系を賦活する他の依存性薬物と同様にオピオイド鎮痛薬を扱うのみでは危険である．慢性疼痛に対するオピオイド治療に携わる医療者は以下の概念についても理解し，早期発見，対応しなければならない．

① ケミカルコーピング：薬物を本来の目的でなく，心理的なストレスに対処するために使用する行動．痛みを緩和するために適切にオピオイド鎮痛薬を使用している状態と嗜癖に陥っている状態を両極として，患者がその間のどこかに位置している状況と理解される．

② 状態依存学習：ある心理的，あるいは身体的状態で記憶したことは，同じ状態の時にもっともよく思い出せるという傾向のことで，気分一致効果ともよばれている．オピオイド鎮痛薬の必要性がなくなっている可能性が高いにもかかわらず，オピオイド鎮痛薬がいまの生活の維持に必要であると思い込んでいる状況と理解される．

③ ニューロエンハンスメント：エンハンスメントとは医療の目的を超えて，能力や性質の改善をめざして人間の心身に技術的に介入することで，ニューロエンハンスメントとは記憶力，集中力，認知能力，忍耐能力など神経能力の増進である．オピオイド鎮痛薬によるニューロエンハンスメントの可能性は，痛みが緩和されて元の生活に復するのみならず，結果的に本来患者がもつ能力を超えて行動することである．

これらのいずれの状態においても，不適切使用の継続は将来のオピオイド鎮痛薬の高用量化・長期化や乱用，嗜癖(精神依存)といった深刻な問題へ移行が危惧される．そのため，これらの兆候が疑われた場合は，患者と慢性疼痛に対するオピオイド治療の目的，オピオイド鎮痛薬の投与量の減量，中止を含めた治療の継続について話しあう必要がある．

● 慢性疼痛に対するオピオイド治療で"わかっていること"と"わかっていないこと"[14-17]

慢性疼痛に対するオピオイド治療についての欧米での長年の経験から，その有効性，安全性，問題点について"わかっていること"と"わかっていないこと"が明確になってきている．最近のレビューに共通していることは，"わかっていること"は<u>長期治療の問題点</u>で，"わかっていないこと"は<u>長期治療の有効性と安全性</u>である．

神経障害性疼痛に対する薬物療法の変遷を**表4**

表5 オピオイド治療が高用量化，長期化する患者の特徴[14]

① 直ちに特定できる痛みの原因がない
② 痛みの緩和のための有効なほかの治療がない
③ 痛みによる活動制限および機能障害が存在し，以下の懸念を抱えている
　1）痛みは軽減されないかもしれない
　2）痛みはコントロールできないのではないかもしれない
　3）痛みの根本原因の存在が通常の生活を取り戻せなくしている
④ 痛みの訴えがびまん性（全身）である
⑤ 臨床的に明らかなうつ病・不安が存在する

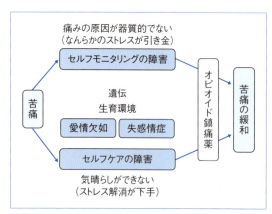

図4 オピオイド治療の長期化が危惧される患者の特徴[13]

痛みの器質的な原因が不明で，痛みの訴えが強い患者では，セルフモニタリングやセルフケアが障害されていること少なくなく，オピオイド鎮痛薬が苦痛（苦悩）を軽減してしまい，オピオイド治療が長期化してしまう恐れがある．その背景には，失感情症，愛着障害など，生育環境の影響が存在していることがある．

表6 各国のガイドラインにおける非がん性慢性疼痛に対するオピオイド鎮痛薬の投与量の上限設定[14]

年	国	投与量（モルヒネ換算量）
2009	米国	200 mg/day
2012	日本	120 mg/day
2013	英国	180 mg/day
2013	南アフリカ	90 mg/day
2014	独国	120 mg/day
2015	英国	120 mg/day
2016	米国	50 mg/day（90 mg/day）
2017	カナダ	50 mg/day（90 mg/day）
2017	日本	60 mg/day（90 mg/day）

に示すが[18-20]，オピオイド鎮痛薬の位置づけが大きく変容していることがわかる．慢性疼痛に対するオピオイド鎮痛薬の位置づけが，積極的使用から振り返り，規制へと変貌していることが容易に理解できる．

慢性疼痛に対するオピオイド治療の弊害

長年にわたる欧米の多くの経験により，長期のオピオイド治療が身体に及ぼす影響が明らかになってきた．不適切な処方，とくに高用量の処方によって，腸機能障害，性腺機能障害，睡眠障害，免疫能低下，認知機能障害，鎮痛耐性あるいは痛覚過敏，乱用・依存といった深刻な問題を引き起こすことが明らかになってきた[10]．

そのため，慢性疼痛に対するオピオイド治療についての議論が継続されている．最近の議論では，①オピオイド治療が継続できている患者では，有意に痛みが軽減されている，②効果が不十分，忍容できない副作用などによりオピオイド治療が中止される患者も多い，③慢性疼痛のオピオイド治療は長期的な視野をもって，議論を重ねていく必要がある，④適切な処方の継続により多くの問題は解決可能であり，深刻な問題にはならない，などの議論が交わされている[21]．

慢性疼痛におけるオピオイド鎮痛薬の投与量と期間

慢性疼痛患者のQOLやADLの改善，社会復帰などをめざした適切なオピオイド治療を行ううえで考えなければならないことは，オピオイド鎮痛薬処方の高用量化，長期化を避けることである．

慢性疼痛に対するオピオイド治療の高用量化と長期化を未然に防ぐ策としては，処方医が高用量化あるいは長期化しそうな患者の特徴を熟知し，そのような患者に対して安易にオピオイド鎮痛薬の処方を開始しないことであろう．高用量化あるいは長期化の危険因子を表5に示す[22]．

要するに，これらの特徴をみると，オピオイド治療が検討される患者においては，その高用量化

表7 各国のガイドラインにおける非がん性慢性疼痛に対するオピオイド鎮痛薬の投与の推奨期間[14]

年	国	治療期間の目安
2003	欧州	期間を限定すべきである
2012	日本	生涯続けるという考えは危険である
2014	ドイツ	discontinuation：3カ月 drug holiday：6カ月
2017	欧州	initial course：数週間 drug holiday：6カ月
2017	カナダ	reasonable trial：3〜6カ月
2017	日本	3カ月をめどに，6カ月を超えない

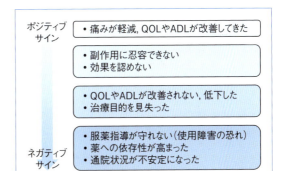

図5 非がん性慢性疼痛に対するオピオイド治療を止めるタイミング[10]

慢性疼痛に対するオピオイド治療では，ポジティブサイン（生活の質の向上など），ネガティブサイン（生活の質の悪化など），いずれにおいても止めることを検討すべきである．

と長期化が潜在的に存在していると考えたほうがよいかもしれない．さらに，図4に示すような患者では高用量化，長期化の危険が高く，オピオイド治療が検討される患者においては治療の開始にあったては痛みの心理社会的背景や生育歴を十分に考慮しなければならないことになる[23]．

慢性疼痛に対するオピオイド治療での投与量については一定の見解が得られていない．各国の投与量の上限の設定を表6[14]に示すが，徐々にその上限が少なくなってきているのがわかる．これらの傾向を考慮すると，慢性疼痛に対するオピオイド治療では，投与量は必要最小限に留めるべきであろう．なお，わが国でのガイドラインでは，"モルヒネ換算量で60 mg/day以下が推奨され，上限は90 mg/day"とされている[10]．

慢性疼痛のオピオイド治療での推奨期間についても一定の見解が得られていない．各国の推奨期間を表7[14]に示すが，徐々にその期間が短くなってきているのがわかる．これらの傾向を考慮すると，慢性疼痛に対するオピオイド治療では，継続期間は必要最小限に留めるべきであろう．なお，わが国でのガイドラインでは，"治療期間は3カ月を基本と考え，6カ月で休薬を検討する"と記載されている[10]．図2に示したが，適正にオピオイド鎮痛薬が処方されれば，慢性疼痛では長期間継続される患者はけっして多くはないと思われる，つねにオピオイド治療を中止することを考えるべきであり，その理由はさまざまである．

慢性疼痛に対するオピオイド治療の止め方

オピオイド治療の止め方の戦略についての詳細は国内外のいずれのガイドラインにおいても示されていないし，止め方に関する確固たるエビデンスはまったくない．図5に慢性疼痛でのオピオイド治療を止めるタイミングについて示すが，重要なことはネガティブサイン（患者の生活の質が悪化するなど）のみならずポジティブサイン（患者の生活が改善する）がうかがわれた際にもオピオイド治療の中止を患者に提案して議論することである[10]．オピオイド治療を止めることの議論についてもっとも重要なことは，治療開始時に十分な説明を行い，同意書を交わしておくことである．インフォームド・コンセントの実施および患者との同意書の取り交わしは，治療目標の到達とオピオイド治療による問題点への患者の理解を確かなものにするために重要な手段である．同意書で重要なことは，①オピオイド鎮痛薬処方の開始，用量調節，中止などは医師が決める，②オピオイド治療の最終的な目標はQOLの改善である，③オピオイド治療の目的を明らかにする（明記する），といった3点があげられる．

そして，かならず治療目標を同意書に記載し，定期的に同意書を診察の場で患者とともに確認する必要がある．そして，治療目標が達成された際，あるいは治療目標が失われつつある際のいずれに場面においても，オピオイド治療を止めることを患者に提言すべきである．

オピオイド治療を止めるという言葉について，"終了""中断""中止"などさまざまな言葉が使わ

れると思われるが，同意書内の記載，診察時に使用する際にはそれらの言葉を使い分ける必要があるかもしれない[14]．オピオイド治療におけるそれぞれの言葉の意味合いを下記に示すので参考にしてほしい．

終了：目的を達成し，医師と患者の同意のもとに適切に減量し，オピオイド治療を終える際に使用する．

中断：オピオイド治療の継続が必要かどうか判断する際に使用する．

中止：医師あるいは患者のいずれかの一方的な判断でオピオイド治療を終える際に使用する．

文献/URL

1) https://www.samhsa.gov/data/sites/default/files/NSDUH-DetTabs-2016/NSDUH-DetTabs-2016.pdf
2) https://www.cdc.gov/drugoverdose/epidemic/index.html
3) Porter J and Jick H. Addiction rare in patients treated with narcotics. N Engl J Med 1980;302(2):123.
4) Rummans TA, et al. How Good Intentions Contributed to Bad Outcomes:The Opioid Crisis. Mayo Clin Proc 2018;93(3):344-50.
5) https://www.cdc.gov/drugoverdose/data/prescribing.html
6) Cahana A et l. The Death of a Prince:Chronicle of a Death Foretold. Pain Pract 2016(7);16:788-90.
7) Greberman SB and Wada K. Social and legal factors related to drug abuse in the United States and Japan. Public Health Rep 1994;109(6):731-7.
8) Onishi E et al. Comparison of Opioid Prescribing Patterns in the United States and Japan:Primary Care Physicians' Attitudes and Perceptions. J Am Board Fam Med 2017;30(2):248-54.
9) 日本緩和医療学会緩和医療ガイドライン委員会．がん疼痛の薬物療法に関するガイドライン2014年版，金原出版，2014.
10) 日本ペインクリニック学会非がん性慢性疼痛に対するオピオイド鎮痛薬処方ガイドライン作成ワーキンググループ編．がん性慢性［疼］痛に対するオピオイド鎮痛薬処方ガイドライン．真興交易医書出版部；2012.
11) Kalso E et al. Recommendations for using opioids in chronic non-cancer pain. Eur J Pain 2003;7(5):381-6.
12) Lethem J, et al:Outline of a Fear-Avoidance Model of exaggerated pain perception--Ⅰ. Behav Res Ther 1993;21(4):401-8.
13) 山口重樹．第1章 痛み診療におけるオピオイド治療：総論，痛み診療におけるオピオイド治療：ブプレノルフィン貼付剤の可能性（山口重樹編）．真興交易医書出版部；2017. p.1-24.
14) Häuser W et al. Long-term opioid use in non-cancer pain. Dtsch Arztebl Int 2014;111(43):732-40.
15) Sehgal N et al. Chronic pain treatment with opioid analgesics:benefits versus harms of long-term therapy. Expert Rev Neurother 2013;13(11):1201-20.
16) Chou R et al. The effectiveness and risks of long-term opioid therapy for chronic pain:a systematic review for a National Institutes of Health Pathways to Prevention Workshop. Ann Intern Med 2015;162(4):276-86.
17) Hoffman EM et al. Association of Long-term Opioid Therapy With Functional Status, Adverse Outcomes, and Mortality Among Patients With Polyneuropathy. JAMA Neurol 2017;74(7):773-9.
18) Dworkin RH et al. Advances in neuropathic pain:diagnosis, mechanisms, and treatment recommendations. Arch Neurol 2003;60(11):1524-34.
19) Dworkin RH et al. Pharmacologic management of neuropathic pain:evidence-based recommendations. Pain 2007;132(3):237-51.
20) Finnerup NB et al. Pharmacotherapy for neuropathic pain in adults:a systematic review and meta-analysis. Lancet Neurol 2015;14(2):162-73.
21) Noble M et al. Long-term opioid management for chronic noncancer pain. Cochrane Database Syst Rev 2010;20:CD006605.
22) von Korff MR. Long-term use of opioids for complex chronic pain. Best Pract Res Clin Rheumatol 2013;27:663-72.
23) 山口重樹・他．オピオイド鎮痛薬の新しい使い方．臨牀と研究 2017；94：454-62.

* * *

神経障害性疼痛

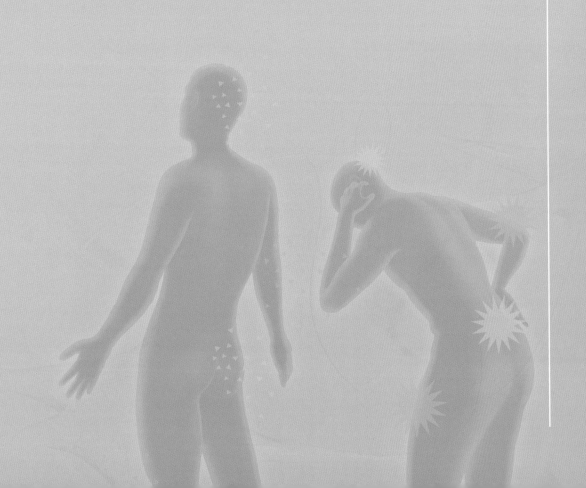

4. 神経障害性疼痛の診断

佐伯 茂

Keyword
神経障害性疼痛
神経障害性疼痛スクリーニング質問票
神経障害性疼痛診断用アルゴリズム
painDETECTの日本語版

◎国際疼痛学会による神経障害性疼痛の定義はこれまで何回か見直されてきたが，2011年には"体性感覚神経系の病変や疾患によって引き起こされる疼痛"と定義が見直されるに至った．
◎神経障害性疼痛は難治性疼痛の代表的疾患で，その治療には難渋する．早期に診断し，早期に治療することが重要である．神経障害性疼痛を起こす疾患としては帯状疱疹後神経痛，脊椎・脊髄疾患，糖尿病性神経障害，複合性局所疼痛症候群，幻肢痛，断端痛など多くの疾患が含まれることを知っておかなければならない．
◎神経障害性疼痛の診断に際しては詳細な問診を行い，痛みが起こるきっかけとなった事象を十分聴取し，さらには神経学的診察，画像診断，各種生理検査などを行い確定診断に至る．また，診断に際しては神経障害性疼痛スクリーニング質問票，painDETECTの日本語版，神経障害性疼痛診断用アルゴリズムなどの各種診断ツールを使用することが有用である．

　神経障害性疼痛は難治性疼痛の代表的疾患で，その治療には難渋する．国際疼痛学会による神経障害性疼痛の定義はこれまで何回か見直されてきたが，2011年に"体性感覚神経系の病変や疾患によって引き起こされる疼痛"とされた[1]．

　神経障害性疼痛は早期に診断し，早期に治療することが重要である．治療開始が遅れれば，それだけ患者は苦しむことになるので，なるべく早く治療を開始し，患者の苦痛を和らげてあげる必要がある．診断に際しては神経障害性疼痛がどのような誘因で起こってくるか，どのような症状を呈するか，どのような病態を呈するか，神経学的検査でどのような所見を呈するかを知っておかなければならない．また，痛みの原因となっているのが神経障害性疼痛だけであるのか，侵害受容性疼痛や心因性疼痛が含まれていないのかについても判断しなければならない．本稿では神経障害性疼痛の診断に関し，実際の臨床に則して解説する．

● 診察をはじめるにあたり

　痛みの診療に限ったことではないが，診察は患者が入室するときから始まっている．すなわち，患者が入室したときから診察中，診察終了後までの表情，話し方により患者の心理状態を推察することができる．穏和な話し方をするか，攻撃的な話し方をするか，無口であまり話しをしないかなど，話し方ひとつをとっても，患者の心理状態，患者が医療不信に陥っているかどうかなどを判断するための手助けとなる．

　また，四肢の神経障害性疼痛であれば歩き方，手の使い方などの立ち振る舞いを注意深く観察すれば，痛む部位をかばっているかどうかが判断でき，痛みの程度を予測することができる．

● 実際の診察

　問診から開始するが，神経が損傷されているかどうかを知るには痛みが起こるきっかけとなった事象(受傷機転，手術がきっかけとなったのであれば術式，手術操作，手術時の所見など)について聴取する必要がある．紹介状などの情報源を持参しているのであればそれをもとに情報を得ること

Shigeru SAEKI
日本大学医学部麻酔科学系麻酔科学分野

表 1 神経障害性疼痛を起こす疾患

①帯状疱疹後神経痛
②脊椎，脊髄疾患
　（椎間板ヘルニア，脊柱管狭窄症，脊髄損傷，脊椎圧迫骨折など）
③糖尿病性神経障害
④複合性局所疼痛症候群
⑤幻肢痛，断端痛
⑥典型的三叉神経痛，症候性三叉神経痛
⑦術後瘢痕疼痛症候群
　（開胸術後の痛み，乳房切断後の痛みなど）
⑧中枢性疼痛（脳卒中，脳梗塞後）
⑨医原性
　（手術，放射線治療，採血，静脈路確保，歯科治療などに伴う末梢神経損傷後）
⑩薬剤によるもの
　（化学療法剤：タキサン系，白金製剤，プロテアソーム阻害薬）

もできる．もしも紹介状を持参していても詳細な情報が記載されていない場合には，紹介元の医療施設に問い合わせて情報を得ることが必要となるかもしれない．

既往歴，家族歴の聴取に関しては通常の症例と変わりないので割愛し，ここでは神経障害性疼痛を疑われる患者の診察時の注意点を中心に話を進めていく．

1. 痛みはじめるきっかけとなった事象

体性感覚神経系の病変や疾患があるかどうかが重要なポイントである．たとえば，外傷であれば受傷したときの状況を詳細に聴取する必要がある．しかし，神経に病変があるかどうかを診察者の目で確認することはほぼ100％不可能である．たとえ病変があったとしても，その病変の程度を診察時に判定することは不可能である．また，手術が原因と考えられる場合，医師の診察所見，手術所見などは参考になるであろう．他施設で受けた手術後の神経傷害性疼痛であるならば，紹介状を持参してもらうべきであろう．もし紹介状がないのであれば，執刀医から手術時の所見に関する情報を収集する必要性も生じてくることもあるが，個人情報のこともあるのでその情報取集手段には注意が必要である．

一方，化学療法剤のような薬剤が誘因となる神経障害性疼痛，糖尿病，がんなどの疾患では，疾患の進行に伴い神経障害性疼痛が出現してくる症例もあるので，次項で示す神経障害性疼痛をきたす疾患の種類を知っておくことも診断を行ううえで必要である．

2. 神経障害性疼痛を起こす疾患の種類

表1に神経障害性疼痛を起こす可能性のある疾患を示した．これ以外にも神経障害性疼痛をきたす疾患は多数あるが，その詳細については日本ペインクリニック学会が発刊している『神経障害性疼痛薬物療法ガイドライン改訂第2版[2]』を参照していただきたい．

3. 診察に際して一般的に行うこと

通常の診察と同様，痛みが始まった時期，痛みの強さ，痛みの性質，天候の影響，体動で痛みが増強するか，その他の痛みの増強因子などを聴取

---

column　診察に際して行ってはいけないこと

神経学的所見をとる際に，患者の痛む部位を無理やり触ったり，動かしたりしないようにしなければならない．診察とはいえ，急に何の断りもなしに痛む場所を触ったり，動かしたりすれば強い痛みが誘発されることにもなり，それから先の診察に支障をきたす可能性が生じてくる．その結果，患者に不信感を抱かせることにもつながりかねない．痛みが強い場合には患部に触ることができないため，触覚，反射などの神経学的所見を十分にとることもできない場合もある．したがって，触診，知覚検査を行う前には，患者に痛む部位の周辺を手で触れても大丈夫かどうか，刷毛で触れても大丈夫かどうか，先端を鈍にした針での痛覚検査をしても大丈夫かどうかなどを確認したうえで検査を進めていくべきである．患者は痛みに敏感になっているため，触られることに恐怖感を持っているものである．触ろうとすると反射的に診察者の行為から逃げるような動きをする患者もしばしば見受けられる．

表 2 神経障害性疼痛の臨床的特徴

① 痛みは灼熱痛，電撃痛のように激しい
② 持続的な自発痛，発作的な痛みが単独もしくは混在する
③ 痛みに匹敵するきわめて不快な感覚（dysesthesia）を伴う
④ 痛覚過敏（hyperalgesia）を伴う
⑤ 痛み刺激ではない刺激（軽く触れる）で痛みが誘発される（allodynia 異痛症）
⑥ しびれ，感覚低下（hypesthesia），感覚過敏（hyperesthesia）などを伴う
⑦ 痛みを起こした刺激が消失した後も痛みが継続する
⑧ 刺激を繰り返すことにより，痛みが増強する
⑨ 感覚が消失しているのにその部分に痛みを感じる（anesthesia dolorosa，有痛性感覚脱出症）

これらの所見を確認するためにも，問診を行い，かつ，触覚検査，痛覚検査を行う必要がある．

表 3 神経障害性疼痛スクリーニング質問票[3]

あなたが感じる痛みはどのように表現されますか？
1）針で刺されるような痛みがある
　　□全くない　□少しある　□ある　□強くある　□非常に強くある
2）電気が走るような痛みがある
　　□全くない　□少しある　□ある　□強くある　□非常に強くある
3）焼けるようなひりひりする痛みがある
　　□全くない　□少しある　□ある　□強くある　□非常に強くある
4）しびれの強い痛みがある
　　□全くない　□少しある　□ある　□強くある　□非常に強くある
5）衣類が擦れたり，冷風にあたったりするだけで痛みが走る
　　□全くない　□少しある　□ある　□強くある　□非常に強くある
6）痛みの部位の感覚が低下したり，過敏になっていたりする
　　□全くない　□少しある　□ある　□強くある　□非常に強くある
7）痛みの部位の皮膚がむくんだり，赤や赤紫に変色したりする
　　□全くない　□少しある　□ある　□強くある　□非常に強くある

"まったくない"を0点，"非常に強くある"を4点の5段階評価（0～4点）で回答する．"12点以上：神経障害性疼痛の可能性がきわめて高い"，"9～11点：神経障害性疼痛の可能性が高い"，"6～8点：神経障害性疼痛の要素がある"と判定することができる．

する．そして重要なのは，痛みが起こるきっかけとなった事故，手術，ギプスで固定していた時期（固定していたのであればどのくらいの期間か）があったかどうかなどについて聴取することである．これまでに行ってきた治療法，鎮痛目的に投与された薬剤とその効果についても聴取する．

4．他覚的所見

患者から話を聞き，傾聴することも大事ではあるが，触覚検査，痛覚検査，腱反射などの神経学的所見をとることも重要である．また，視診により，皮膚の色調，筋の委縮，皮膚の委縮，浮腫の有無，発汗の有無，体毛の状況，爪の状態，などを確認する．必要があれば四肢の周囲径の計測を行っておく．そのほか，皮膚温度測定（サーモグラフィを含む），単純X線撮影，MRI，CTなどの画像診断，Pain Visionによる痛みの強さの客観的評価，関節可動域の計測などを行い，診断のための

一助とする．神経障害性疼痛の臨床的特徴を**表2**に示した．

● 神経障害性疼痛を診断するための質問票

1．神経障害性疼痛スクリーニング質問票（表3）

痛みの性質から神経障害性疼痛をスクリーニングするための神経障害性疼痛スクリーニング質問票[3,4]を**表3**に示した．この質問票は痛みの性質に関連した7項目の質問票で，"まったくない"を0点，"非常に強くある"を4点の5段階評価（0～4点）で回答するもので，カットオフ値9点で感度70％，特異度76％で神経障害性疼痛をスクリーニングできることが示されている．7項目の回答から得られた点数により，"12点以上：神経障害性疼痛の可能性がきわめて高い"，"9～11点：神経障害性疼痛の可能性が高い"，"6～8点：神経障害性疼痛の要素がある"と判定することができる．

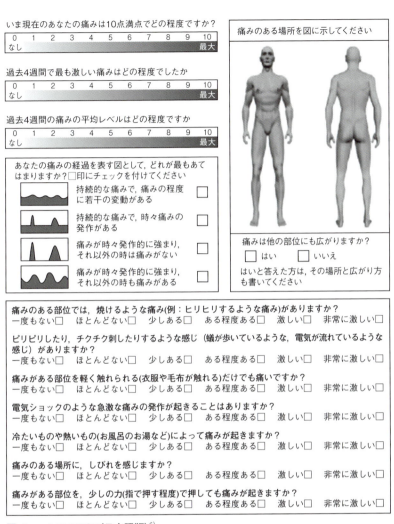

図 1　painDETECT（日本語版）[6]
　0〜12 点：神経障害性疼痛の可能性はほとんどない，13〜18 点：神経障害性疼痛の要素が含まれる，19〜38 点：神経障害性疼痛，と判定する．

2. painDETECT の日本語版（図 1）

　海外ツールとして painDETECT[5] があるが，その日本語版[6] も神経障害性疼痛の診断を行ううえで，その信頼性と客観性が認識されている．painDETECT では質問を点数化（0〜38 点）し，カットオフ値 19 点で感度 85％，特異度 80％で神経障害性疼痛がスクリーニングできる．

神経障害性疼痛診断を行うためのアルゴリズム

　国際疼痛学会（IASP）の神経障害性疼痛分科会が作成した診断アルゴリズム[4,7]（図 2）がある．まず問診を行い，詳細な病歴と現症から，①痛みの範囲が神経解剖学的に妥当か，②体性感覚神経系を障害する病変や疾患があるかを確認する．そしてこれらの状況を裏づけるような病歴があるのであれば"神経障害性疼痛の可能性がある"と判断する．さらに，触覚，痛覚などを検査して感覚障害の有無を判定し，MRI，CT などの画像検査，神経生理学的検査（神経伝導速度，皮膚生検など）を行い，神経障害性疼痛と確定するかどうかを判断する．このアルゴリズムは神経障害を引き起こす病変，疾患に関係なく神経障害性疼痛の診断のために広く用いられている．ただし，その推奨度はグレード C すなわち，"行うように勧められる根拠は明確ではない"とされている．

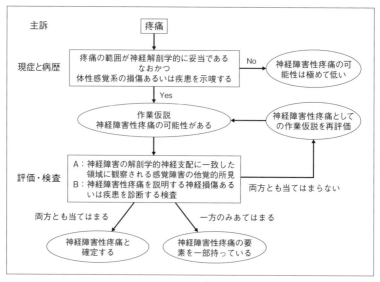

図2 神経障害性疼痛の診断アルゴリズム[4,7]
病歴と現症から，①痛みの範囲が神経解剖学的に妥当か，②体性感覚神経系を障害する病変や疾患があるか，を確認する．そしてこれらの状況を裏づけるような病歴があるのであれば"神経障害性疼痛の可能性がある"と判断する．その後，他覚的所見，各種検査により神経障害性疼痛と確定，神経障害性疼痛の要素を一部持っている，両方とも当てはまらないかを判定する．

心理学的検査の必要性

長期間にわたり痛みが持続していると心理学的な因子も痛みの増強因子となりうる．痛みに心理的な因子が関与しているかどうかを認識しておくためには，CMI健康調査票(Cornell Medical Index：CMI)，状態特性不安検査(State-Trait Anxiety Inventory：STAI)，自己評価式抑うつ性尺度(Self-rating Depression Scale：SDS)，谷田部ギルフォード性格検査(YG性格検査)などの心理テストを行うことも考慮する．

交通事故，外傷，医療行為などによる神経障害性疼痛では，加害者側の不適切な対応に対し，不信感や不安をいだくようになる．この不信感，不安感が患者の心理状態を不安定にして，痛みを増強，複雑化させ，治療を困難にしている状況もありうる．

おわりに

神経障害性疼痛の診断について解説した．神経障害性疼痛の患者が年余にわたり痛みのために苦しんでいることは想像に難くない．まずは患者の痛みを信じてあげること，そして患者の訴えを傾聴することが重要である．そして，ペインクリニックでの治療に加え，必要があれば痛みの原因となっている疾患の診療科，看護師，薬剤師，精神科，臨床心理士，理学療法士，作業療法士などを含めたチームによる集学的治療[8,9]も考慮すべきと考える．

文献

1) Jensen TS et al. Pain 2011;152(10):2204-5.
2) 日本ペインクリニック学会神経障害性疼痛薬物療法ガイドライン改訂版作成ワーキンググループ．Ⅰ．神経障害性疼痛の概論．神経障害性疼痛薬物療法ガイドライン改訂第2版．真興交易医書出版部；2016．p.17-31.
3) 小川節郎．日本人慢性疼痛患者における神経障害性疼痛スクリーニング質問票の開発．ペインクリニック 2010；31(9)：1187-94.
4) 小川節郎．第2章 診断．神経障害性疼痛診療ガイドブック．南山堂；2010．p.30-4.
5) Freynhagen R et al. Curr Med Res Opin 2006;22(10):1911-20.
6) Matsubayashi Y et al. PLoS One 2013;8(9):e68013.
7) Treede RD et al. Neurology 2008;70(18):1630-5.
8) 加藤 実．慢性痛患者に対する「集学的痛み治療」の必要性―多職種痛みセンター外来の実際．精神看護 2018；21(2)：186-9.
9) 慢性疼痛治療ガイドライン作成ワーキンググループ．Ⅵ．集学的治療．慢性疼痛治療ガイドライン．真興交易医書出版部 2018；p.147-53.

5. 神経障害性疼痛の治療

Keyword
神経障害性疼痛
薬物療法
インターベンショナル治療
運動療法
心理療法

濱岡早枝子　井関雅子

◎神経障害性疼痛の治療では，疼痛を改善することだけではなく，疼痛の改善によりADLやQOLを回復することを目標とする．神経障害性疼痛の治療の基本は薬物療法であり，日本ペインクリニック学会が発行した『神経障害性疼痛薬物療法ガイドライン』に基づき，個々の患者の病態・疾患や合併症を考慮して選択する．薬物療法が無効または忍容性が低く，侵襲的な処置の適応がある場合には，神経ブロックなどのインターベンショナル療法，外科的治療を検討する．また，痛みの破局的思考や痛みへのとらわれにより不安や恐怖が高まり，運動量の低下や過度の安静からADLの低下や廃用が起こっている場合には，運動療法や心理療法もあわせて行う．心理療法は，生物心理社会的要因の疼痛への関与が大きい場合に有効である．

● 治療前の評価

疼痛は，侵害受容性疼痛（神経組織以外の生体組織に対する実質的ないしは潜在的な傷害によって，侵害受容器が興奮して起こる疼痛）[1]，神経障害性疼痛（体性感覚神経系の病変や疾患によって引き起こされる疼痛）[1]，心因性疼痛（器質的な原因がなく，心理社会的な要因により生じる疼痛）の3種類に分類される．それぞれの疼痛に対する治療法には違いがあるため，治療方針を決定するにあたり，まずは患者の疼痛がどの種類によるものかを評価することが重要である．

このとき，神経障害性疼痛を認めたとしてもそれが単独の原因とは限らず，複数の種類の疼痛が混在したり，病状の経過により疼痛の種類が変化したりすることがあるので，注意が必要である．たとえば，帯状疱疹の急性期の疼痛は末梢神経の炎症によるもので侵害受容性疼痛とみなされるが[1]，慢性期には神経障害性疼痛（帯状疱疹後神経痛）となる．また，慢性腰痛症では侵害受容性疼痛と神経障害性疼痛の要素が混在（混合性疼痛）しており，患者の病態によってその割合も異なってくる[1]．

また，神経障害性疼痛は疼痛が重度で長期化することも多く，ADLやQOLの低下が起こりやすい[2]．なかには，fear-avoidance model（恐怖回避モデル）(図1)[3]で説明される痛みの悪循環に陥っている患者や，心理社会的要因により疼痛が修飾されている患者もいる．したがって，患者の症状に加え，患者の行動やADL，QOLについての情報を収集し，必要に応じてストレス状況や家族・社会との関係性などについても聴取する．

● 神経障害性疼痛の治療目標(図2)

神経障害性疼痛の治療では，疼痛を改善することだけではなく，疼痛の改善によりADLやQOLを回復することを目標とする．治療を開始するにあたって患者には，疼痛を完全に消失させることは困難であるが，疼痛を少しでも改善することでADLやQOLの回復をめざすことを説明し，場合によっては個々の患者で具体的な目標を設定する（社会復帰，趣味活動の再開など）．このように患者と医療者で治療目標を共有することで，患者との信頼関係を保ちながらよりスムーズに治療を進めることが可能となる．

神経障害性疼痛の治療の基本は，薬物療法による疼痛緩和である．薬物療法が無効である場合や忍容性が低い場合には，神経ブロックなどのインターベンショナル療法を検討する．さらに，疼痛

Saeko HAMAOKA and Masako ISEKI
順天堂大学医学部麻酔科学・ペインクリニック講座

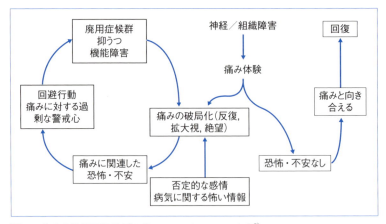

図1 痛みの恐怖回避モデル(fear-avoidance model)[3]
　痛みの破局化思考や痛みへのとらわれにより恐怖や不安が高まり，痛みを回避する行動や痛みへの過剰な警戒心へとつながる．これが廃用症候群や運動機能の低下，抑うつをもたらし，それがさらに痛みの原因になるという悪循環に陥る．心理療法ではこの負のスパイラルからの脱却を，運動療法では廃用症候群や機能障害からの回復をめざす．

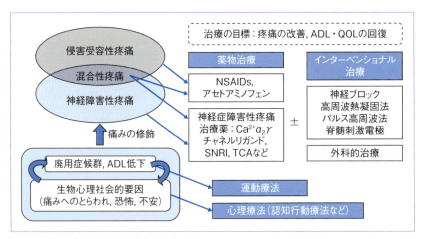

図2 疼痛の病態とそれに対応した治療法
　神経障害性疼痛の治療の目標は疼痛の改善と，疼痛により低下したADL・QOLの回復である．薬物療法を基本とし，薬物療法が無効な場合にはインターベンショナル治療も検討する．さらに，生物心理社会的要因の疼痛への関与が大きい場合には心理療法，廃用症候群やADLの低下が進行している場合には運動療法を導入する．
　NSAIDs：non-steroidal anti-inflammatory drugs, SNRI：serotonin-noradrenaline uptake inhibitor.

により運動機能やADLの低下が進行している患者では理学療法士による運動療法，生物心理社会的要因の疼痛への関与が大きい患者では臨床心理士による心理療法もあわせて施行する．このように，各分野の専門医療スタッフが連携することで，それぞれの患者にもっとも適した形の集学的治療を行うことが可能となる．

薬物療法

　神経障害性疼痛に対する治療薬は，日本ペインクリニック学会が発行した『神経障害性疼痛薬物療法ガイドライン 改訂第2版』に基づき，個々の患者の病態・疾患や合併症を考慮して選択する[4]．
　このガイドラインでは，さまざまな病態・疾患に対する各薬物の有効性や，日本で鎮痛薬として承認されているかどうか，オピオイドの長期使用

表 1 神経障害性疼痛治療薬の適応・用法・副作用

種類	薬物	剤型[a]	適応	具体的使用法	神経障害性疼痛に対するエビデンス・推奨度[b]	副作用	禁忌	備考
第一選択薬	Ca²⁺チャネル α₂δリガンド	プレガバリン	経口剤	神経障害性疼痛, 線維筋痛症に伴う疼痛	初期量 25～150 mg/day 最大量 600 mg/day 1～3 回/day 3～7 日毎に 25～150 mg 増量	1A	傾眠, 浮動性めまい, 浮腫, 体重増加	―	・高齢者では低用量より開始 ・腎機能障害では減量
		ガバペンチン	経口剤	難治性てんかん, 神経障害性疼痛 (2018 年 3 月より)	初期量 100～300 mg/day 最大量 2,400 mg/day 1～3 回/day 1～7 日毎に 100～300 mg 増量	1A	傾眠, 浮動性めまい, 頭痛	―	・腎機能障害では減量
	セロトニン・ノルアドレナリン再取込み阻害薬 (SNRI)	デュロキセチン	経口剤	うつ病, 糖尿病性神経障害, 線維筋痛症, 慢性腰痛症, 変形性関節症	初期量 20 mg/day 最大量 60 mg/day 1 回/day 朝食後 7 日毎に 20 mg 増量	1A	傾眠, 頭痛, めまい, 悪心, 食欲減退	MAO 阻害薬投与中, 高度の肝障害・腎障害, コントロール不良の閉塞隅角緑内障	
	三環系抗うつ薬 (TCA)	アミトリプチリン(三級アミン) イミプラミン(三級アミン) ノルトリプチリン(二級アミン)	経口剤 経口剤 経口剤	うつ病, 夜尿症, 末梢性神経障害性疼痛 うつ病, 遺尿症 うつ病	初期量 10 mg/day 最大量 150 mg/day 1 回/day 就寝前 3～7 日毎に 10～25 mg 増量	1B	抗コリン作用 (口渇, 便秘 等), QT 延長, 心毒性, 自殺リスク (若年者)	緑内障, 心筋梗塞の回復初期, 尿閉 (前立腺疾患等), MAO 阻害薬投与中, QT 延長症候群 (イミプラミンのみ)	・鎮痛効果は三級アミン, 副作用の忍容性は二級アミンの方が高い ・トラマドール, SNRI との併用注意
	非蛋白質性生理活性物質	ワクシニアウイルス接種家兎炎症皮膚抽出液	経口剤, 注射剤	帯状疱疹後神経痛, 腰痛症, 頸肩腕症候群, 肩関節周囲炎, 変形性関節症	4 錠 (16 単位)/day 2 回/day	2B	傾眠, 悪心	―	・海外で RCT は施行されていない ・副作用の発現頻度は 0.1%未満, 忍容性が高い
第二選択薬	オピオイド鎮痛薬[軽度]	トラマドール	経口剤, (注射剤)	がん疼痛, 慢性疼痛	初期量 25～100 mg/day 最大量 400 mg/day 1～4 回/day ※速放剤と徐放剤がある	1A	傾眠, 悪心・嘔吐, 便秘, 痙攣	MAO 阻害薬投与中	・精神依存の発現が少ない ・SNRI, TCA との併用注意
		トラマドール+アセトアミノフェン配合剤	経口剤	慢性疼痛, 抜歯後の疼痛	初期量 1～4 錠 1～4 回/day 最大量 8 錠 1～4 回/day ※1 錠にトラマドール 37.5 mg+アセトアミノフェン 325 mg 配合	1A	傾眠, 悪心・嘔吐, 便秘, 痙攣 (高用量)	MAO 阻害薬投与中, 消化性潰瘍, 重篤な血液異常・肝機能障害・腎障害・心機能不全, アスピリン喘息	・トラマドール, アセトアミノフェンとの併用による過量投与に注意 ・SNRI, TCA との併用注意
第三選択薬	オピオイド鎮痛薬[中等度]	ブプレノルフィン[c]	7 日型貼付剤, (坐剤, 注射剤)	非オピオイド鎮痛薬で治療困難な変形性関節症・腰痛症に伴う慢性疼痛	初期量 5 mg/7day 最大量 20 mg 1 回/7day ※前胸部・上背部・上腕外側部又は側胸部に貼付	2C	傾眠, 悪心・嘔吐, 頭痛, めまい, 便秘, 貼付部位の紅斑・瘙痒感	重篤な呼吸抑制および呼吸機能障害	・高齢者や腎機能障害患者でも比較的使用しやすい

表 1 神経障害性疼痛治療薬の適応・用法・副作用（つづき）

種類		薬物	剤型[a]	適応	具体的使用法	神経障害性疼痛に対するエビデンス・推奨度[b]	副作用	禁忌	備考
第三選択薬	オピオイド鎮痛薬〔強度〕	フェンタニル	1日型貼付剤，(注射剤)	中等度から高度のがん性疼痛・慢性疼痛	切り替え前の使用オピオイドから換算して初期量を設定　最大量はモルヒネ塩酸塩換算で120 mg/day　※胸部・腹部・上腕部・大腿部等に貼付	2C	傾眠，悪心・嘔吐，便秘，呼吸抑制，身体依存，精神依存	重篤な呼吸抑制，慢性肺疾患による心不全，痙攣状態，細菌性下痢，気管支端息発作	・副作用の発現頻度が比較的低い ・定期使用のみとし，頓用は避ける ・長期使用の安全性は未確立
		モルヒネ塩酸塩	経口剤，(坐剤，注射剤)	激しい疼痛時の鎮痛・中等度から高度のがん疼痛	・初期量 10 mg/day ・最大量 120 mg/day	2C	傾眠，めまい，運動失調，白血球減少，発疹，肝障害	三叉神経痛以外の神経障害性疼痛への有効性は示されていない・副作用の発現頻度が高い	
	抗てんかん薬	カルバマゼピン	経口剤	てんかん発作，躁病，三叉神経痛	初期量 200〜400 mg/day　最大量 800 mg/day 1〜4回/day	2C	傾眠，めまい，運動失調，白血球減少，発疹，肝障害	重篤な血液障害，Ⅱ度以上の房室ブロック・高度徐脈，ポルフィリン症	三叉神経痛以外の神経障害への有効性は示されていない・副作用の発現頻度が高い
		メキシレチン塩酸塩	経口剤	心室性頻脈性不整脈，糖尿病性神経障害	300 mg/day 3回/day	2B	動悸，悪心，頭痛，めまい，掉れ気味，振戦	重篤な刺激伝導障害（Ⅱ-Ⅲ度房室ブロック），重篤な心不全	海外のRCTでは有効性が示されていない・2週間の投与で効果が認められなければ中止
	抗不整脈薬	リドカイン	静注剤，外用剤	静注剤：心室性不整脈の治療・予防，上室性不整脈の治療	静注剤：1〜2 mg/kgを緩徐に投与　又は点滴静注	—	刺激伝導系抑制，意識障害，振戦，嘔吐	重篤な刺激伝導障害（Ⅲ度房室ブロック）	・日本ではリドカイン外用剤が製品化されていない
	NMDA受容体拮抗薬	ケタミン塩酸塩	静注剤，(筋注剤)	手術，検査，処置時の麻酔，全身麻酔・吸入麻酔の導入	静注剤：1〜2 mg/kgを緩徐に投与	2C	呼吸抑制，不随意運動，夢・譫妄，悪心・嘔吐，分泌物過多	脳血管障害，脳圧亢進，重症の心代償不全，痙攣発作の既往，外来患者	・日本では麻薬に指定されており，安易な使用は控える
	漢方薬	牛車腎気丸，桂枝加朮附湯，ブシ末，抑肝散 など	経口剤	牛車腎気丸：下肢痛，腰痛，掉れ　桂枝加朮附湯：関節痛，神経痛 など	7.5 g/day 2〜3回/day	2D	肝機能障害，間質性肺炎，偽アルドステロン症（甘草）	—	・東洋医学に基づき経験的に使用・症例報告の集積のみ，RCTでの有効性が示された薬物はない

a) （ ）内の剤型は神経障害性疼痛の治療には通常使用されない．
b) 日本ペインクリニック学会の「神経障害性疼痛薬物療法ガイドライン改訂第 2 版」におけるエビデンスレベルは高い順に A（強），B（中），C（弱），D（とても弱い），推奨度は高い順に 1（強く推奨），2（弱く推奨・提案）[4]．
c) ブプレノルフィンの神経障害性疼痛に対する有効性は非盲検試験および症例報告で示されているが，RCTは未施行[4]．

SNRI：serotonin-noradrenaline reuptake inhibitor, TCA：tricyclic antidepressant, MAO：monoamine oxydase, NMDA：N-methyl-D-aspartate

表 2 神経障害性疼痛を呈する各疾患に推奨される薬物

	推奨度 1（強く推奨）[a]	推奨度 2（弱く推奨・提案）[a]
帯状疱疹後神経痛（慢性期）	1A：TCA，Ca^{2+}チャネル$\alpha_2\gamma$リガンド 1B：ワクシニアウィルス接種家兎炎症皮膚抽出液	2B：オピオイド
外傷後末梢神経障害性疼痛		2B：Ca^{2+}チャネル$\alpha_2\gamma$リガンド 2C：オピオイド
有痛性糖尿病性神経障害	1B：プレガバリン，TCA，デュロキセチン，メキシレチン，トラマドール，エパルレスタット	
三叉神経痛	1B：カルバマゼピン	2C：バクロフェン，ラモトリギン，A型ボツリヌス毒素
中枢性脳卒中後疼痛		2B：アミトリプチリン，ラモトリギン
脊髄損傷後疼痛	1A：アミトリプチリン，Ca^{2+}チャネル$\alpha_2\gamma$リガンド	2B：オピオイド
化学療法誘発性末梢神経障害性疼痛	1C：デュロキセチン	
がんによる直接的な神経障害性疼痛	1A：強オピオイド	2C：Ca^{2+}チャネル$\alpha_2\gamma$リガンド
手術後神経障害性疼痛	1A（開胸術後痛）：Ca^{2+}チャネル$\alpha_2\gamma$リガンド 1B（乳房切除術後痛）：Ca^{2+}チャネル$\alpha_2\gamma$リガンド，リドカイン，ベンラファキシン	2B（鼠径ヘルニア術後痛）：ガバペンチン
頸部，腰部神経根症	1C：Ca^{2+}チャネル$\alpha_2\gamma$リガンド	2B：TCA，SNRI

[a]：日本ペインクリニック学会の「神経障害性疼痛薬物療法ガイドライン改訂第2版」における評価．エビデンスレベルは高い順に A（強），B（中），C（弱），D（とても弱い）[4]．
TCA：tricyclic antidepressant, SNRI：serotonin-noradrenaline reuptake inhibitor.

による安全性への懸念等を検討した結果，神経障害性疼痛に対して下記の薬物療法アルゴリズムを推奨している[4]．

第一選択薬：Ca^{2+}チャネル$\alpha_2\gamma$リガンド（プレガバリン，ガバペンチン），セロトニン・ノルアドレナリン再取込み阻害薬（デュロキセチン），三環系抗うつ薬（アミトリプチリン，ノルトリプチリン，イミプラミン）．

第二選択薬：ワクシニアウィルス接種家兎炎症皮膚抽出液，トラマドール．

第三選択薬：オピオイド鎮痛薬（ブプレノルフィン，フェンタニル，モルヒネ）．

同ガイドラインに示されている各種薬物の適応や用法，副作用等に関しては**表1**に，疾患別の推奨度やエビデンスの高い薬物に関しては**表2**に示した[4]．

鎮痛薬を選択するにあたっては，鎮痛効果に加え，安全性および忍容性，他の薬物との相互作用を考慮しなければならない．とくに高齢者では，副作用が出現しやすくその重症度も高くなる傾向があるため，少量より開始し，忍容性を評価しながら効果が得られるまで漸増する．また，合併疾患や他の薬物との相互作用により使用が制限されたり投与量の減量が必要になったりする鎮痛薬もあるため，個々の患者で使用に問題がないかをあらかじめ確認しておく．

第三選択薬であるオピオイド鎮痛薬に関して，短期間投与による有効性は確認されているが，副作用の忍容性は劣っており，長期使用による依存・乱用のリスクや身体への影響（性腺機能異常，免疫抑制など）についても考慮すべきである[4]．オピオイド鎮痛薬の導入にあたっては，疼痛医療専門医の併診が望ましい[4]．わが国では，日本ペインクリニック学会が発行した『非がん性慢性疼痛に対するオピオイド鎮痛薬処方ガイドライン 改訂第2版』に基づき，慢性疼痛に使用可能なオピオイド鎮痛薬を，トラマドール，コデインリン酸塩，ブプレノルフィン貼付剤，モルヒネ塩酸塩，フェンタニル貼付剤に限定している[5]．

なお，神経障害性疼痛にNSAIDsの使用は推奨されないが，侵害受容性疼痛（とくに炎症性疼痛）を合併した混合性疼痛が想定される場合には，神経障害性疼痛の治療薬にNSAIDsを併用することも考慮される[4]．一方，アセトアミノフェンは抗炎症作用をほとんど有さないため，神経障害性疼痛に加えて混合性疼痛に対しても使用は推奨されない[4]．

表3 神経障害性疼痛に対するブロック治療

病態・疾患	ブロックの種類	推奨度[a]
腰部神経根症(椎間板ヘルニア)	腰部硬膜外ブロック	B
腰部神経根症(脊柱管狭窄症)	腰部硬膜外ブロック	C
腰部神経根症	仙骨硬膜外ブロック	B
腰部神経根症	神経根ブロック	B
腰部神経根症	神経根パルス高周波法	C
腰部脊柱管狭窄症	腰部交感神経節ブロック	C
頸部神経根症	頸部硬膜外ブロック	B
頸部神経根症	神経根ブロック	B
頸部神経根症	腕神経叢ブロック	B
頸部神経根症	神経根パルス高周波法	C
帯状疱疹痛(急性期)	硬膜外ブロック	A
帯状疱疹痛(急性期,顔面)	星状神経節ブロック	B
後頭神経痛	後頭神経ブロック 後頭神経パルス高周波法	B
開胸術後痛	胸部傍脊椎神経ブロック	B
三叉神経痛	三叉神経節高周波熱凝固法	B
三叉神経痛(第1枝)	眼窩上神経高周波熱凝固法	C
三叉神経痛(第2枝)	眼窩下神経高周波熱凝固法	C
中枢性脳卒中後痛	脊髄刺激療法	C
腰椎手術後症候群(FBSS)	脊髄刺激療法	B
多発硬化症に伴う痛み	脊髄刺激療法	C
脊髄損傷後痛	脊髄刺激療法	C

[a]:日本ペインクリニック学会の『インターベンショナル痛み治療ガイドライン』における推奨度:A(行うよう強く推奨,強い根拠に基づく),B(行うよう推奨,中等度の根拠),C(行うことを考慮,弱い根拠),I(エビデンスなし).この表では推奨度Iの治療法は省略[10].
FBSS:Failed back surgery syndrome.

インターベンショナル治療

神経障害性疼痛の治療においてインターベンショナル治療が考慮されるのは,急性期〜亜急性期の疼痛,または慢性疼痛の急性増悪期や急性痛が遷延した慢性疼痛で,薬物療法が無効あるいは薬物の副作用により増量や継続が困難な場合である[6].とくにインターベンショナル治療の適応が高い疾患は,帯状疱疹痛の急性期,術後痛の急性期〜亜急性期,脊椎疾患による神経根症,特発性三叉神経痛などである.一方で,生物心理社会的要因の関与が大きい神経障害性疼痛の患者では,インターベンショナル治療へ過度に期待し,治療への依存や疼痛行動の強化を引き起こすことがあるので,導入を慎重に検討すべきである[6].

インターベンショナル療法はおもに,神経ブロック,高周波熱凝固法(高周波エネルギーを用いて神経を熱凝固し,神経の伝達機能を長期的に遮断する治療法)[7],パルス高周波法(高周波電流を42℃以下で間欠的に通電し,神経に影響を与えることで除痛する治療法)[8]といったブロック治療と,外科的治療(三叉神経痛に対する微小血管減圧術[6]など)がある.難治性の疼痛に対しては,硬膜外腔に刺激電極を植え込んで持続的な刺激を与える脊髄刺激療法(spinal cord stimulation:SCS)が選択されることもある[9].

神経ブロックを施行するにあたっては,適応のある患者を選択したうえで,効果とリスクを十分に説明し,施行回数などの治療計画をあらかじめしっかりと立てておく[6].神経ブロックの効果が不十分または短期間で消失する場合には,漫然と神経ブロックを繰り返すことは避けるべきであ

神経障害性疼痛に対して行われるおもなブロック治療に関して，日本ペインクリニック学会が発行した『インターベンショナル痛み治療ガイドライン』に示されているものを，推奨度と合わせて表3に示した[10]．

運動療法

神経障害性疼痛が慢性化すると，前述のfear-avoidance model(図1)で示したように，疼痛に対する不安や恐怖から運動を避けたり過度の安静をとったりするようになり，運動機能障害，廃用症候群を引き起こす[3]．慢性疼痛に対する運動療法の目標は，機能障害(関節可動域の低下など)の改善や能力障害(杖歩行など)の軽減，社会参加の改善，痛みの制御能(痛みがあっても適切な活動レベルを維持できる能力)の改善であり[11]，目標の達成により自己効力感が得られれば，疼痛の悪循環から脱却することにもつながる．

運動療法のプログラムを立案するにあたっては，個々の患者の疼痛や状態，患者自身の希望に合わせて内容を検討する[11]．患者によっては疼痛が軽度のときに過度の運動を行い，その後かえって疼痛が増悪することがあるため，適切な運動量を継続するためのペーシングの指導も重要である[11,12]．

心理療法

痛みへのとらわれや不安・抑うつを強く認める患者の場合には，発症前の生活環境や行動様式(準備因子や発症因子)，現在のストレス状況(持続・増悪因子)について聴取し，生物心理社会的要因の関与について評価する[13]．心理療法を導入するにあたっては，医師と患者間の信頼関係を確立したうえで，上記の問診を通して患者自身に生物心理社会的因子の存在を認識してもらい，その因子に対するアプローチとして心理療法が有効であることを説明すれば，患者も心理療法を受け入れやすく，治療に積極的になることができる．

心理療法には，痛みに対する心理教育的カウンセリング(患者の視点を変える)，行動医学的対応(疼痛行動への対応)，動機づけ面接法，リラックス法(漸進的筋弛緩法，呼吸法，自律訓練法)，認知行動療法，マインドフルネスや受容，交流分析，アサーショントレーニング，短期療法，家族療法，芸術療法がある[13]．個々の患者に適した治療法を選択し，難治性疼痛の症例では複数の治療法を段階的に組み合わせながら進めていき，痛みに対する認識・行動の改善とQOLの回復をめざす．

文献

1) 日本ペインクリニック学会神経障害性疼痛薬物療法ガイドライン改訂版作成ワーキンググループ．Ⅰ．神経障害性疼痛の概論．神経障害性疼痛薬物療法ガイドライン改訂第2版．真興交易医書出版部；2016．p.18-31．
2) 小川節郎・他．わが国における慢性疼痛および神経障害性疼痛に関する大規模実態調査．臨床整形外科 2012；47(6)：565-74．
3) Leeuw M et al. The fear-avoidance model of musculoskeletal pain: current state of scientific evidence. J Behav Med 2007;30(1):77-94.
4) 日本ペインクリニック学会神経障害性疼痛薬物療法ガイドライン改訂版作成ワーキンググループ．Ⅲ．神経障害性疼痛の薬物療法，Ⅳ．神経障害性疼痛を呈する疾患．神経障害性疼痛薬物療法ガイドライン改訂第2版．真興交易医書出版部；2016．p.48-122．
5) 日本ペインクリニック学会非がん性慢性疼痛に対するオピオイド鎮痛薬処方ガイドライン作成ワーキンググループ．Ⅱ．慢性疼痛のオピオイド鎮痛薬による治療．1．総論．非がん性慢性疼痛に対するオピオイド鎮痛薬処方ガイドライン改訂第2版．真興交易医書出版部；2017．p.26-35．
6) 福井 聖・他．第10章 痛みのインターベンショナル治療．日本疼痛学会痛みの教育コアカリキュラム編集委員会．痛みの集学的診療：痛みの教育コアカリキュラム．真興交易医書出版部；2016．p.132-52．
7) Govind J and Bogduk N. Neurolytic blockade for noncancer pain. Fishman SM et al, eds. In: Bonica's management of pain 4th ed. Lippincott Williams & Wilkins;2009. p.1467-85.
8) Chua NH et al. Pulsed radiofrequency treatment in interventional pain management: mechanisms and potential indications-a review. Acta Neurochir (Wien) 2011;153(4):763-71.
9) Deer TR et al. The appropriate use of neurostimulation: new and evolving neurostimulation therapies and applicable treatment for chronic pain and selected disease states. Neuromodulation Appropriateness Consensus Committee. Neuromodulation 2014;17(6):599-615.
10) 日本ペインクリニック学会インターベンショナル痛み治療ガイドライン作成チーム．第1章 神経ブロックに関するクリニカル・クエスチョン，第2章 高周波熱凝固法(RF)に関するクリニカル・クエスチョン，第3章 パルス高周波法(PRF)に関するクリニカル・クエスチョン，第4章 脊髄刺激法(SCS)に関するクリニカル・クエスチョン．インターベンショナル痛み治療ガイドライン．真興交易医書出版部；2014．p.1-88．
11) 松原貴子．第11章 痛みのリハビリテーション．日本疼痛学会痛みの教育コアカリキュラム編集委員会．痛みの集学的診療：痛みの教育コアカリキュラム．真興交易医書出版部；2016．p.153-68．
12) Kroll HR. Exercise therapy for chronic pain. Phys Med Rehabil Clin N Am 2015;26(2):263-81.
13) 細井昌子．第8章 痛みの心理療法．日本疼痛学会痛みの教育コアカリキュラム編集委員会．痛みの集学的診療：痛みの教育コアカリキュラム．真興交易医書出版部；2016．p.102-18．

疾患別

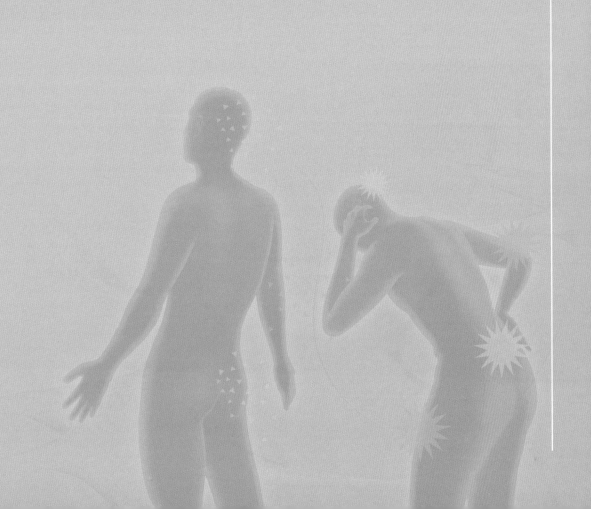

6. 頭痛

竹島多賀夫　菊井祥二

Keyword
片頭痛
三叉神経自律神経性頭痛
群発頭痛
薬剤の使用過多による頭痛
　（薬物乱用頭痛）
可逆性脳血管攣縮症候群

◎片頭痛，緊張型頭痛，群発頭痛は代表的な一次性頭痛である．『国際頭痛分類 第3版』では約300種類の頭痛性疾患が分類され診断基準が掲載されている．片頭痛は前兆の有無により前兆のある片頭痛と前兆のない片頭痛に大別される．片頭痛は片側，拍動性の頭痛に加え，動作による頭痛の増悪，随伴症状として悪心，嘔吐，光過敏，音過敏が重要な症候である．急性期治療にはトリプタンが用いられ，必要に応じ片頭痛予防薬が使用される．緊張型頭痛は頭痛の日数により反復性と慢性に大別される．群発頭痛は眼窩周囲の激痛と流涙，眼充血などの自律神経症状が特徴で，類縁疾患と合わせて三叉神経自律神経性頭痛としてまとめられている．群発頭痛発作時にはスマトリプタン皮下注または高濃度酸素吸入が有効である．群発期に予防薬としてプレドニゾロン，ベラパミルが使用される．二次性頭痛では薬剤の使用過多による頭痛（薬物乱用頭痛），可逆性脳血管攣縮症候群（RCVS）による頭痛などが注目されている．

　頭痛はありふれた症状である．くも膜下出血や脳腫瘍，髄膜炎など器質性頭蓋内疾患の症状として出現することもある．このような器質疾患がないのに頭痛を繰り返す場合を一次性頭痛として取り扱う．一次性頭痛の代表的なものには，片頭痛，緊張型頭痛，群発頭痛などがある．一次性であっても頭痛により日常生活の支障，QOL阻害があれば治療が必要な脳神経疾患として対処する必要がある．頭痛の分類と診断は『国際頭痛分類』に沿って行う．『国際頭痛分類』は1988年に初版が出され，2013年に第3版 beta版（ICHD-3β）が公開され，翌年日本語版が出版された[1]．2018年1月に英語版第3版が正式公開され，現在は日本語版作成が進められている．

● 片頭痛（migraine）

　頭痛発作を繰り返す疾患で，閃輝暗点などの前兆がある片頭痛と前兆のない片頭痛に大別される．片頭痛は人口の約8.4%，頭痛外来を受診する患者の約50%が罹患する一次性頭痛である．女性に多く，30〜40歳代に有病率が高い．生活支障度が高く，治療介入が必要な脳神経疾患である．

　診断：『国際頭痛分類』の診断基準に沿って診断する（表1，表2）．片側性の拍動性頭痛が特徴であるが，両側性で非拍動性の片頭痛もある．頭痛による生活への支障，動作による頭痛の悪化，悪心，嘔吐などの自律神経症状と，音過敏，光過敏など外的刺激に対する過敏性が重要な症候である．

　前兆は閃輝暗点がよく知られている．感覚障害，失語性言語障害が前兆として出現することもある．運動麻痺，脱力が出現する場合は片麻痺性片頭痛とする．複視や構音障害，失調など脳幹部に由来すると考えられる前兆がある場合は，脳幹性前兆を伴う片頭痛とする．

　治療：頭痛発作時には非ステロイド性抗炎症薬（NSAIDs）や，セロトニン作動薬であるトリプタンを用いる．軽症の片頭痛にはNSAIDs，中等度以上の片頭痛発作にはトリプタンが第一選択薬である．トリプタンは，拡張した脳硬膜上の血管壁の$5-HT_{1B}$受容体を刺激して正常なサイズに収縮させ，三叉神経に存在する$5-HT_{1D}$受容体を刺激して三叉神経を鎮静化させることにより，片頭痛を特異的に頓挫させる．わが国では，スマトリプタン，ゾルミトリプタン，エレトリプタン，リザトリプタン，ナラトリプタンが使用できる．トリ

Takao TAKESHIMA and Shoji KIKUI
社会医療法人寿会富永病院脳神経内科・頭痛センター

表 1　前兆のない片頭痛の診断基準[1]

A．B～D を満たす頭痛発作が 5 回以上ある
B．頭痛の持続時間は 4～72 時間(未治療または治療が無効の場合)
C．頭痛は以下の 4 つの特徴のすくなくとも 2 項目を満たす
　1．片側性
　2．拍動性
　3．中等度～重度の頭痛
　4．日常的な動作(歩行や階段昇降など)により頭痛が増悪する，あるいは頭痛のために日常的な動作を避ける
D．頭痛発作中にすくなくとも以下の 1 項目を満たす
　1．悪心または嘔吐(あるいはその両方)
　2．光過敏および音過敏
E．ほかに最適な ICHD-3 の診断がない

表 2　前兆のある片頭痛の診断基準とサブフォーム[1]

診断基準
A．B および C を満たす発作が 2 回以上ある
B．以下の完全可逆性前兆症状が 1 つ以上ある
　1．視覚症状
　2．感覚症状
　3．言語症状
　4．運動症状
　5．脳幹症状
　6．網膜症状
C．以下の 4 つの特徴のすくなくとも 2 項目を満たす
　1．すくなくとも 1 つの前兆症状は 5 分以上かけて徐々に進展するか，または 2 つ以上の前兆が引き続き生じる(あるいはその両方)
　2．それぞれの前兆症状は 5～60 分持続する
　3．すくなくとも 1 つの前兆症状は片側性である
　4．前兆に伴って，あるいは前兆発現後 60 分以内に頭痛が発現する
D．ほかに最適な ICHD-3 の診断がない，または一過性脳虚血発作が除外されている

サブフォーム
1.2　前兆のある片頭痛(Migraine with aura)
1.2.1　典型的前兆を伴う片頭痛
1.2.1.1　典型的前兆に頭痛を伴うもの
1.2.1.2　典型的前兆のみで頭痛を伴わないもの
1.2.2　脳幹性前兆を伴う片頭痛
1.2.3　片麻痺性片頭痛(Hemiplegic migraine)
1.2.3.1　家族性片麻痺性片頭痛
1.2.3.2　孤発性片麻痺性片頭痛
1.2.4　網膜片頭痛(Retinal migraine)

プタンは頭痛がはじまってからなるべく早く，頭痛がまだ軽いうちに服用するのがポイントである(early intervention)[2]．

　片頭痛発作の頻度が多く，急性期治療薬による治療のみでは，片頭痛による日常生活の支障，QOL の阻害が十分に解消できない場合には，予防薬による治療を行う[3]．予防薬にはバルプロ酸(400～600 mg/day)[4]や Ca 拮抗薬のロメリジン(10～20 mg/day)が使用される．このほか，β遮断薬のプロプラノロール，抗うつ薬のアミトリプチリンなども有効である．抗 CGRP 抗体による片頭痛治療が注目されており，開発治験がわが国でも進行中である．また，経皮眼窩上三叉神経刺激装置(Cefaly)など，非侵襲的頭痛治療デバイスによる治療が注目されている[5]．

緊張型頭痛(tension-type headache)

　緊張型頭痛は，締め付けるような軽度～中等度の痛みである．通常 30 分から 7 日間程度，頭痛が続く．動作による頭痛の増悪がなく，悪心，嘔吐，光過敏，音過敏など片頭痛に特徴的な随伴症状を欠く．身体的ストレス，精神的ストレスが誘因，増悪因子となる．

　診断：診断基準を表 3 に示した．頭痛の日数が

表3 頻発反復性緊張型頭痛の診断基準[1]

A. 3カ月を超えて，平均して1カ月に1～14日(年間12日以上180日未満)の頻度で発現する頭痛が10回以上あり，かつB～Dを満たす
B. 30分～7日間持続する
C. 以下の4つの特徴のうちすくなくとも2項目を満たす
 1. 両側性
 2. 性状は圧迫感または締めつけ感(非拍動性)
 3. 強さは軽度～中等度
 4. 歩行や階段の昇降のような日常的な動作により増悪しない
D. 以下の両方を満たす
 1. 悪心や嘔吐はない
 2. 光過敏や音過敏はあってもどちらか一方のみ
E. ほかに最適なICHD-3の診断がない

月に平均15日未満のものを反復性緊張型頭痛，15日以上であれば慢性緊張型頭痛とする．頭蓋周囲の圧痛の有無によりサブタイプを細分する．

治療：反復性緊張型頭痛は通常，鎮痛薬やNSAIDsが有効である．ただし月に10日以内の使用に留めるように指導する．発作頻度の少ない反復性緊張型頭痛は，かならずしも薬物療法は必要ない．体操やストレッチなどをすすめるのみでもよい．発作頻度の高い反復性緊張型頭痛，慢性緊張型頭痛は予防的治療が必要である．三環系抗うつ薬，アミトリプチリンには，十分なエビデンスがある[3]．5～10 mg/dayの少量から開始し，効果をみながら緩徐に漸増する．SSRI，SNRIなども効果が期待できる．わが国では，筋弛緩薬が広く使用されているがエビデンスは乏しい．エチゾラムを投与する場合は，短期間の使用に留める．長期連用すると効果が減弱し，依存性が問題となる．エチゾラムは鎮痛薬，NSAIDsと併用で，発作時の頓用使用が有用である[6]．

群発頭痛(cluster headache)

群発頭痛は，三叉神経領域の痛みと副交感神経系の活性化に由来する自律神経症状により特徴づけられる疾患であることから，群発頭痛の類縁疾患を含め，三叉神経・自律神経性頭痛(trigeminal autonomic cephalalgias：TACs)の名称が用いられるようになった．ICHD-3では群発頭痛はTACsのサブタイプのひとつとして掲載されている．

群発頭痛は厳密に一側性の重度の頭痛発作が眼窩部，眼窩上部，側頭部のいずれか1つ以上の部位に発現し，15～180分間持続する．夜間，早朝，睡眠中に頭痛発作が起こることが多い．発作頻度は1回/2 day～8回/dayである．発作時には同側に，結膜充血，流涙，鼻閉，鼻漏，前頭部・顔面の発汗，縮瞳，眼瞼下垂，眼瞼浮腫などの自律神経症状を伴う．多くの患者は発作中に落ち着きのなさや興奮した様子がみられる．群発頭痛は若年男性に多いが，最近の統計では女性の群発頭痛患者が増えてきている[7]．

診断：診断基準を表4に示した．頭痛発作は，夜間，早朝に起こりやすいが，日中にも起こる．一定期間，頭痛発作が群発することから群発頭痛名称が用いられているが，現在では頭痛の特徴が重視されており，1年以上寛解期がない慢性群発頭痛も定義されている．

治療：群発頭痛の発作時にはスマトリプタンの皮下注射が有効である．注射後約10分で頭痛が軽減する．正しく診断された群発頭痛患者に適正に使用すれば，ほぼ100％近い有効率が得られる．在宅自己注射が認可されている．また，スマトリプタンの点鼻も有効である．一方，トリプタンの経口錠は注射薬のような即効性がない．このため，頭痛発作の持続が2～3時間の症例では一定の効果が期待できるが，持続が1時間以内の患者ではメリットが乏しい．

発作時には，酸素の吸入(マスクで7～10 L/min，15分)が有効である．2018年4月に群発頭痛の在宅酸素療法が保険適用承認された．群発期の予防療法として高用量のベラパミル(240～360 mg/day)が国際的に標準治療として用いられている．高用量を用いる際には，徐脈，心抑制，便秘，イレウスに注意する．副腎皮質ホルモンは有

表 4 群発頭痛の診断基準[1]

A. B～D を満たす発作が 5 回以上ある
B. 未治療の場合，重度～きわめて重度の一側の痛みが眼窩部，眼窩上部または側頭部のいずれか 1 つ以上の部位に 15～180 分間持続する
C. 以下の 1 項目以上を認める
 1. 頭痛と同側にすくなくとも以下の症状あるいは徴候の 1 項目を伴う
  a) 結膜充血または流涙（あるいはその両方）
  b) 鼻閉または鼻漏（あるいはその両方）
  c) 眼瞼浮腫
  d) 前額部および顔面の発汗
  e) 前額部および顔面の紅潮
  f) 耳閉感
  g) 縮瞳または眼瞼下垂（あるいはその両方）
 2. 落ち着きのない，あるいは興奮した様子
D. 発作時期の半分以上においては，発作の頻度は 1 回/2 日～8 回/日である
E. ほかに最適な ICHD-3 の診断がない

効で即効性が期待できるが，群発期を通して連用すると副作用も無視できないことが多い．ベラパミルの効果が発揮されはじめるまでの，治療開始 2 週程度の使用に留めるのが安全である．プレドニゾロン，40～50 mg/day（2 分）を 1 週間，その後，1 週で漸減中止する．バルプロ酸やガバペンチン，トピラマートも使用されることがある．慢性群発頭痛にはリチウムが有効な例がある．

TACs には群発頭痛のほか"発作性片側頭痛"，"短時間持続性片側神経痛様頭痛発作"，"持続性片側頭痛"が掲載されている．発作性片側頭痛は頭痛発作の持続時間が 2～30 分と短いこと，発作頻度が多いこと，インドメタシンに完全に反応し頭痛が消失することが特徴である．短時間持続性片側神経痛様頭痛発作（SUNCT/SUNA）は持続が 1～600 秒とさらに短く，難治性の頭痛である．持続性片側頭痛は文字通り持続性の片側頭痛が続き，頭痛の増悪時に頭痛側に自律神経症状を伴うことが特徴で，インドメタシンが奏効する．

その他の一次性頭痛

『国際頭痛分類』には，一次性咳嗽性頭痛，一次性運動時頭痛，性行為に伴う一次性頭痛，一次性雷鳴頭痛，寒冷刺激による頭痛，頭蓋外からの圧力による頭痛，一次性穿刺様頭痛，貨幣状頭痛，睡眠時頭痛，新規発症持続性連日性頭痛が掲載されている．睡眠時頭痛は眠前のカフェイン，少量のリチウムが有効である．

二次性頭痛

『国際頭痛分類』では，二次性頭痛に頭頸部外傷・傷害による頭痛，頭頸部血管障害による頭痛をはじめ，8 種類のグループの頭痛がそれぞれさらに細分され，多数の頭痛性疾患が掲載されている．

1. 薬剤の使用過多による頭痛（薬物乱用頭痛）

片頭痛や緊張型頭痛のある患者が，鎮痛薬やエルゴタミン，トリプタンなど急性期治療薬を過剰に使用した際に頭痛が慢性化するものである．Medication overuse headache（MOH）の日本病名として『国際頭痛分類 第 2 版 日本語版』で"薬物乱用頭痛"が採用された．違法薬物使用による頭痛と混同されかねないとの主張があり，ICHD-3β では"薬剤の使用過多による頭痛（薬物乱用頭痛）"とされている（表 5）．

治療の原則は，乱用薬物の中止，適切な予防薬の使用，反跳性頭痛への対処のための救済薬の処方である．服薬指導のみで軽減する単純なものから，難治性のケースまでさまざまである[8]．片頭痛の慢性化には，薬物乱用のほか，加齢，頭痛発生頻度（高頻度），性別（女性），肥満，社会的階層（低教育歴，低所得），ライフイベントによるストレス・うつ，いびき・睡眠障害，頭頸部外傷などがリスク要因になることが指摘されている[9]．

2. 可逆性脳血管攣縮症候群（RCVS）による頭痛

性行為，労作，ヴァルサルバ手技，感情などが引き金となって，1～2 週にわたり雷鳴頭痛を繰り

表 5 薬剤の使用過多による頭痛（薬物乱用頭痛，MOH）の診断基準とサブフォーム[1]

診断基準
A. 以前から頭痛疾患をもつ患者において，頭痛は1カ月に15日以上存在する
B. 1種類以上の急性期または対症的頭痛治療薬を3カ月を超えて定期的に乱用している
C. ほかに最適なICHD-3の診断がない

サブフォーム
8.2 薬剤の使用過多による頭痛（薬物乱用頭痛，MOH）
8.2.1 エルゴタミン乱用頭痛
8.2.2 トリプタン乱用頭痛
8.2.3 単純鎮痛薬乱用頭痛
8.2.3.1 パラセタモール（アセトアミノフェン）乱用頭痛
8.2.3.2 アセチルサリチル酸乱用頭痛
8.2.3.3 その他の非ステロイド性抗炎症薬（NSAIDs）乱用頭痛
8.2.4 オピオイド乱用頭痛
8.2.5 複合鎮痛薬乱用頭痛（Combinationanalgesic-overuseheadache）
8.2.6 単独では乱用に該当しない複数医薬品による薬物乱用頭痛
8.2.7 乱用内容不明な複数医薬品による薬物乱用頭痛

表 6 可逆性脳血管攣縮症候群（RCVS）による頭痛の診断基準[1]

A. 新規の頭痛で，Cを満たす
B. 可逆性脳血管攣縮症候群（RCVS）と診断されている
C. 原因となる証拠として，以下のうちすくなくとも1項目が示されている
1. 頭痛は局在神経学的欠損または痙攣発作（あるいはその両方）を伴うことも伴わないこともあり，血管造影で"数珠（strings and beads）"状外観を呈し，RCVSの診断の契機となった
2. 頭痛は以下の項目のいずれかまたは両方の特徴をもつ
a) 雷鳴頭痛として発現し，1カ月以内は繰り返し起こる
b) 性行為，労作，ヴァルサルヴァ手技，感情，入浴やシャワーなどが引き金となる
3. 発現から1カ月を超えると著明な頭痛は起こらない
D. ほかに最適なICHD-3の診断がなく，動脈瘤性くも膜下出血が適切な検査で除外されている

返す可逆性脳血管攣縮症候群によって起こる頭痛で，ICHD-3βでは頭頸部脳血管障害による頭痛のサブフォームのひとつとして掲載されている（表6）。RCVSは痙攣や非動脈瘤性くも膜下出血を伴いうるが，頭痛が唯一の症状のことがある。一次性雷鳴頭痛とされてきた多くのケースはRCVSによる頭痛であると考えられるようになってきている[10]．

3. 低髄液圧による頭痛

低髄液圧あるいは髄液漏出による起立性頭痛で，頸部痛，耳鳴，聴力変化，光過敏，悪心を伴う．脳MRI画像で硬膜肥厚，下垂体腫大，橋の扁平化，小脳の下垂がみられる．脊髄ではfloating dural sac signが注目されている[11]．

おわりに

主要な一次性頭痛のポイントと注目されている二次性頭痛について概説した．多くの頭痛患者が適正に診断されておらず，したがって最適な治療にアクセスできていない．ひとりでも多くの医師が頭痛に興味をもって診療にあたっていただき，多くの頭痛患者が救われることを期待している．

文献

1) 日本頭痛学会・国際頭痛分類委員会訳．国際頭痛分類 第3版 beta版．医学書院；2014. p.1-193.
2) 竹島多賀夫・他．神経内科 2012；77(4)：359-67.
3) 慢性頭痛の診療ガイドライン作成委員会編．慢性頭痛の診療ガイドライン 2013．医学書院；2013. p.1-303.
4) Takeshima T et al. Neurol Clin Neurosci 2016;4(4):134-41.
5) 竹島多賀夫・他．神経内科 2017；86(6)：723-30.
6) Hirata K et al. Intern Med 2007;46(8):467-72.
7) Imai N et al. Cephalalgia 2011;31(5):628-33.
8) 竹島多賀夫，菊井祥二．日本医師会雑誌 2015；144(5)：977-80.
9) 竹島多賀夫．薬物乱用頭痛，慢性連日性頭痛（慢性片頭痛，変容片頭痛，慢性緊張型頭痛）．鈴木則宏編．頭痛診療ハンドブック．中外医学社；2009. p.200-24.
10) 菊井祥二，竹島多賀夫．日本頭痛学会誌 2016；43(1)：81-7.
11) Hosoya T et al. Neurol Med Chir (Tokyo) 2013;53(4):207-12.

疾患別

7. 三叉神経痛

Keyword
三叉神経痛
神経ブロック
微小血管減圧術

千葉知史

◎三叉神経痛は一側性の激烈な顔面痛を症状とする疾患である．上顎・下顎に多く，前頭部には少ない．有病率は1万人に1人程度で女性にやや多く，右側に多いとの報告がある．カルバマゼピンが有効である顔面の数秒単位の発作痛はこの疾患を疑う．三叉神経に対する上小脳動脈の持続的な圧迫が神経の脱髄を起こし，活動電位の漏れを生じさせることでささいな触・圧刺激が求心性の痛覚刺激となることが病因である．治療は抗てんかん薬を代表とする薬物療法，高周波熱凝固装置を用いた神経破壊を伴う三叉神経節あるいは三叉神経末梢枝の神経ブロック療法，原因たる圧迫血管を除去あるいは偏位させる微小血管減圧術，γナイフによる放射線療法がある．罹患患者は会話・食事が不可能になるほどの激烈な痛みにより著しいQOLの障害が起こる．痛みを抑える方法がなかった時代にはこの疾患で餓死したとの報告がなされている．早期に適切な鎮痛治療が必要である．

顔面痛は三叉神経およびその末梢枝である末梢神経系や大脳皮質感覚野などの中枢神経系の障害によって生じることが多い．そのなかで，典型的三叉神経痛は一側性の顔面の発作痛を生じる病態である．痛みの発作は数秒程度であるが，激烈な痛みを伴う顔面痛の一疾患である．

● 三叉神経の解剖

第5番目の脳神経の三叉神経は，顔面皮膚，鼻腔・口腔粘膜や歯に感覚線維を送り，運動神経を咀嚼筋や口腔底の筋肉に送る最大の脳神経である．三叉神経節は側頭骨錐体先端の硬膜に包まれた三叉神経節腔に存在する．三叉神経節からは3本の感覚神経がわかれ，第1枝は眼神経，第2枝は上顎神経，第3枝は下顎神経とよばれている．第3枝のみ運動神経線維を混じている[1]．

● 三叉神経痛の疫学

三叉神経痛の有病率は報告によって差があるが，男性では2.7〜10.8/10万人，女性では5.0〜20.2/10万人であり，男女比は1：1.5〜2と女性に多い．発症年齢は50歳以降が多く，平均は男性51.3歳，女性で52.9歳とされている[2]．

● 三叉神経痛の症状

国際頭痛分類第3版[3]による三叉神経痛の診断基準を表1に示す．三叉神経痛の特徴は以下に記すとおりである[2,4]．

① 突然顔面に生じるえぐられるような耐え難い痛みである．

② 痛みの持続時間は数秒〜数十秒である．

③ 疼痛部位は三叉神経第2，第3枝領域に限局して生じることが多く，第2枝領域単独，第3枝領域単独，第2・第3枝領域合併の症例で約85％以上を占める．右側により多く認められるが，3〜5％が両側性である．両側症例では多発性硬化症などの中枢性疾患を考慮すべきである．

④ 約80％の症例で疼痛発作誘発領域(trigger zone)が存在し，同部が刺激されると疼痛発作が誘発される．Trigger zoneは，三叉神経第2，第3枝領域である口周囲や鼻翼，頬などに多く，会話・洗顔・歯磨き・ひげそり・咀嚼などで疼痛発作が誘発される．

⑤ 発作間欠期には神経学的検査で異常を認めない．

Tomofumi CHIBA
仙台ペインクリニック

三叉神経痛の発症機序

Jannetta は，小脳橋角部の三叉神経起始部で神経を圧迫する血管を除去することで三叉神経痛が消失することを示した[5]．このことより，三叉神経痛は血管による神経圧迫にて生じると考えられている．そして，このように疼痛発作が生じている症例を典型的三叉神経痛とよんでいる．また，小脳橋角部の腫瘍により三叉神経痛発作を生じている病態を症候性三叉神経痛とよび分類している．三叉神経は頭蓋内小脳橋部において，神経髄鞘が中枢性髄鞘から末梢性髄鞘に移行する[6]（図1）．この部分は junction zone とよばれ，圧迫刺激で容易に脱髄を起こす．同部で持続的に血管に圧迫されると神経の脱髄が起こり，神経の活動電位の漏れが求心性の痛覚線維に伝えられるため疼痛発作が生じると考えられている．三叉神経を圧迫する血管の多くは上小脳動脈であるが，脳底動脈や前下小脳動脈の症例もある．三叉神経痛が中年以降の年齢に多く発生するのは，動脈硬化が進行し動脈の蛇行・屈曲が強くなり，三叉神経起始部での神経の圧迫が生じやすくなるためと考えられる．

表1 典型的三叉神経痛の診断基準（ICHD-3β）

A．BとCを満たす片側顔面痛発作が3回以上ある
B．三叉神経の支配領域（2枝領域以上に及ぶことあり）に生じ，三叉神経支配領域を超えて広がらない痛み
C．痛みは以下の4つの特徴のうち少なくとも3つの特徴をもつ
　①数分の1秒〜2分間持続する発作性の痛みを繰り返す
　②激痛
　③電気ショックのような，ズキンとするような，突き刺すような，あるいは鋭いと表現される痛みの性質
　④患側の顔面への非侵害刺激により突発する
D．臨床的に明白な神経障害は存在しない
E．ほかに最適な ICHD-3 の診断がない

三叉神経痛の診断

三叉神経痛の診断は，病歴や特徴的な痛みの訴えを正確に把握することによって行われる．治療的診断として，消炎鎮痛剤が無効でカルバマゼピンが有効な場合には，三叉神経痛の可能性が高くなる[7]．局所麻酔薬を用いた三叉神経末梢枝ブロックによって疼痛の消失がみられる場合，確定診断となりうる．血管圧迫および小脳橋角部腫瘍の有無の診断のため，脳 MRI は必須と考えられる．

副鼻腔炎や片頭痛，帯状疱疹後神経痛などは，疼痛部位や持続的な痛みなどから鑑別可能なことが多い．鑑別に難渋するのは非定型顔面痛であり，三叉神経痛によく似た発作性の痛みを訴えることもまれではない．この疾患は心因的な要素が大きい痛みであり，しばしば痛みの部位が移動すること，神経支配領域に一致しない痛みを訴えることなどから鑑別する．

三叉神経痛の治療

三叉神経痛の治療は，薬物治療や神経ブロック療法，手術療法や放射線療法が行われている．

1. 薬物療法

まず侵襲の少ない薬物療法を考慮すべきである．第一選択薬としてカルバマゼピンが用いられる[8]．三叉神経痛は，他覚的神経学的所見を伴わないため，病歴徴取によりその特徴的な臨床症候を把握し診断する．しかし臨床的の診断が困難な場

---

column　舌咽神経痛

概念：典型的三叉神経痛と同様のメカニズムで発症する疾患に舌咽神経痛がある．頻度は非常にまれで1,000万人に1人の頻度と報告がある．発作期と発作期の間に寛解期があることが多く，その寛解期は数年単位であることが多い．

原因：舌咽神経に対する血管圧迫が主たる原因である．

症候：三叉神経痛と同様に数秒の激痛発作が生じるが，部位が異なり，舌の奥，咽頭，耳の奥に，とくに嚥下時に激痛が生じる．また，三叉神経痛と異なり夜間痛を訴える症例もある．第3枝領域の三叉神経痛と鑑別が難しい症例が存在する．

診断：詳細な問診によって行う．また，8%リドカインスプレーを舌根部に噴霧することで，短時間ではあるが劇的に疼痛発作を抑えることができるため，治療的診断として用いられている．

治療：薬物療法としてカルバマゼピンを用いる．長い寛解期をもつ疾患のため，リドカイン噴霧で発作期を乗り切るという方法も可能である．そのほか舌咽神経ブロックや神経血管減圧術も治療法としてあげられる．

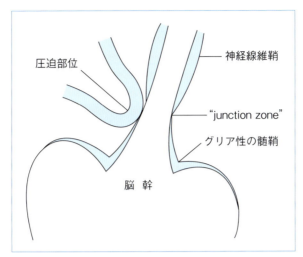

図1 脳神経起始部の神経髄鞘の解剖学的所見

合もまれではなく，抗てんかん薬を開始して治療的診断を行う場合も少なくない．

咀嚼などの動作が三叉神経痛を誘発する場合は，その動作のどのくらい前にどのくらいの量を服用するのが最適であるか，きめ細かな調整が必要である．カルバマゼピンで効果が弱いときや，アレルギーや白血球減少などの副作用でカルバマゼピンが使用できない場合は，フェニトイン，バルプロ酸Na，クロナゼパム，トピラマートなどが用いられることが多い．その他，バクロフェンや漢方薬の有効性が報告されている[2]．

2．神経ブロック療法

神経ブロックとは，薬剤や熱にて感覚神経を遮断する方法であり，末梢の感覚線維の神経伝導をブロックし，トリガーポイントからの刺激を減少させることで三叉神経痛を軽減させる．

神経ブロックは局所麻酔薬による神経ブロックと神経破壊的神経ブロックに分けられる．局所麻酔薬による神経ブロックは可逆的な短時間の効果があり，神経破壊的ブロックは1年以上効果が持続する．

①神経ブロックの分類

a）局所麻酔薬による神経ブロック

作用機序としては，神経のNa channelに作用し，神経線維の脱分極を可逆的に阻害する．作用時間は局所麻酔薬によって異なるが，通常は数時間である．疼痛が軽減する時間も短時間であるため，局所麻酔薬による神経ブロックは診断的に用いられる方法と思われる．

b）神経破壊的神経ブロック

長期間の効果を狙い，三叉神経痛症例では神経破壊を伴うブロックを施行することが多い．これには，神経破壊薬（エタノール）を用いる方法と高周波熱凝固法がある．エタノールによるブロックでは，薬液が注入部位の周辺に流出し目的ではない組織に作用し，運動麻痺などの合併症をきたすことがある．高周波熱凝固法は，専用の穿刺針を用い，先端の周囲5〜10 mmの蛋白質を凝固する方法のため合併症が少なく，現在は高周波熱凝固による神経破壊的ブロックが主流である．神経破壊的ブロックを行う場合には，直前にかならず局所麻酔薬を投与し，当該神経領域の感覚低下，疼痛消失および合併症の有無を確認する．穿刺針が神経に接触した際には激しい放散痛が生じるが，それが正確なブロックの指標となることと，局所麻酔薬投与後の感覚低下を問診する必要があることから，神経ブロックは意識下に行う．しかし，穿刺時の疼痛は患者の苦痛であるため，軽度の鎮静下に行うこともある．

②神経ブロックの種類

a）ガッセル神経節ブロック（図2）

X線透視下に行う．卵円孔を介してガッセル神経節（三叉神経節）を直接穿刺する．下顎神経内を針が進入するのでブロック時の疼痛が強いため，

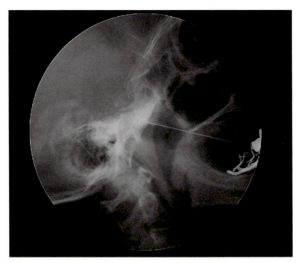

図2 ガッセル神経節ブロック時のX線側面像
頬部から卵円孔を介して頭蓋底を超えて三叉神経節を穿刺している．

ブロック中は適度な鎮静を行うことが望ましい．以前はアルコールが使用されていたが，合併症が少なくなく，現在は高周波熱凝固法を用いることが多い．同法では穿刺時に電気刺激を行うことができるので，刺激の放散部位を確認することで，第2枝，第3枝の選択的凝固が可能である．適応は，第2枝単独，第3枝単独，第2・第3枝合併の三叉神経痛症例である．

b) 眼窩上神経ブロック

三叉神経の第1枝である眼神経は，上眼窩裂を通り前頭神経となり，眼窩上神経と滑車上神経に分枝する．眼窩上神経は前頭から頭頂部の皮膚に分布する．眼窩上神経ブロックは眼窩上縁に薬液を浸潤させ，眼窩上神経を遮断する方法である．指で眼窩上切痕を触れ局所麻酔薬を浸潤させる．超音波装置で眼窩上切痕を同定するとより正確なブロックができる．高周波熱凝固法を用いる場合は，球後出血や外眼筋麻痺がないことを確認する．適応は第1枝の三叉神経痛症例である．

c) 上顎神経ブロック

ガッセル神経節から分枝した上顎神経は正円孔からでて翼口蓋窩で頬骨神経と翼口蓋神経を分枝した後，眼窩下神経となる．同法は翼口蓋窩に穿刺針を刺入し上顎神経をブロックする方法である．X線透視下に行う．三叉神経痛第2枝症例が適応となるが，このブロックは手技が難しいう

え，失明や外眼筋麻痺などの重度な合併症の頻度が高いため，最近はこのブロックはあまり行われない．

d) 眼窩下神経ブロック

眼窩下孔内に穿刺針を刺入する方法である．適応は第2枝三叉神経痛症例である．最近では超音波装置を用いて眼窩下孔の位置を同定する方法が用いられている．外眼筋麻痺を防ぐために局所麻酔薬注入後，複視がないことを確認する．痛みの部位が鼻翼，上口唇に限局している第2枝症例に適応がある．

e) 下顎神経ブロック

下顎神経が卵円孔をでた部位に穿刺針を位置させブロックを行う方法である．X線透視が必要である．合併症も少なく安全なブロックであるが，ガッセル神経節ブロックに比べて知覚低下および咬筋の筋力低下の程度が大きく，患者により苦痛を与えることが多いため，われわれの施設ではこのブロックはあまり行われない．

f) オトガイ神経ブロック

下顎神経の枝の下歯槽神経は，下顎骨内の下顎管を通りオトガイ神経となってオトガイ孔からでる．オトガイ孔に穿刺針を刺入し神経ブロックを行う．超音波装置で同孔を同定することができる．オトガイ神経の支配領域は下口唇とオトガイ部の狭い範囲であるため，同法の施行頻度は低い．

3. 手術療法

　三叉神経痛の外科治療は微小血管減圧術があげられる．薬物療法効果不十分症例に適応がある．全身麻酔，開頭手術に耐えられる体力があるかが問題となるため，他部位の手術と同様に血液検査，胸部X線，心電図，呼吸機能検査などで評価する．

　神経血管圧迫がない症例は微小血管減圧術の効果に乏しいと考えられるため，その存在をMRIなどで術前に調べておくことが重要である．微小血管減圧術は，術直後の疼痛消失率約80〜95％，無効例は0〜5％との報告がある[9]．当初疼痛消失しなくても1年後に疼痛が消失した症例もあり[10]，長期的な経過観察が必要である．一方，術後再発率は年2〜3.5％で，術後2年以内に再発することが多いとの報告がある[11]．

4. γナイフ

　三叉神経痛症例におけるγナイフ治療の適応は，薬物療法効果不十分症例で手術療法にリスクがある症例と考えられる．Régisらによると，97.2％の早期除痛効果が得られており，5年後の疼痛消失率が83％であり，合併症は4.7％と高くなく，また重篤なものも報告されていない[12]．薬物療法効果不十分の症例はγナイフ療法も考慮すべきと考える．

文献

1) 堀口正治．三叉神経の走行と分布．Clin Neurosci 1990；8：588-91.
2) 日本神経治療学会治療指針作成委員会．標準的神経治療：三叉神経痛．神経治療 2010；27(1)：106-32.
3) 国際頭痛学会・頭痛分類委員会．第3部有痛性脳神経ニューロパチー，他の顔面痛およびその他の頭痛．共訳：日本頭痛学会・国際頭痛分類委員会．国際頭痛分類 第3版 beta版．医学書院；2014．p.154-9.
4) 荒木信夫，厚東篤生．三叉神経痛．神経内科 1988；29：126-36.
5) Jannetta PJ. Arterial compression of the trigeminal nerve at the pons in patients with trigeminal neuralgia. J Neurosurg 1967;26(1):159-62.
6) Bullitt E et al. Intracranial tumors in patients with facial pain. J Neurosurg 1986;64(6):865-71.
7) 増田　豊．三叉神経痛．日本臨牀 2001；59(9)：1722-6.
8) Eisenberg E et al. Antiepileptic drugs in the treatment of neuropathic pain. Drugs 2007;67(9):1265-89.
9) Barker FG et al. The long-term outcome of microvascular decompression for trigeminal neuralgia. New Engl J Med 1996;334(17):1077-83.
10) Sindou M et al. Micro-vascular decompression for primary trigeminal neuralgia (typical or atypical). Long-term effectiveness on pain;prospective study with survival analysis in a consecutive series of 362 patients. Acta Neurochir (Wien) 2006;148(12):1235-45.
11) Olson S et al. Microvascular decompression for trigeminal neuralgia:recurrences and complications. J Clin Neurosci 2005;12(7):787-9.
12) Régis J et al. Prospective controlled trail of gamma knife surgery for essential trigeminal neuralgia. L Neurosurg 2006;104(6):913-24.

*　　*　　*

疾患別

8. 頸椎由来の頸部痛・上肢痛

Keyword
神経根症
脊髄症
超音波ガイド下神経ブロック

新堀博展

◎頸部痛・上肢痛を主訴とする疾患は多く，痛みの原因も頸椎，肩，上肢とさまざまである．まずはこれらの痛みの原因がどこにあるかを鑑別しなければならない．それには詳細な問診と病歴の聴取はもちろんのこと，理学的所見が重要となる．デルマトーム，疼痛誘発テスト，深部腱反射，筋力テストは基本となるので熟知しなければならない．痛みの原因が頸椎と考えられたら，次にそれが神経根レベルの障害なのか，脊髄レベルの障害なのか，あるいはそれ以外に原因があるのかを鑑別する．これらは治療法，症状改善の見通しに大きく影響するからである．X線写真やMRIなどの画像検査に加えて，ペインクリニック的手法として神経ブロックがある．神経ブロックは治療法であるとともに，診断的ブロックといわれるように診断にも用いられる．近年，超音波ガイド下神経ブロックの普及で，神経ブロックが外来で安全にできるようになり，その意義が高まっている．

　頸部痛，上肢痛を主訴にペインクリニック外来を訪れる患者のうち，痛みの原因が頸椎に由来する疾患に頸椎椎間板ヘルニア，頸部脊椎症，頸椎椎間関節症，頸椎後縦靱帯骨化症などがある．診断には詳細な問診と理学的所見をとることが重要であり，治療方針の決定にも不可欠である．これらの疾患を症状と治療方法から神経根症，脊髄症，それ以外の疾患に分類し，それぞれの疾患の特徴と神経ブロックを中心とした治療法について解説する．

● 診察のポイント

　詳細に問診をとることが重要である．いつから生じた痛みか，痛みを生じた誘因があったか．安静時や夜間にも痛みがあるか，頭痛，めまい，悪心，腰下肢痛など他の症状を合併しているか，詳細に問診する．とくに夜間痛，発熱，悪性疾患の既往，外傷に伴う痛みは腫瘍性病変，感染性病変，骨折など生命に影響を与える疾患の危険信号[1]であることを念頭におく．

　患者が頸部と上肢両方の痛みを訴える際には，頸椎に原因があることが多い．しかし，上肢のみの痛みを訴えるときには，肩関節や末梢神経あるいは筋肉，腱，骨由来の痛みを鑑別する必要がある（**表1**）．頸部痛，上肢痛の原因として頸椎疾患が疑われたら，それが神経根の障害なのか，脊髄レベルでの障害なのか，または椎間関節や椎間板などそれ以外に原因があるのかに分けて考える．原因となる疾患は異なっても，症状はこれら単独または複合したものとして出現するからである．なお，神経根症は一般的に神経ブロックが有効であるが，脊髄症は神経ブロックや内服薬による治療に抵抗性で，進行すると不可逆的な神経障害を起こすことがあるため，手術のタイミングを逃してはならない．

1. 神経根症

　椎間板ヘルニア，加齢に伴う骨棘形成，Luschka関節の肥厚などによる頸部脊椎症，後縦靱帯骨化症などにより，椎間孔で神経根が圧迫されることにより生じる．Jackson Test, Spurling Testなどの疼痛誘発試験が陽性であり，痛み，痺れの部位がデルマトームに一致し，頸部から手指まで痛みがつながるような症状である．神経根より末梢部位での絞扼性障害などによる末梢神経障害では，皮膚の感覚障害は末梢性皮膚神経支配に

Hironobu SHIMBORI
緩和会横浜クリニック

表 1 上肢痛の鑑別に有用な検査

テスト名, 徴候	方法	陽性所見	陽性の解釈と主な疾患
Jackson テスト	頸椎を後屈させた状態で頭頂部を下に圧迫する	上肢や頸部, 肩甲間部に放散痛	椎間孔での神経根の圧迫, 頸椎神経根障害
Spurling テスト	頸椎を他動的に後側屈させる		
10秒テスト	10秒間グーパーを繰り返す	20回以下	頸髄症
レルミット徴候	頸椎を後屈させる	四肢に電撃様放散痛	頸髄症
drop arm テスト	肩関節を他動的に90度外転させ, 保持を離した状態でゆっくり下げる	保持しないとゆっくり下げられない	棘上筋腱の損傷
painful arc sign	上肢を自動的に側方から挙上させる	挙上途中で痛みが誘発されるが, さらに挙上すると消失	棘上筋腱の異常, 棘上筋腱腱板断裂, 肩板炎
roos テスト	肩関節を90度外転, 外旋, 肘関節を90度屈曲させグーパーを3分間	痺れ, だるさのため3分間遂行できない	胸郭出口症候群
Morley テスト	鎖骨上窩を指で圧迫する	上肢への放散痛	胸郭出口症候群
Thomsen テスト	手を握り抵抗に抗して手関節を背屈させる	外側上顆に疼痛誘発	外側上顆炎 (テニス肘)
Tinel 徴候	手根管部や肘部管部を打診する	手根管なら手掌に, 肘部管なら尺骨神経領域に放散痛	打診した部位での神経の絞扼, 手根管症候群, 肘部管症候群
phalen テスト	手関節を1分間最大屈曲位に掌屈させる	小指以外の手指のしびれが増強	手根管症候群
Finkelstein テスト	母指を内転させ他の4指で握りしめながら, 手関節を尺屈させる	橈骨茎状突起部の疼痛誘発	ドケルバン病

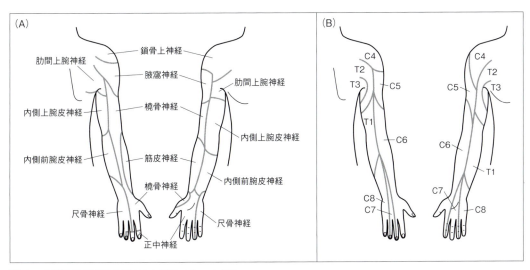

図 1 末梢性皮膚神経支配(A)とデルマトーム(B)

従うためデルマトームとは異なる(図1). また, 障害された神経根に一致した深部反射の低下および筋力低下がみられるが, その他の部位の障害は認めない(表2). 障害される頻度の高い神経根レベルは順に C7, C6, C8, C5 である[2]. 頸椎X線写真では骨棘形成, Luschka関節の肥厚, 椎間腔の狭小化などが認められるが, これらの所見は加齢とともに認められるため, 特異的ではない. MRIは神経根の障害高位を同定でき, 圧迫の程度も推定できる有用検査である. さらに, ペインクリニックならではの手法として, 超音波ガイド下の神経ブロックは治療だけでなく診断にも有用である. 頸部神経根から腕神経叢レベルでの障害の鑑別として, 腕神経叢ブロックまたは選択的神経根ブロックを行う. 神経根症または胸郭出口症候群のような腕神経叢での障害には局麻薬注入直後から痛みが消失することが多い. しかし, 頸髄症, 椎間関節症, 椎間板症, その他末梢神経の絞

表 2 神経根症の高位診断に必要な筋力テスト・深部反射

神経根	感覚領域	筋力テスト	反射
C5	上腕外側	三角筋・上腕二頭筋	上腕二頭筋
C6	前腕外側・母指・示指	上腕二頭筋・手関節伸筋郡	腕橈骨筋
C7	中指	上腕三頭筋・手関節屈筋郡	上腕三頭筋
C8	小指・前腕尺側	手指屈筋郡	

扼性障害などにはほとんど無効か，ごく短時間の効果しか認めない．

2．頸髄症

椎間板ヘルニア，頸部脊椎症，後縦靱帯骨化症などにより脊髄が圧迫されることにより生じる．もとから発育性脊柱管狭窄があると発症のリスクが高くなる．症状としては片側または両側手指のしびれ，こわばり，筋肉痛といった局在のはっきりしない症状からはじまることが多い．頸髄が圧迫されると最初に中心灰白質が障害される．脊髄前角と後角が障害されるために，上肢の感覚障害や運動障害が出現する．この時期では下肢症状は出現せず，神経根症との鑑別が困難なことがある．また，頸椎と頸髄には1.5髄節のずれがあるため，神経根障害で出現する症状より1椎間尾側の症状が出現する．つまりC5/6椎間での圧迫では髄節症状としてはC7症状が出現し，神経根症状としてはC6症状が出現する[3]．病期が進行し，脊髄の側索が障害されると錐体路症状として下肢の腱反射亢進，バビンスキー反射などの病的反射が認められ，上肢では障害された脊髄高位の上肢腱反射低下，それより下位の腱反射亢進，ホフマン反射やトレムナー反射などの病的反射が出現する．また，脊髄視床路の障害による下肢の感覚障害，後索の障害による深部感覚の障害が出現する．視診で筋肉の萎縮がないか，四肢の腱反射，病的反射，巧遅障害，膀胱直腸障害をチェックするが，初期には陽性所見が得られないことがある．頸椎X線写真では神経根症と同様に骨棘形成，Luschka関節の肥厚，椎間腔の狭小化などがみられるが，頸髄症に特異的なものではない．MRIではT2強調画像で髄内に高信号が認められることがある．これは神経障害の程度が強いことを表し，責任高位であることが多い[4]．なお，特異な例として前根または脊髄前角の障害により，疼痛，感覚障害がほとんどみられず，上肢の筋力低下を主訴とするKeegan型頸椎症[5]がある．

3．椎間関節症

椎間関節を構成する組織に由来する痛みである．頸部の前後屈，回旋の制限やその動作時に起こる後頸部から肩甲骨周囲にかけての痛みが主体であり，上肢に痛みがでることは少ない．椎間関節に造影剤を注入した際に生じる痛みの部位に関する検討から，後頸部から肩甲骨周囲まで広範囲の痛みの原因となりうる[6]．頸椎X線では椎間関節の硬化像，上下関節突起の肥大を認めることがある．透視下または超音波ガイド下に頸椎椎間関節内に局麻薬を注入することで痛みが消失するかどうかが診断の補助となる．

● 治療法

薬物療法，理学療法，神経ブロック，手術などがあるが，ここでは薬物療法と神経ブロックについて述べる．

1．薬物療法

ここに述べた頸椎疾患に対する薬物療法には共通点が多い．NSAIDsは症状が軽微なものには有効である．しびれや電撃様の痛み，激烈な痛みには効果が乏しく，腎機能障害，胃腸障害を引き起こすことがあるので，漫然とした投与は避ける．プレガバリン，ガバペンチンは『神経障害性疼痛薬物療法ガイドライン[7]』で第一選択薬にあげられている．プレガバリンは添付文書上150 mgを1日2回分服となっているが，初回からこのとおりに内服させると眠気やふらつきが高頻度で出現する．とくに高齢者は眠前1回25 mgから内服開始し，徐々に増量すべきである．三環系抗うつ薬，セロトニン・ノルアドレナリン再取り込み阻害薬(SNRI)も『神経障害性疼痛薬物療法ガイドライン』ではプレガバリン，ガバペンチンと並んで第

一選択薬となっていて，ペインクリニック領域では古くから使われてきた．三環系抗うつ薬は抗コリン作用による便秘，喉の渇きの頻度が高い．また緑内障，前立腺肥大症には使用を控える．SNRIは比較的副作用が少ないが，悪心が出現することがある．とくに弱オピオイドとの併用時には注意が必要である．弱オピオイドのトラマドールはNSAIDsと併用または単独で使用される．オピオイドのなかでは比較的副作用が少ないが，便秘，嘔気，嘔吐を軽減させるために，初回はトラマドール（25 mg），トラマドール/アセトアミノフェン配合錠とも1回1錠を1日1～2回から開始し，徐々に増量すべきである．そのほか，筋弛緩薬や抗不安薬を症状に応じて追加する．

2．神経ブロック

神経ブロックは痛みの伝導路を遮断し，痛みの悪循環を絶つことや運動神経を遮断し筋緊張を緩めることで痛みを軽減することを目的とした治療法である．近年，超音波ガイド下ブロックがポピュラーとなり，頸椎由来の頸部痛，上肢痛の治療に大きなパラダイムシフトが起こった．すなわち，それまで頸部痛，上肢痛に対して星状神経節ブロックが多用されていたが，超音波ガイド下に腕神経叢ブロックや神経根ブロック，椎間関節ブロックが外来で容易に行われるようになり，外来での治療の主体はこれらの超音波ガイド下ブロックとなった．

① 腕神経叢ブロック・神経根ブロック

とくに神経根症の治療に有用である．近年は超音波ガイド下に行う方法が一般的である．詳細は別稿に譲る．

② 頸部硬膜外ブロック

神経根症には有効である[8]．頸髄症に対しても，とくに神経根症が混在しているような場合には有効である．しかし変形により硬膜外腔が狭窄している可能性があるため，事前にMRIを参照し，可能であれば透視下に行うことが望ましい．硬膜外ブロックは交感神経もブロックするため，圧迫された神経周囲の微小循環改善も期待できる．

③ 星状神経節ブロック

従来より，頭頸部，上肢痛にもっとも多く行われてきた神経ブロックである．神経根症や椎間関節症の痛みに対する優先順位は高くないが，脊髄症には行ってみてよい治療と思われる．頸部血腫，椎骨動脈内注入，くも膜下注入など重篤な合併症につながる危険もあるため，超音波ガイド下に行うことを推奨する．

④ 頸椎椎間関節ブロック

頸椎椎間関節症の診断および治療のために行う．透視下または超音波ガイド下に行う．また，頸椎椎間関節は脊髄神経後枝内側枝から枝分かれした関節枝によって上下から二重支配されるので，関節柱上でこの神経をブロックすることもできる．

文献

1) Greenhalgh S and Selfe J. A qualitative investigation of Red Flags for serious spinal pathology. Physiotherapy 2009;95(3):224-7.
2) Radhakrishnan K et al. Epidemiology of cervical radiculopathy. A population-based study from Rochester, Minnesota, 1976 through 1990. Brain 1994;117(Pt2):325-35.
3) 国分正一・他．頸椎症性脊髄症における責任椎間板高位の神経学的診断．臨床整形外科 1984；19(4)：417-24.
4) Koyanagi I et al. Magnetic resonance imaging findings in ossification of the posterior longitudinal ligament of the cervical spine. J Neurosurg 1998;88(2):247-54.
5) Keegan JJ. The cause of dissociated motor loss in the upper extremity with cervical spondylosis. J Neurosurg 1965;23(5):528-36.
6) Dwyer A. Cervical Zygapophyseal joint pain patterns. I:A study in normal volunteers. Spine (Phila Pa 1976) 1990;15(6):453-7.
7) 日本ペインクリニック学会神経障害性疼痛薬物療法ガイドライン改訂版作成ワーキンググループ編．Ⅲ．神経障害性疼痛の薬物療法．神経障害性疼痛薬物療法ガイドライン改訂第2版．真興交易医書出版部；2016．p.48.
8) 日本ペインクリニック学会インターベンショナル治療ガイドライン作成チーム編．第1章1-1．硬膜外ブロック．インターベンショナル痛み治療ガイドライン．真興交易医書出版部；2014．p.5.

* * *

疾患別

9. 帯状疱疹関連痛（帯状疱疹急性期の痛みと帯状疱疹後神経痛）の診療

西山隆久　大瀬戸清茂

Keyword
帯状疱疹関連痛
帯状疱疹
帯状疱疹後神経痛
ペインクリニック
神経障害性疼痛
ガイドライン

◎帯状疱疹の発症率は中高年で急上昇し，高齢者は帯状疱疹後神経痛（PHN）に移行しやすい．帯状疱疹の痛みは1〜数カ月で性状が刻々と変化しPHNになるので，近年では総じて帯状疱疹関連痛（ZAP）といわれる．ZAPは，早期であれば神経ブロック，薬物治療を行い，さらに心理療法やリハビリテーションなどを組み合わせることで症状が低下することが多い．PHNで1年以上たった場合は，長期の痛みや感覚障害のためQOLは著しく低下し，神経ブロックをはじめ種々の治療は反応しにくく，医療コストもかさむ．現在PHNの予防法は高齢者への水痘ワクチン接種で帯状疱疹自体の発症を予防することである．初診で帯状疱疹をみた場合は，とくにPHNに移行しやすいハイリスク群（高齢，強い痛みなど）を中心に，早期に痛みの対策や連携が必要となる．

帯状疱疹の皮疹が消失し治癒した後も，痛みや異常な感覚が残る場合がある．これが帯状疱疹後神経痛（post herpetic neuralgia：PHN）である．治療に難渋するPHNは外傷や炎症の痛みと性状が異なり，ときに耐え難い痛みが長年残るため，生活の質（quality of life：QOL）を大きく低下させる疾患である．帯状疱疹発症後の痛みは，痛みの性質が時間の経過とともに刻々と変化していくので，帯状疱疹関連痛（zoster-associated pain：ZAP）ともいわれる．PHNは高齢者で発症しやすいため，長寿社会の日本では，PHN対策は重要な課題といわれる．本稿では，帯状疱疹とPHNなど帯状疱疹関連痛の診療の現状を中心に解説する．

● 疫学からみたPHNの問題点

帯状疱疹の疫学調査で発症の平均年齢は59.4歳で[1]，PHNを発症した患者の70％以上が60歳以上と報告されている[2]．PHNは帯状疱疹の合併症のなかでもっとも頻度が高く，発症3カ月後には帯状疱疹患者の約25％が発症していたという報告がある[3]．

2015年の日本の帯状疱疹やPHNに関する疫学調査（小豆島スタディ）では，50歳以上の帯状疱疹の発生率は1.07％で，PHN発生率は19.7％と[4]，実に高齢者の100人に1人が帯状疱疹になり，その5人に1人がPHNになっていることがわかっている．2017年の日本の疫学調査によると，PHNを発症する危険因子は，"初診時に激痛がある，70〜74歳，男性，上肢の発疹，免疫抑制剤を投与されている患者"であった[5]（女性の方が多いという報告もある[6]）．また，皮膚の感覚異常があった患者[6]，高齢者など細胞性免疫の低下した患者もPHNに移行しやすいと考えられている[7,8]．

このようにPHNは高齢化社会で発症率の高い疾患であることが判明している．

● 帯状疱疹とは

1. 帯状疱疹の診察

幼少期に感染した水痘帯状疱疹ウイルス（varicella-zoster virus：VZV）は，神経節（脊髄神経節や三叉神経節など）に潜伏感染し，ときに再活性化し，帯状疱疹が発症する．VZVは神経節から神経線維を介して皮膚に達するため，痛みを強く発

Takahisa NISHIYAMA[1] and Kiyoshige Oseto[2]
東京医科大学八王子医療センター麻酔科ペインクリニック[1]，
東京医科大学麻酔科学分野[2]

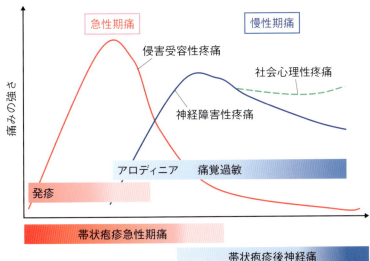

図 1 帯状疱疹関連痛（ZAP）の時間経過
　帯状疱疹の急性期は侵害受容性疼痛が中心である（赤い線）．1〜数カ月で神経障害性疼痛（PHN）に移行する（青い線）．さらに社会心理性も加わることがある（緑の線）．図のように帯状疱疹は急性期痛から帯状疱疹後神経痛へ時間経過とともに変化するといわれる．

することが多い．小水疱の集簇と発赤が皮膚感覚神経支配領域（皮膚文節）に沿って，体の片側に帯状に出現するが，まれに皮膚症状のない，痛みだけの VZV 再活性化もあるので，注意が必要である．診断は多くの場合問診と所見から簡単につく．発疹がはっきりしない場合は急性期であれば IgM のペア血清を行う．

2. ZAP，PHN の特徴

① 時間とともに変化する ZAP（帯状疱疹の急性期の痛みと PHN）（図 1）

急性期の痛みとはおおよそ発症 3 週までの，皮膚の水疱，発赤，びらん，痂皮化など皮膚症状があるときの痛みである（帯状疱疹急性痛）．急性期は侵害受容性疼痛が主体と考えられている．PHN に移行する場合は皮膚が完治しても痛みが続き，発症からおよそ 1〜数カ月までの間は痛みの性質が変化すると考えられている．この間に痛みの性質は，神経障害性疼痛や社会心理性の要素も加わり複雑化する．この過程は症例によって異なるので，近年では発症時の痛みから PHN までを含めて ZAP とよぶことが多い（column1 参照）．

> **column1　PHN の症状は特徴的**
>
> 　一般に慢性化した痛みは，侵害受容性疼痛，神経障害性疼痛，社会心理性疼痛，の 3 要素から構成される（本書「急性痛と慢性疼痛」の章参照）．
> 　帯状疱疹の急性期の痛みは，一般的な皮膚疾患の炎症による痛み（侵害受容性疼痛）に類似している．一方 PHN は，神経障害性疼痛の要素が大きい場合が多く，筆や紙縒りで触覚を確かめると，わずかな刺激で強い痛み（異痛症：アロディニア）が観られたり，ペン先などで軽く押さえるなどの弱い痛み刺激でも強い痛みを感じる（痛覚過敏）ことが多い．痛みの性状は，"うずくような，灼けるような，ビーンと走るような" と表現されることが多い[9]．これらの所見は皮膚症状が完治していることもあり，"大げさ" にみえることがある．一方，急性期に痛みが少なく，むしろ感覚が低下している場合も注意が必要で，数週後に感覚過敏やアロディニアがでる症例を時々経験する．そこで初診時に対側（健側）と対比べて所見を取って記録するようにしている．これらの症状は刻一刻と数カ月で変化し，個人差も大きい．とくに痛みが強い場合は PHN の危険因子であり，経過を観ずに，痛みの治療に精通している診療科（ペインクリニック科，麻酔科など）との連携が理想的である．

● 帯状疱疹急性期の治療

急性期の薬物療法は，他の炎症性疾患と同様に非ステロイド性消炎鎮痛薬(NSAIDs)やアセトアミノフェンが中心である．高齢者ではアセトアミノフェンやCOX-2選択的阻害薬を選択する．神経ブロックは急性期の痛みには効果的で，早期から行うべきと考えている．とくに痛みで眠れない，仕事に手がつかないという強い痛みの症例は神経ブロックが著効することが多い．さらに痛みが強い場合は内服薬として，高用量のアセトアミノフェンやNSAIDsと，オピオイド製剤(トラマドール，トラマドール・アセトアミノフェン配合剤，高用量のリン酸コデイン，少量のモルヒネ)などを併用して処方する．腎機能が低下している場合は，ブプレノルフィンの貼付薬を処方することもある．必要に応じてプレガバリン，抗不安薬などの併用も考慮する．いずれもふらつき，嘔気，便秘などの副作用対策が必要で，とくに高齢者では十分な観察と的確な対策が大切である．

● PHNの診断と治療

1. PHNの診断

帯状疱疹後皮膚症状が消失して数週〜数カ月経ても痛みが低下しない患者が，初診で来院した場合は，PHNの診断を行う．痛みの範囲が神経解剖学的に妥当であること(皮膚分節に合う神経の走行に沿った痛みであること)，痛み以外に障害神経に一致した領域に感覚障害(アロディニア，感覚過敏など)の他覚的所見があることなどから総合的に判断する．高齢者の場合は脊髄脊椎疾患や内臓疾患(大動脈瘤，悪性腫瘍の転移など)を併存していないか，注意深く鑑別する必要がある．

2. PHNの治療

① PHNの治療の流れ

ZAPの治療は，侵害受容性，神経障害性，社会心理性の3要素のうちどの要素が多くを占めるかを，時間経過や症例ごとに見極めて，治療を進める必要がある．

---

column2　ペインクリニックでのZAPの神経ブロックやインターベンショナル治療の現状

当院のペインクリニックでは，痛みと患者の状況に応じて，急性期に入院または最低2，3日ごとに外来通院にて，神経ブロックと薬物療法を併用して行う．皮膚が完治しても痛みが続く患者で，神経ブロックが有効な場合は，侵害受容性疼痛が残存していると考えられる．個々の患者で侵害受容性，神経障害性，社会心理性の割合を正確に知ることはできないが，神経ブロックは侵害受容性疼痛の占める割合を推し量る．痛みの質的診断のツールとなりうると考えている．

神経ブロックが効果的な場合は，侵襲の少ない治療から段階的に侵襲的治療を行う．たとえば上肢では腕神経叢ブロック，星状神経節ブロック，神経根ブロックなど，体幹では肋間神経ブロック，硬膜外ブロック，神経根ブロックなどを行う．神経ブロックは局所麻酔薬やステロイドなどを使うことが多い．しかし，効果が短期間の場合，ラジオ波を使った神経ブロックであるパルス高周波法を行う．これはインターベンショナル治療のひとつで，神経破壊を行わずに長期間の除痛をめざすことができる[12]．パルス高周波法を1A(施行することを強く推奨する)とするガイドラインもある[10]．さらに，近年，難治性の痛みである複合性局所疼痛症候群(CRPS)などで実績のある脊髄刺激療法が試みられている．特殊な病態として，難治性の顔面神経麻痺を伴うRamsay Hunt症候群がある．顔面神経麻痺に当科では星状神経節ブロックを行う．

---

column3　痛みのガイドラインと治療指針

疼痛を中心に述べられた日本のガイドラインのなかで，PHNについて述べられているものは4つある．『ペインクリニック治療指針』[6)]は，PHNのみならず各疾患に関するペインクリニックの指針や，各種神経ブロック，薬物療法の関連事項が具体的でコンパクトに述べられている．『神経障害性疼痛薬物療法ガイドライン』[9)]は，神経障害性疼痛の薬物のアルゴリズムが書かれている．第2版に改訂され，処方の進め方がよりわかりやすくなった．患者が神経障害性疼痛と診断されている場合は，この1冊は非常に有用である．『慢性疼痛治療ガイドライン』[10)]はCQ方式で総論から薬物療法，インターベンショナル治療，心理的アプローチ，リハビリテーション，集学的治療まで，慢性疼痛治療を網羅しつつも，わかりやすく解説されている．『インターベンショナル痛み治療ガイドライン』は，各種ブロックとインターベンショナル治療のエビデンスを中心に述べられている[12)]．

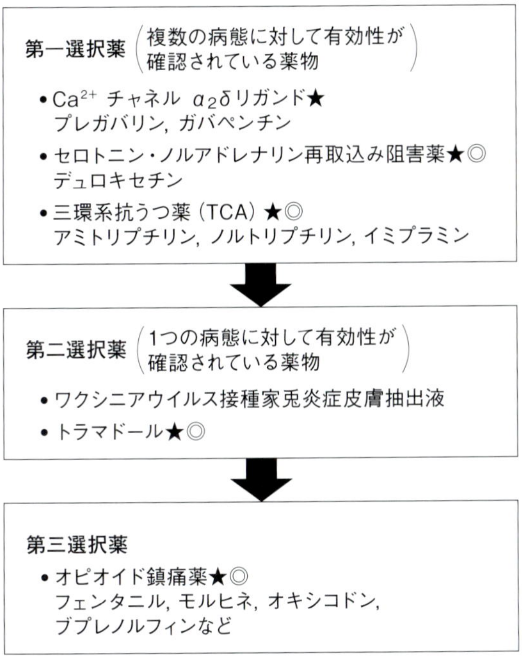

```
第一選択薬 ( 複数の病態に対して有効性が
          確認されている薬物 )

• Ca²⁺ チャネル α₂δ リガンド★
  プレガバリン, ガバペンチン
• セロトニン・ノルアドレナリン再取込み阻害薬★◎
  デュロキセチン
• 三環系抗うつ薬（TCA）★◎
  アミトリプチリン, ノルトリプチリン, イミプラミン

        ↓

第二選択薬 ( 1つの病態に対して有効性が
          確認されている薬物 )

• ワクシニアウイルス接種家兎炎症皮膚抽出液
• トラマドール★◎

        ↓

第三選択薬

• オピオイド鎮痛薬★◎
  フェンタニル, モルヒネ, オキシコドン,
  ブプレノルフィンなど
```

図2 神経障害性疼痛薬物療法アルゴリズム（文献9）を一部改変）

帯状疱疹後神経痛での注意点：
①侵害受容性疼痛，心因性疼痛の要素があれば，それらの治療も併用する．
②診察ごとに効果を評価し，調整する．
③副作用に注意する．
  ◎：嘔気・便秘に注意．
  ★：眠気・ふらつきに注意．
④高齢者では少量からはじめ，段階的に漸増する．
⑤単剤で無効なときは，作用機序の異なる数種類を併用する．
⑥痛みが強く迅速な鎮痛効果が必要な場合には，麻薬性鎮痛薬（第三選択薬）を単独使用あるいは第一選択薬の1つと併用する．

　ZAPは前述のとおり，急性期には侵害受容性疼痛が主体であり，神経ブロックが有効で，薬物療法を併用すると効果的である．そして時間経過とともに神経障害性の要素と，ときに社会心理性の要素も加わり，いわゆるPHNに移行する．神経障害性疼痛の要素が多く含まれると神経ブロックの効果が少ないことが多く，薬物療法を中心に治療が行われる．ZAPの治療が難しい理由のひとつに，この病態の複雑さと時間経過による変化がある（column2 参照）．

② PHNの治療の実際

　帯状疱疹発症1年以内であれば，神経ブロックを1度は施行して効果を判定する．神経ブロックが有効な場合は，侵害受容性疼痛の要素が多く占める痛みと推測される．一方，数年間に神経ブロックを複数回試みられ，ブロックの効果が少ない場合は，薬物治療が中心になる．この場合は，神経障害性や社会心理性の要素が多い．PHNの内服などの治療法は『神経障害性疼痛薬物療法ガイドライン』9)や『慢性疼痛治療ガイドライン』10)，『ペインクリニック治療指針』6)などが参考になる（図2）．痛みとQOLを再評価し内服薬の調整を行う．リハビリテーションや心理療法による認知行動療法など集学的治療も必要なことがある．

　PHNは難治性であることが多く，1年以上たっている場合は痛みをゼロにすることが難しい．無痛にすることを治療目標にするのではなく，痛みの低減とQOLの向上が目標であることを患者に自覚させることが重要である9)（column3 参照）．

● PHNの予防

1. 水痘ワクチンの接種とPHNの予防

　現状でPHNの確実な予防は，帯状疱疹ワクチンである．水痘既往者に対し予防接種でVZV特異的細胞性免疫を賦活させることで帯状疱疹の発症予防になる．

　アメリカでは高力価のワクチンの接種により，帯状疱疹の発症が約3年間で50％近く低下し，発症した場合でもPHNの発生率が約66％減少している11)．わが国でも2016年から乾燥弱毒生水痘ワクチンに，"50歳以上の帯状疱疹の予防"の効能・効果が追加された．

文献

1) Yawn BP and Gilden D. The global epidemiology of herpes zoster. Neurology 2013;81(10):928-30.
2) Nalamachu S and Morley-Forster P. Diagnosing and managing postherpetic neuralgia. Drugs Aging 2012;29(11):863-9.
3) Thyregod HG et al. Natural history of pain following herpes

4) 浅田秀夫．帯状疱疹の疫学—小豆島スタディ．臨床皮膚科 2015；69(5)：161-3.
5) Sato K et al. Burden of herpes zoster and postherpetic neuralgia in Japanese adults 60 years of age or older:Results from an observational, prospective, physician practice-based cohort study. J Dermatol 2017;44(4):414-22.
6) 日本ペインクリニック学会治療指針検討委員会編．ⅣA-2 帯状疱疹後神経痛，ペインクリニック治療指針 改訂第4版．真興交易医書出版部；2013.
7) Asada H et al. An inverse correlation of VZV skin-test reaction, but not antibody, with severity of herpes zoster skin symptoms and zoster-associated pain. J Dermatol Sci 2013;69(3):243-9.
8) 奥野良信・他．帯状疱疹疫学調査：水痘抗原「ビケン」を用いた皮内検査による帯状疱疹および帯状疱疹後神経痛のリスク評価—コミュニティベースの前方視的コホート研究．臨床医薬 2014；30(10)：905-15.
9) 日本ペインクリニック学会，神経障害性疼痛薬物療法ガイドライン改訂版作成ワーキンググループ編．神経障害性疼痛薬物療法ガイドライン 改訂第2版．真興交易医書出版部；2016. p.45.
10) 慢性疼痛治療ガイドライン作成ワーキンググループ編．CQ29：パルス高周波法を用いた神経ブロックは慢性疼痛治療に有効か？ 慢性疼痛治療ガイドライン．真興交易医書出版部；2018. p.95-8.
11) Oxman MN et al. A vaccine to prevent herpes zoster and postherpetic neuralgia in older adults. N Eng J Med 2005;352(22):2271-84.
12) 日本ペインクリニック学会，インターベンショナル痛み治療ガイドライン作成チーム編．18-3. 帯状疱疹後神経痛に対する神経根パルス高周波法．インターベンショナル痛み治療ガイドライン．真興交易医書出版部；2014. p.72-3.

* * *

疾患別

10. 急性腰痛と慢性腰痛

Keyword
急性腰痛
慢性腰痛
非特異的腰痛
集学的治療

渡邉恵介

◎腰痛はありふれた症候であり，急性腰痛の90％が6週間以内に改善する．腰痛の慢性化には心理社会的因子や労働状況が影響し，非器質的腰痛も要因のひとつである．腰痛の診断では全例で画像検査をする必要はないが，感染や腫瘍，骨折などのRed-Flagsに注意する．
◎急性腰痛の治療は患者教育が重要であり，早期離床を進める．治療は温熱療法などの非薬物療法を行い，薬物療法ではアセトアミノフェンやNSAIDsを使用し，第二選択薬で筋弛緩薬を使用する．慢性腰痛に対しては運動，認知行動療法，集学的理学療法などの非薬物的治療を行う．内服治療は補助的に行い，第一選択薬としてアセトアミノフェンやNSAIDs，第二選択薬としてデュロキセチン，トラマドールを使用する．腰痛に対して診断的ブロック治療を用いて，治療可能な器質的異常を診断するが，非特異的腰痛についてはブロック治療の適応はない．

● 腰痛の定義

腰痛の定義は曖昧である．一般に，腰部とは触知可能な最下端の肋骨から殿溝の領域とされるが，この定義には臀部が含まれている．腰痛の器質的要因はおもに椎体・椎間板・椎間関節など荷重に対する支持組織にあるが，臀部痛は性質が異なり坐骨神経痛（下位腰椎の神経根症）が重要な要因となる．神経根症には神経障害性疼痛の要素もあり，薬物治療やブロック治療を選択する際には臀部と腰部に分けて考えることが合理的である．患者が「腰が痛い」と訴えた際には，臀部痛かどうかを確認する必要がある．

腰痛の罹患期間による分類では，一般に発症から4週以内が急性腰痛，4週〜3カ月が亜急性，3カ月以上持続すれば慢性腰痛とされる[1]．急性腰痛の発症後，治癒せずに持続すれば慢性腰痛になると考えられるが，実際には明らかに違う病態である．原因による分類では脊椎疾患に由来するものが多い（97％）が，鑑別診断には，腫瘍や感染，炎症性疾患，内臓痛（骨盤臓器疾患，腎・尿路系，動脈瘤など）をあげる必要がある[2]．また，こうした腰痛とは別に，原因が特定されない腰痛を非特異的腰痛とよぶ．腰痛の85％は非特異的腰痛であると言われている[2]．

● 腰痛の疫学

腰痛はもっともよくある症状のひとつである．平成28年（2016）国民生活基礎調査では，腰痛の有訴者率（人口千対）は，男性は1位で91.8，女性は肩こりに次いで2位で115.5であった．165編の論文のレビューによると，ある時点での腰痛の有病率は18.3％，1年間での有病率は38.0％，男性より女性に多く，20歳代を最低に40歳代から60歳代にピークがあるとされる[3]．別の報告では，一生涯で84％の人が腰痛を経験し，慢性腰痛の有病率は23％で，腰痛により活動が制限されている割合は11〜12％とされる[4]．また半年間で8％が腰痛のため仕事を病欠している[5]．日本のインターネットを用いた65,496人を対象とした調査でも生涯有病率は8割を超え，4日以上の欠勤または3カ月以上持続する腰痛経験者は3.9％であった[6]．これらのデータは，腰痛はありふれているが社会的な損失が大きく積極的に治療すべき症候であることを示している．

Keisuke WATANABE
奈良県立医科大学附属病院ペインセンター

1. 腰痛の危険因子

心理学的な障害が腰痛を悪化させることはよく知られている．とくに，不安，抑うつ，破局化思考，運動恐怖，身体表現性障害などが危険因子である[7]．

重労働が腰痛のリスクとなることは知られており，とくに腰部への負担が大きい作業は腰痛発生の危険因子である．ブラジルの657人の都市清掃員を対象にした横断研究では，一年を通しての腰痛の罹患率は45.5％で，長時間労働，体幹の屈曲・回旋作業，心理社会的な要求，低学歴が腰痛発症の危険因子であり，歩いたり走ったりといった活動的な作業では発生率が低かった．また，職場の心理的ストレスは腰痛の発生と予後に影響を与えていた[8]．わが国でも過去1年腰痛がない836人を2年間追跡した結果，仕事に支障をきたすほどのあらたな非特異的腰痛の発生率は3.9％で，その危険因子は，①腰痛の既往，②頻繁な持ち上げ作業，③職場での対人関係のストレスが強い，であった[6]．

生活習慣について，肥満（議論はあるが）と喫煙習慣は腰痛の発生率を増加させる[7]．身体機能の低下や運動不足は直接腰痛に関係する．運動量の少ない生活習慣も過度な運動も腰痛の発生を高める[9]．運動習慣のある高齢者は腰痛の発生率が低いが，筋力と腰痛発生のリスクには相関がなく，運動習慣が腰痛の発生予防に重要である[1]．

生活習慣と腰痛の発生についての4年間のコホート研究がある[10]．①喫煙習慣がない，②飲酒の習慣がない，③果物と野菜の摂取，④適度な運動，の4項目を有する女性は腰痛の再発率が著明に減少したが，この傾向は男性では認めなった．

2. 腰痛の予後

腰痛の予後について，急性腰痛は治療の種類にかかわらず80～90％が6週間以内に改善し，5～10％が慢性腰痛化するとされる[11]．しかし，12カ月後も50％で腰痛が持続し[7]，24％が1年以内に再発する[12]との報告もある．

腰椎椎間板ヘルニアの予後はよく，6週間以上で下肢痛が続く割合は10％とされ，残存する場合は手術療法が考慮される．ヘルニア塊は徐々に吸収され6カ月後には2/3の割合で吸収される．一方，腰部脊柱管狭窄症の予後は悪く，徐々に悪化する．15％は4年で改善し，70％は不変，15％は悪化するとされる[2]．

心理社会的要因は非特異的腰痛の持続にもっとも大きく関係する[13]．とくに恐怖回避思考（fear-avoidance beliefs：FAB）や心理学的な問題，労働状況，家族や社会からの援助のなさに焦点が当てられている．また慢性腰痛症例は心理的問題，身体表現性障害，筋骨格系疾患との高い合併率を持っている．腰痛の持続は，これらの併存する疾患を悪化させるとともに，これらの併存症は慢性腰痛の予後を悪くする．

このため，慢性腰痛に対する治療は心理社会的因子に向けられ，認知行動療法が注目されたが，その効果は限定的であった．しかし心理療法ではさまざまな介入法が組み合わされているうえ，認知行動療法を用いた理学療法など複合的な治療が行われているため，それ単独の効果を抽出することは難しく，解釈に注意を要する．慢性腰痛症例が含有する心理社会的，身体的，職業的な多領域の問題にわたって，多職種の専門家が協力して治療を行うことが重要とされている（集学的治療）．

診断

1. 画像診断

腰痛の存在と画像所見について，単純X線で椎間板腔の狭小化があればodds比1.9であり，さらに腰椎MRIで椎間板変性が加われば2.18，椎間板ヘルニアが指摘されれば2.07である．しかしMRIの異常所見は無症状の一般人にも認められることが知られており，画像の異常所見をもって腰痛症の存在を予測できない[11]．急性腰痛については，6週間以内に自然軽快することが多いため，X線やMRI検査を全例に施行することは推奨されない[14]．

2. 腰痛のRed-Flags

腰痛を訴える患者のなかには，悪性腫瘍，骨折，感染，馬尾症候群などの重篤な疾患が含まれている．このため，Red-Flags（危険な兆候）を見逃さないことが重要で，さまざまなガイドラインで紹介されている[15]．悪性腫瘍について，安静時痛や夜間痛は有名であるが，さらに50歳以上（とくに

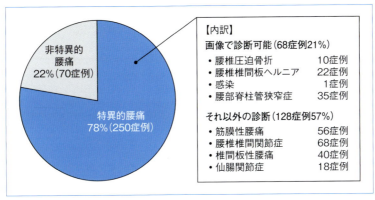

図 1 腰痛症患者 320 症例の内訳(山口県腰痛スタディ[16]より改変)

65歳以上)で初発の重症腰痛，癌の危険因子の存在，15年以内の悪性腫瘍の既往，予期しない体重減少，4週間の保存療法が無効であることなどを組み合わせて判断する．骨折については，大きな外傷，ステロイド・免疫抑制剤の使用，高齢者で注意を要する．感染については，発熱，ステロイド・免疫抑制剤の使用，ブロック治療の既往，夜間痛，圧痛の有無が重要である．サドル型の知覚鈍麻や急性発症の膀胱障害があれば馬尾症候群を疑う．

これらの Red-Flags の存在はかならずしも重篤な疾患の存在を意味しないが，これらの兆候を組み合わせて注意することが重要である．

3. 慢性腰痛と非特異的腰痛

腰痛が慢性化する要因は2点考えられる．1点目は治療の難しい器質的疾患で，たとえば高齢者の脊柱管狭窄症や側彎症があげられる．2点目は治療すべき解剖学的異常が乏しく，以前は心因性といわれた心理社会的要因の影響が強い症例である．後者は非特異的腰痛の概念と重なっており，"慢性腰痛"はこれらの症例のみを指すことも多い．

非特異的腰痛が腰痛の85%を占めるといわれ，腰痛のほとんどが心因性であるかのような印象を与えている．しかし，診断の根拠をMRIなどの画像検査に求めているため臨床と乖離があるように思われる．山口県腰痛スタディ(図1)では，整形外科医院を受診した腰痛患者320症例を解析し，非特異的腰痛が22%(70症例)で特異的腰痛は78%であったと報告している[16]．特異的腰痛のうち，画像検査で診断できる腰椎圧迫骨折や椎間板ヘルニア，腰部脊柱管狭窄症が68症例(21%)で，これまでの報告(15%)と同様の値であった．さらに，筋膜性腰痛，椎間関節症，椎間板性腰痛，仙腸関節症が182症例であった．これらの器質的疾患は特異的な画像所見が乏しく，詳細な問診と診断的ブロック治療(それぞれトリガーポイント注射，椎間板ブロック，椎間関節ブロック，仙腸関節ブロック)により診断される．

実際に腰痛は単一の器質的異常に起因していることはまれで，さまざまな身体的要因と心理社会的要因が溶け込んで症状を呈していると考えられる．身体的異常を担当するペインクリニック医や整形外科医は，治療可能な器質的異常の診断に習熟し，集学的治療においてその役割を果たす必要がある．

治療

アメリカ内科学会は慢性腰痛の非侵襲的治療ガイドライン(表1)を発表した(2017年2月)[14]．急性腰痛はほとんどが改善するので，特別な治療を要しないとしている．温熱療法やマッサージなどが推奨され，患者がとくに薬物療法を希望した場合にはNSAIDsや筋弛緩薬を選択する．急性期の治療で重要なのは，"腰痛は90%以上が6週以内に自然に寛解する"ことを患者に伝えることである．慢性腰痛については，さまざまな非薬物療法が推奨され，反応しない場合は第一選択薬としてはNSAIDs，第二選択薬としてはトラマドール，デュロキセチン，第三選択薬として限定的にオピ

表 1 ACP（American College of Physicians）ガイドライン 2017 年[14]

急性腰痛 亜急性腰痛	中エビデンス：温熱療法 低エビデンス：マッサージ，鍼，脊椎マニュピレーション 患者が希望すれば NSAIDs または筋弛緩薬（中エビデンス）
慢性腰痛 （非薬物治療を優先）	中エビデンス：運動療法，集学的理学療法，鍼，MBSR 低エビデンス：太極拳，ヨガ，MCE，PMR， 　　　　　　　筋電図を用いたバイオフィードバック，低レベルレーザー， 　　　　　　　オペラント療法，認知行動療法，脊椎マニュピレーション
慢性腰痛の薬物治療 （非薬物療法が不十分なときに）	第 1 選択：NSAIDs 第 2 選択：トラマドール，デュロキセチン 第 3 選択：オピオイド（限定的に）

MBSR：Mindfulness-based stress reduction（マインドフルネス ストレス低減法）．
MCE：Motor control exercise（運動療法のひとつ，体幹の深部筋に着目したトレーニング）．
PMR：Progressive relaxation（漸進的筋弛緩法）．

表 2 腰痛診療ガイドライン 2012（監修：日本整形外科学会，日本腰痛学会）[1]

	薬物療法	温熱療法	運動療法	認知行動療法
急性期	第 1 選択：NSAIDs　アセトアミノフェン 第 2 選択薬：筋弛緩薬	△		
亜急性期	記載なし	△	△	○
慢性期	第 1 選択：NSAIDs　アセトアミノフェン 第 2 選択薬：抗不安薬，抗うつ薬，筋弛緩薬，オピオイド		○	○

○：有効，△：限定的に有効．
腰痛学級は早期職場復帰に有効．
患者教育は自己管理に有効．
神経根症に対して硬膜外ブロック・神経根ブロックは有効．
椎間関節症に対する椎間関節ブロック・後枝内側枝ブロックは有効．

オイドをあげている．以前はアセトアミノフェンが有効とされていたが，プラセボと有効性の差がないとする RCT（low quality evidence）が報告された．慢性腰痛に対する三環系抗うつ薬の有効性もプラセボとの相違がなく，推奨される薬剤に選ばれていない．こうした海外のガイドラインは参考にはなるが，保険制度が異なり高齢者の多い日本では違った治療戦略が必要であるので，ここでは腰痛診療ガイドライン 2012（表 2）[1]に私見を加えて述べる．

急性腰痛では器質的な病因が明らかであることが多い．問診では，痛くなった契機を尋ねることが重要である．よくある"ぎっくり腰"は，何かしらの作業をきっかけに強い腰痛を発症したもので，体動時痛がおもなものである．病態としては椎間関節症や筋膜性腰痛が疑われる．急性腰痛に対する運動の効果についてエビデンスはないが，早期離床が望ましい．高齢者の激しい急性腰痛では椎体骨折を念頭におく必要がある．とくに慢性腰痛の急性増悪では，Red-Flags として椎間板炎，悪性腫瘍の椎体転移などを考慮し，血液検査や MRI などの画像診断を行う．薬物治療は NSAIDs が第一選択薬だが，高齢者の多いわが国では副作用の少ないアセトアミノフェンの有用性は損なわれていない．

急性腰痛に対してインターベンション治療は有効である．椎間関節症に対しては椎間関節ブロック・後枝内側枝熱凝固法，椎間板ヘルニアによる神経根症には硬膜外ブロック・神経根ブロックによるステロイド注入に高いエビデンスがある．急性痛を緩和し早期の離床をすすめることが重要である．

慢性腰痛に関しては，急性腰痛を慢性化させないことが重要である．早期離床・早期復職を勧めて，腰痛の予後について患者教育を行う．さらに治療の目標設定が必要である．慢性疼痛患者は痛

みを完全に取り去ることを希望し,「痛みがなくなれば社会復帰する」と主張することがあるが,腰痛を持ちながらも身体的・社会的に活動性を取り戻す目標を患者と共有し,段階的に設定していく作業が重要である."いきいきリハビリノート"などを活用して,認知行動療法・運動療法・患者教育などのアプローチを行い,薬剤は補助的に使用する.周囲に臨床心理士,理学療法士などの医療資源があれば積極的に活用する.治療困難な症例では集学的治療の導入を検討し,心理社会的因子の強固な症例では心療内科への紹介を考慮する.

薬物療法の第一選択薬はアセトアミノフェン,NSAIDsで,第二選択薬は筋弛緩薬,デュロキセチン,トラマドールを使用する.慢性腰痛のすくなくとも1/3に神経障害性疼痛の要素が含まれるとの報告[17]もあり,症例によってはプレガバリンの投与を検討する.強オピオイドは心理社会的な影響の強い慢性腰痛に使用すべきではない.

慢性腰痛に対して診断的ブロック治療は行うが,心理社会的因子の強い非特異的腰痛に対してはブロック治療の適応はない.

おわりに

腰痛を取り巻く状況を説明した.腰痛はありふれた疾患であるが,慢性化すればADLが低下し,患者の苦悩だけでなく社会的損失も大きい.急性腰痛の予後説明,患者教育,治療目標の設定が重要であり,それぞれの治療法の詳細については他稿を参考にしていただきたい.

文献

1) 腰痛診療ガイドライン2012. 日本整形外科学会・日本腰痛学会. 南江堂;2012.
2) Deyo RA and Weinstein JN. Low back pain. N Engl J Med 2001;344(5):363-70.
3) Hoy D et al. A systematic review of the global prevalence of low back pain. Arthritis Rheum 2012;64(6):2028-37.
4) Airaksinen O et al. Chapter 4. European guidelines for the management of chronic nonspecific low back pain. Eur Spine J 2006;15(suppl 2):S192-300.
5) Ozguler A et al. Individual and occupational determinants of low back pain according to various definitions of low back pain. J Epidemiol Community Health 2000;54:215-20.
6) 松平 浩・他. 日本人勤労者を対象とした腰痛疫学研究. 日本職業・災害医学会会誌 2015;63(6):329-36.
7) Manchikanti L et al. Epidemiology of low back pain in adults. Neuromodulation 2014;17(suppl 2):3-10.
8) Pataro Sm and Fernandes Rde C. Heavy physical work and low back pain:the reality in urban cleaning. Rev Bras Epidemiol 2014;17(1):17-30.
9) Heneweer H et al. Physical activity and low back pain:a U-shaped relation? Pain 2009;143(1-2):21-5.
10) Bohman T et al. Does a healthy lifestyle behaviour influence the prognosis of low back pain among men and women in a general population? A population-based cohort study. BMJ Open 2014;4(12):e005713.
11) Balagué F et al. Non-specific low back pain. Lancet 2012;379(9814):482-91.
12) Stanton TR et al. After an episode of acute low back pain, recurrence is unpredictable and not as common as previously thought. Spine (Phila Pa 1976) 2008;33(26):2923-8.
13) Ramond-Roquin A et al. Psychosocial risk factors, interventions, and comorbidity in patients with non-specific low back pain in primary care:need for comprehensive and patient-centered care. Front Med (Lausanne) 2015;2:73.
14) Qaseem A et al. Noninvasive treatments for acute, subacute, and chronic low back pain:a clinical practice guideline from the american college of physicians. Ann Intern Med 2017;166(7):514-30.
15) Verhagen AP et al. Red flags presented in current low back pain guidelines:a review. Eur Spine J 2016;25(9):2788-802.
16) Suzuki H et al. Diagnosis and characters of non-specific low back pain in Japan:the Yamaguchi low back pain study. PLoS One 2016;11(8):e0160454.
17) Freynhagen R et al. Screening of neuropathic pain components in patients with chronic back pain associated with nerve root compression:a prospective observational pilot study (MIPORT). Curr Med Res Opin 2006;22(3):529-37.

* * *

疾患別

11. 腰椎由来の腰下肢痛

中川雅之

Keyword
腰下肢痛
脊椎疾患
ペインクリニック

◎腰下肢痛はペインクリニック科を受診する患者の訴えのなかでもっとも多い症状であり，ペインクリニック診療を行ううえでは避けては通れない症状のひとつである．腰下肢痛を呈する腰椎由来の疾患としては，脊柱管狭窄症，腰椎椎間板ヘルニア，腰椎分離すべり症，腰椎変性すべり症，腰椎圧迫骨折，椎間板性腰痛，椎間関節症，failed back surgery syndrome，far out syndrome などがあげられる．高齢になるとこれらの病態が単独で存在することは少なく，複合した病態になっていることが多いため，痛みがどのような要因で起こっているかを診断し，どの要因が治療に反応しやすいかを考えて治療法を選択することが大切である．本稿では，ペインクリニック科医に必要な腰下肢痛を呈する脊椎疾患の診断と治療，とくに神経ブロック療法について解説する．

● 脊柱管狭窄症

種々の原因で脊柱管や椎間孔が狭窄し，神経（馬尾神経や神経根）が圧迫される病態が脊柱管狭窄症である．脊柱管が狭窄する要因としては，椎体骨の変形，黄色靱帯の肥厚，椎間板の突出などがあげられる．これらの病態が単一で起こっている場合もあるが，多くは複合して起こっている．おもな症状は，神経性間欠跛行，腰痛，下肢痛，下肢の痺れや冷感である．両下肢のしびれが主症状の馬尾型と，片側下肢の痛みが主症状の神経根型，両者の混在する混合型に分類され，馬尾型は治療に抵抗することが多い．診断にはMRIがもっとも有用である．MRIでは，狭窄の程度や椎体骨の変形，黄色靱帯の肥厚，椎間板の突出のどの要因が狭窄に寄与しているかを診断する．脊柱管狭窄症は，軽症，中等症では40％程度で自然経過が良好と報告[1]されており，保存的治療が優先されるため神経ブロック療法を行うことが多い．画像上の狭窄の程度と症状の強さは一致しないことがあるため画像だけで治療の判断をしてはならない．馬尾症状の下肢の痺れや冷感に対しては腰部交感神経節ブロックの効果が期待できる．神経根由来の症状には，硬膜外ブロック，硬膜外洗浄，神経根ブロック，神経根高周波パルス療法，ラッツカテーテルなどの効果が期待できる．椎間板性の要因が症状に関与している場合は，椎間板造影や経皮的髄核摘出術を行う．椎間関節性の腰痛が認められる際は，椎間関節ブロックや脊髄神経後枝内側枝高周波熱凝固を行う．神経ブロックの効果が一時的には認められるが持続しない症例に対しては脊髄刺激療法を行うことがある．

● 腰椎椎間板ヘルニア

椎間板ヘルニアとは，椎間板の内容物である髄核や線維輪の一部が後方に突出した状態である．突出するヘルニアの位置や大きさにより症状が異なる．好発部位はL4/5，L5/S1で，典型的な症状は坐骨神経痛でSLRが陽性となることが多い．X線写真で該当部位の椎間板腔の狭小化が認められることが多いが，正常の椎間板腔であってもヘルニアが認められることがある．もっとも有用な検査はMRIで，ヘルニアの高位診断やヘルニアの形態の把握ができる．椎間板造影やCT-discographyも診断に用いることがあり，とくにMRIでは診断が難しい外側ヘルニアの診断に有効である．椎間板ヘルニアは自然吸収が期待できるため[2,3]，

Masayuki NAKAGAWA
NTT東日本関東病院ペインクリニック科

年齢，職業，椎間板ヘルニアの形態，椎間板変性の有無など個々の状況や状態に合わせて治療を行う必要がある．ペインクリニック科で行う治療の考え方としては，ヘルニアの自然吸収までの疼痛管理とヘルニアを縮小させるための治療に大きく分かれる．疼痛管理に用いるのは硬膜外ブロック，持続硬膜外ブロック，神経根ブロック，硬膜外洗浄，ラッツカテーテルなどである．これらの治療により症状が改善する可能性は十分にあるが，ヘルニア自体を縮小させる治療ではないため症状軽減までに時間を要することもある．ヘルニアの縮小を期待する治療としては，椎間板造影（椎間板ブロック，加圧）やヘルニア腫瘤加圧，経皮的椎間板摘出術などがある．経皮的髄核摘出術のよい点は侵襲が小さいこと，硬膜外腔や線維輪を損傷せずに症状が軽減できることであり，硬膜外腔の癒着を生じることがないため，術後に残存した痛みに対して神経ブロックを行うこともできる．椎間板ヘルニアの絶対的手術適応は，膀胱直腸障害あるいは下肢筋力の低下を呈している場合であり，それ以外の症例に対してはどのタイミングで手術を行ってもよいので，治療時間に余裕がある症例に対しては保存的治療を十分に行った後に手術を選択することが勧められる．

腰椎分離すべり症

腰椎分離症は関節突起間部に分離があるものをいい，分離すべり症は分離した椎体が前方にすべっているものをいう．X線写真で診断できることが多い．症状は腰痛，下肢痛を呈することが多いが，無症候のこともある．不安定性に起因する腰下肢痛が強い場合は，除圧固定が必要なこともあるが，神経ブロックなどの保存的治療を優先する．痛みの原因として，疲労骨折による疼痛，偽関節滑膜炎，神経根の物理的狭窄などが考えられており[4]，硬膜外ブロック，神経根ブロック，椎間関節ブロック，分離部ブロックなどを駆使することで症状は改善することが多い．

腰椎変性すべり症

腰椎変性すべり症とは，椎弓分離を伴わずに椎体が前方にすべっている病態である．分離すべりと同様にX線で診断できる．すべり椎間での不安定性が腰痛の原因となり，さらに脊柱管狭窄をきたすことで，下肢痛や間欠跛行などの神経症状を呈するといわれている[5]．腰椎不安定性による腰痛に対しては椎間関節ブロック，脊髄神経後枝内側枝高周波熱凝固を行う．脊柱管狭窄による神経症状に対しては硬膜外ブロック，硬膜外洗浄，神経根ブロックを行う．すべり椎間で椎間板ヘルニアが認められる場合には，椎間板造影や経皮的椎間板摘出術を行うことがある．各種神経ブロックで症状の改善が得られない場合は手術を検討するが，手術に先行して脊髄刺激療法を行うこともある．

腰椎圧迫骨折

腰椎圧迫骨折は，なんらかの原因で椎体が圧潰，挫滅する骨折のことである．高齢者は，とくにめだった外傷がなくても圧迫骨折を起こすことがある．症状は体動時の腰痛が強いことが特徴であり，寝返りなどで腰痛が誘発される．診断にはX線撮影を行うが，X線だけでは新規の圧迫骨折か陳旧性の圧迫骨折かの区別がつかないため確定診断はできない．よってX線で新鮮圧迫骨折が疑われた場合はMRIを撮影する．とくに脂肪抑制（short TI inversion recovery：STIR）を追加して撮影すると新鮮圧迫骨折の診断は，より容易に行える．STIRでhigh intensityを呈している椎体が新鮮圧迫骨折であり治療の対象となる．治療は硬性コルセットを着用しての安静が基本である．痛みが強い症例には椎間関節ブロック，脊髄神経後枝内側枝高周波熱凝固を行う．保存的治療で痛みが軽減しない症例や，早期離床を進めたほうがよいと判断した症例には経皮的椎体形成術（percutaneous vertebroplasty：PVP）が適応となる．PVPは局所麻酔薬のみで短時間で施行できるため，合併症が多く全身麻酔が難しい症例がよい適応となる．胸腰椎移行部は保存的治療を継続しても痛みが軽減しない症例が多いため，比較的早い段階でPVPを検討する．胸腰椎移行部以外の症例は保存的治療で症状が軽減する場合が多いので，神経ブロックを併用した保存的治療で経過をみることが多い．

椎間板性腰痛

椎間板性腰痛とは椎間板が原因となり腰痛をきたす疾患であるが，診断や治療法が確立していない．腰痛のほかに鼠径部の痛みを訴える患者もいる[6]．椎間板の変性が痛みに関与していると考えられているが，MRIで椎間板変性があってもかならずしも腰痛はきたさない．Teraguchiらは椎間板変性に終板変性が加わると腰痛と強く関連すると報告[7]しており，MRI画像では椎間板の変性だけでなく終盤の変化をみる必要がある．またMRIでの椎間板線維輪内の高輝度変化 high intensity zone (HIZ；column参照) と腰痛が関連しているとの報告[8]もあるが，無症候性のHIZがある程度の頻度でみられることから，一致した見解は得られていない．椎間板造影での疼痛の再現性や治療後の効果で診断することもある．治療には硬膜外ブロック，椎間板造影などが行われる．L2神経根ブロックが有効であるとの報告[9]もある．経皮的椎間板内高周波熱凝固法 (intradiscal electrothermal annuloplasty：IDET) の報告[10]もあるが，その治療効果に関するコンセンサスはまだ得られていない．

椎間関節症

椎間関節の機能障害や関節症変化などの腰椎椎間関節に起因する腰痛症のことであるが，明確な診断基準があるわけではない．椎間関節単独の腰痛は多くはないかもしれないが，腰痛の一要因として考慮する必要がある．診断は椎間関節ブロックの効果で判断することが多く，確定診断をすることは難しい．腰痛に椎間関節症の要素が含まれると判断した際は，椎間関節ブロック，脊髄神経後枝内側枝高周波熱凝固法などを行う．

Failed back surgery syndrome (FBSS)

FBSSとは，脊椎疾患で手術を行ったが腰痛，下肢痛，しびれなどの症状が残存，あるいは再発したものを指す．病因としては，ヘルニアのとり残しや再発，神経根の癒着，癒着性くも膜炎，不安定性の増加などが考えられるが，各種検査を行っても原因が特定できないこともある．硬膜外ブロック，椎間関節ブロック，神経根ブロックなどの神経ブロックで症状が軽減しない症例は，硬膜外洗浄やラッツカテーテルなど硬膜外腔の癒着を剝離する治療が有効なこともある．各種神経ブロックで症状が改善しない症例には脊髄刺激療法が適応となる．脊髄刺激療法は手術部位とは離れた部位にリードを留置するため病態を悪化させることがなく，他の神経ブロック治療を併用することも可能である．

Far-out syndrome

Far-out syndromeとは腰仙椎部椎間孔外側で第5腰神経が圧迫を受ける病態である．L5横突起の骨棘やL5椎体のすべりによりL5横突起と仙骨翼部の狭窄が要因と考えられているが，原因の特定が難しいことが多いためFBSSの原因となることもある．症状はL5神経根症状である．硬膜外ブロック，神経根ブロックが有効であるが，効果が持続しない症例に対しては脊髄刺激療法を行うことがある．

おわりに

神経ブロック療法は侵襲が小さいことが最大の利点であるが，侵襲が小さい分，1回1回の治療効果は患者が期待するほど大きくないこともある．しかし，侵襲が小さいゆえに繰り返し行うことや，複数の神経ブロックを組み合わせて行うことが可能である．これらの効果が期待できるため，痛みの病態をよく考えたうえで根気強く行う姿勢が大切である．

---

column　High intensity zone (HIZ)

HIZは線維輪層板の亀裂内に脱出した髄核組織に由来する炎症を反映していると考えられている．HIZ部位では血管新生や炎症性肉芽組織の浸潤があらたな神経線維の侵入を惹起し，痛みの原因になっていると考えられている．

文献

1) Amundsen T et al. Lumbar spinal stenosis:conservative or surgical management?:A prospective 10-year study. Spine (Phila Pa 1976). 2000;25(11):1424-35;discussion 1435-6.
2) 時岡孝光・他. 腰椎椎間板ヘルニアの自然経過—MRI複数回撮像例の検討. 整形外科と災害外科 1998；47(3):1068-73.
3) Lindblom K and Hultqvist G. Absorption of protruded disc tissue. J Bone Joint Surg Am 1950;32-a(3):557-60.
4) 西良浩一. 腰椎分離症における腰痛治療—Painful lysis の病態と対策. MB Orthopaedics 2012；25(7)：83-92.
5) 里見和彦・他. 腰椎変性すべり症の症状発現機序と治療法の選択. 臨床整形外科 1990；25(4)：399-406.
6) Oikawa Y et al. Lumbar disc degeneration induces persistent groin pain. Spine(Phila Pa 1976) 2012;37(2):114-8.
7) Teraguchi M et al. The association of combination of disc degeneration, end plate signal change, and Schmorl node with low back pain in a large population study:the Wakayama Spine Study. Spine J 2015;15(4):622-8.
8) Liu C et al. Quantitative estimation of the high-intensity zone in the lumbar spine:comparison between the symptomatic and asymptomatic population. Spine J 2014;14(3):391-6.
9) Nakamura SI et al. The afferent pathways of discogenic low-back pain. Evaluation of L2 spinal nerve infiltration. The Bone Joint Surg Br 1996;78(4):606-12.
10) Pauza KJ et al. A randomized, placebo-controlled trial of intradiscal electrothermal therapy for the treatment of discogenic low back pain. Spine J 2004;4(1):27-35.

* * *

疾患別

12. 肩の痛みを診る

Keyword
凍結肩
腱板断裂
石灰性腱炎

朴　基彦

◎肩の痛みの原因は，大別すれば，①肩関節由来，②頸椎由来に分けられる．それらの鑑別は，理学的所見を詳細にとることにより，おおむね可能である．また肩関節由来である場合には，X線検査よりむしろ超音波検査を行うことでその痛みの原因を特定できるケースが多い．中高年の肩痛で非常に多くみられる疾患として凍結肩，腱板断裂，石灰性腱炎などがあるが，それらの疾患では診断だけでなく治療の場面でも超音波装置は威力を発揮する．超音波ガイド下インターベンションとして石灰性腱炎では破砕吸引，腱板断裂においては肩峰滑液包注射，凍結肩では肩甲上腕関節注射やサイレントマニピュレーションなどが有用である．

● 肩痛の診断の流れ

「肩が痛い」と言って受診した患者と正対したときに，まず行うべきことはなんであろうか？　それは"痛い部位"を確認することである．"肩"といってもそのイメージする体の部位は僧帽筋上部であったり肩関節部であったり患者により異なるが，その部位を確認すれば，原因となる部位を大別できる．

たとえば僧帽筋部であれば頸椎由来を，肩関節部であれば肩関節由来をまず思い浮かべる．

頸椎由来を疑った場合，次にJackson TestやSpurling Testを行い，陽性であれば頸椎由来であることはほぼ確定できる．

頸椎由来の痛みは別稿に譲り，本稿では肩関節由来の痛みについて考えていく．

さて，頸椎由来を除外した後に，肩関節由来を疑う患者ではさらに理学的所見をとる．

代表的な4つ，①可動域，②筋力，②圧痛，③各種テストについて以下に述べる．

1. 可動域

屈曲，外転，下垂外旋を調べる．自動運動で可動域制限を認める場合には，他動運動での制限の有無を確認することは重要である．自動運動で制限を認めるが他動運動では制限を認めない場合には，痛みで自動運動が困難か，あるいは腱板筋や三角筋の筋力低下や麻痺を考える．

2. 筋力

棘上筋と棘下筋および上腕二頭筋の筋力をみて左右差の有無を確認する．棘上筋と棘下筋の筋力低下があればまず腱板断裂を考えるし，まれにparalabral cystによる肩甲上神経障害の可能性もあるのでそれらの疾患を念頭におく．

3. 圧痛

たとえば肩鎖関節に圧痛や自発痛があれば肩鎖関節炎を，上腕二頭筋長頭に圧痛があれば上腕二頭筋長頭腱炎などを疑う．

4. 各種テスト

たとえばpainful arc sign（肩を自動挙上させ70°付近で疼痛が生じ，120°付近で消失する現象）が陽性ならば，腱板や肩峰下滑液包に起因する疾患を考えるし，Speed Test（肘伸展，前腕回外位で前腕部に抵抗を加えながら上腕を挙上させる．結節間溝部に疼痛誘発で陽性）が陽性なら上腕二頭筋長頭腱炎を考える．

● 超音波による代表的な肩関節疾患の診断と治療

理学的所見でどの部位の障害かを推測した後，次に行うべき検査は超音波検査である．

超音波検査では肩関節疾患のほとんどすべてを

Kion PAKU
ぱくペインクリニック

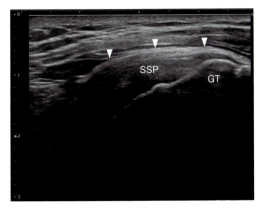

図1 大結節と棘上筋腱の観察
GT：大結節，SSP：棘上筋腱．
SSPの表層にある高エコーの線状陰影がperibursal fat（白矢頭で示す）である．

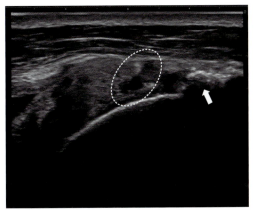

図2 腱板断裂の一例
大結節の不整（白矢印）とperibursal fatの平坦化，断裂部位（点線部位）などが確認できる．

正確に診断することができる．走査法としては前方走査（上腕二頭筋長頭腱および肩甲下筋腱の観察），外上方走査（棘上筋，棘下筋の観察），後方走査（後部の棘下筋腱および肩甲上腕関節の観察）の3つがおもなものである．

また超音波装置は診断にとどまらず，超音波ガイドでのインターベンションを活用することにより治療のための装置としても非常に有用である．

以下，中高年の肩痛の代表的疾患である3つの疾患，腱板断裂，肩石灰性腱炎，凍結肩について超音波を活用した診断と治療について述べる．

1. 腱板断裂

① 超音波検査所見

超音波検査で大結節に起始する棘上筋腱および棘下筋腱を観察する（図1）と正常な腱ではfibrillar patternを示す高輝度像が上方凸な形状で観察される．また腱板直上にはさらに高輝度なperibursal fatが観察されるが，腱板とperibursal fatとの間に存在する肩峰下滑液包（subacromial bursa：SAB）は通常は観察されない．

腱板断裂が存在すると腱板の一部が断裂するためその部位の腱板の厚みが減り，peribursal fatが陥凹するあるいは平坦化する．またSABに水腫が認められることも多い（図2）．

② 超音波によるインターベンション

a）SAB注射

腱板やSAB由来の痛みに有効である．

手技：腱板の長軸像を描出し，平行法で針を進める．peribursal fatの下まで針を進め，局所麻酔薬とステロイド（あるいはヒアルロン酸）を注入する（図3）．SAB注射により断裂部位断端が明瞭に観察できるようになる（図4）．

b）肩甲上神経ブロック

棘上筋と棘下筋を支配する肩甲上神経を棘上窩でブロックする．盲目的に棘上窩に局所麻酔薬を注入してもよいが，超音波ガイドにて頸部あるいは棘上窩にて肩甲上神経を同定しブロックすることも可能である．

2. 肩石灰性腱炎

① 超音波検査所見

超音波検査では，石灰はその性状により見え方が異なる．非常に硬い石灰では表面が高輝度で，それより下は超音波が通過しないため，acoustic

---

column　肩痛にもhydroreleaseは有効か？

神経周囲結合組織や脂肪体，筋膜間などで注射する手技（hydrorelease）が盛んに広まっている．その作用機序はいまだ解明されていないが，神経機能の回復や可動域の改善，疼痛緩和などに有効であることは臨床で確かめられている．肩痛に対してもさまざまな部位へのhydroreleaseが有効である．たとえば初期の凍結肩や腱板断裂に対しては，圧痛の有無を確認した後に僧帽筋-棘上筋間や後下方関節包-小円筋間，腋窩神経，肩甲上神経などへのhydroreleaseを行うことで除痛と可動域改善が期待できる．

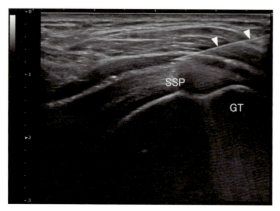

図3 SAB注射
GT：大結節，SSP：棘上筋腱，白矢頭：穿刺針．
SABが棘上筋腱とperibursal fatの間に確認できる．

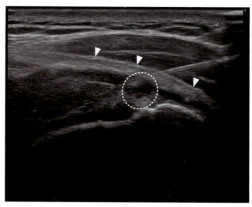

図4 断裂症例でのSAB注射
SABの肥厚（白矢頭）と腱板表面の不整像（点線部位）が観察できる．

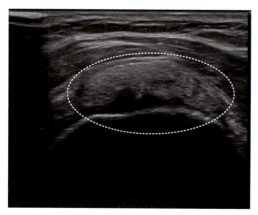

図5 石灰性腱炎の一例
腱板内に多量の石灰沈着（点線内）を認める．

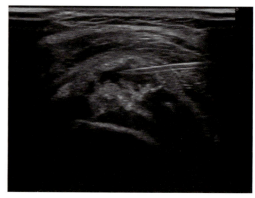

図6 石灰の破砕吸引中
パンピングにより石灰が吸引され，石灰内部が液体により充満し低エコー化している．

shadowを伴う．

それよりやや柔らかいが固形の石灰の場合，内部均一な高輝度像として観察される（図5）．

内部が液体状で非常に柔らかい石灰では，内部均一であるが，流動が認められる高輝度像として観察される．

② 超音波によるインターベンション

a）石灰の破砕吸引

表面麻酔を行った後に，18～20Gの針で石灰を穿刺し，生理食塩水あるいは局所麻酔薬入りのシリンジを付けて石灰に圧をかけパンピングする．圧がかかると石灰が壊れ，パンピングすることにより破砕された石灰が液体とともにシリンジ内に逆流してくる（図6）．

石灰がすべて吸引されるまで繰り返す．最後にSABに局所麻酔薬とステロイドを入れて終了する．

液状の柔らかい石灰では，圧をかけると破れてしまいSABに流れてしまうので，圧はかけず吸引のみ行う．少しずつ針先の位置を変えて石灰をすべて吸引する．

3．凍結肩

① 超音波検査所見

"所見がないのが所見"と言われている疾患だが，詳細に観察すると烏口上腕靱帯（coracohumeral ligament：CHL）の肥厚やカラー・ドップラーで上腕二頭筋長頭腱での血流増加などを観察できる．

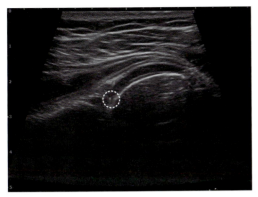

図7 肩甲上腕関節注射
点線内：穿刺針先端
関節内への注入により関節腔の開大が認められる．

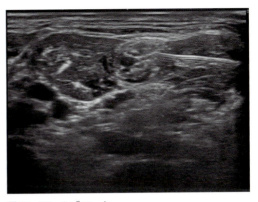

図8 C5, 6ブロック
斜角筋間で，C5, C6が合流している部位（上神経幹）を取り囲むように薬液を注入する．

② 超音波ガイドでのインターベンション

a) 肩甲上腕関節〔glenohumeral（GH）joint〕注射（図7）

後方走査で上腕骨頭と関節窩，関節唇などを描出し，交差法で針を関節内に進め，局所麻酔薬とステロイドを注入する．

b) 腋窩神経ブロック

後方走査でプローブをさらに尾側に平行移動させ，小円筋を描出し，そこからさらに尾側に移動させると上腕骨頭頸部にて後上腕回旋動脈が観察できる．腋窩神経は後上腕回旋動脈に伴走しているので，同部に局所麻酔薬を注入する．

c) サイレントマニピュレーション

斜角筋間でのC5, 6ブロックと肩甲上腕関節注射を行い，肩関節の完全な麻酔を得た後に，肥厚短縮した関節包を徒手的に全方向にて解離する手技である．ほとんどの症例で，即時の除痛効果と速やかな可動域の改善を得ることができる．

治療の流れとしては，まず肩甲上腕関節注射とC5, 6ブロック（図8）を行う．15分程度で肩関節の完全な麻酔を得ることができたら，屈曲，伸展，外転，内転，水平内転など全方向に授動術を行う．詳細は文献[1]を参考にしていただきたい．

おわりに

肩の痛みの評価方法および代表的な3つの疾患について，超音波を活用した診断と治療を詳述した．皆さんの臨床に役立てば幸いである．

文献

1) 皆川洋至．凍結肩の診断と治療（肩関節拘縮に対するサイレント・マニピュレーション）MB Orthop 2012；25(11)：93-8.

*　　*　　*

疾患別

13. 内側型変形性膝関節症に対する全身管理

Keyword
骨粗鬆症
超音波ガイド下穿刺
侵害受容性疼痛

臼井要介

◎変形性膝関節症の57.4%が慢性腰痛を呈する[1]．股関節が外旋，膝関節が屈曲，下腿が外旋して生じる内側型変形性膝関節症の痛みと，腰椎の前彎が減少し体幹が前傾して生じる腰痛のどちらが先かわからないが，同時に治療する必要がある．これらの痛みを骨強度，筋強度，神経系に分けて考察する．骨強度は骨量（骨密度）と骨質，筋強度は筋量と筋質（筋緊張）からなり，これらの強度が低下している場合は各患者に対して食事・運動・薬物療法による全身管理が必要になる．また，痛みは器質性（侵害受容性疼痛と神経障害性疼痛）と非器質性（下行性疼痛抑制系機能低下やパーソナリティ障害など）に分類され，各患者の痛みの原因に対して治療方法を選択する．
◎今回，骨強度低下に対する骨粗鬆症の治療方針，筋強度低下に対する運動療法，そして侵害受容性疼痛に対する超音波ガイド下関節内穿刺，内側側副靱帯滑液包内への局所麻酔薬注入を紹介する．

　侵害受容性疼痛は侵害受容器が興奮して起こる疼痛[2]であり，侵害受容器は軟骨には存在しないが軟骨下骨には存在する[3]．変形性膝関節症は軟骨の変性と摩耗によって生じる軟骨下骨の侵害受容器への刺激が痛みの原因と考えられている[4]．軟骨は関節面に対して荷重時の衝撃を緩和させ，運動時の摩擦を減らす役割があり，一度軟骨が摩耗しはじめると年間0.06〜0.6 mm減るため[5]，変形性膝関節症の治療目的は軟骨保護である．まず，食事・運動療法と同時に関節包内へのヒアルロン酸注入を行い，十字靱帯や半月板の損傷によって軟骨への負担が増える場合は，修復術や骨切り術を行い軟骨への荷重を分散させる．それでも痛みがある場合は軟骨と十字靱帯を犠牲にして人工膝関節全置換術を行う．

　これらの治療標的はすべて膝関節包内であるが，内側側副靱帯滑液包内や鵞足部など膝関節包外への局所麻酔薬注入が一時的でも著効する場合がある．立位時に腰椎前彎が減少し，体幹が前傾し重心が前方に移ると，股関節は外旋，膝関節は屈曲，下腿は外旋しO脚となり，転倒しないようにバランスをとる[6]．この体位において膝関節包内では内側半月板や軟骨，膝関節包外では内側側副靱帯や鵞足部に負担がかかる．軟骨が変性と摩耗により擦り減ると侵害受容器のある軟骨下骨が剥き出しになる．この侵害受容器への刺激を減らすために，負荷過剰型（メタボタイプ）では体重の減量，筋力低下型（ロコモタイプ）では筋肉量の増量を行い，関節面への荷重を減らす（**図1**）．本稿では，内側型変形性膝関節症に対する当院での治療方針を，骨強度，筋強度，神経系に分けて紹介する．

骨強度

　ヒトの脊椎は出生時には後彎のみだが，生後4カ月で頸椎が前彎し首が座り，11カ月で腰椎が前彎し摑まり立ちする．その後，健常人は頸椎と腰椎は前彎，胸椎は後彎の生理的彎曲を呈し，立位時の股関節の位置はC7から下ろした垂線よりも前方にある[7]．加齢により体幹が前傾すると立位時の股関節の位置はC7から下ろした垂線よりも後方に移動し，重心が前方に移る[8]（**図2**）．立位時の体幹が前傾する原因のひとつに脊椎の骨強度低下がある．骨強度は骨量（骨密度）70%と骨質30%

Yosuke USUI
水谷痛みのクリニック，
獨協医科大学埼玉医療センター麻酔科，
東北大学大学院医学系研究科麻酔科学・周術期医学分野

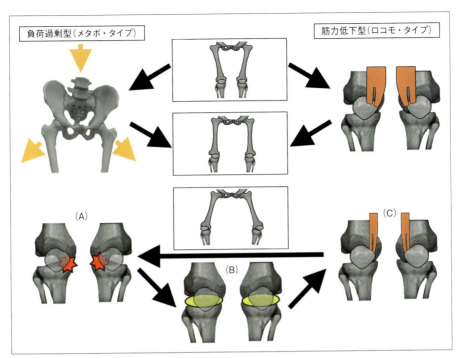

図1 変形性膝関節症の悪循環
A：軟骨摩耗，B：液体貯留，C：筋力低下．
メタボタイプは荷重により，ロコモタイプは大腿四頭筋の筋力低下により軟骨が摩耗し，軟骨下骨が剥き出しになる．また外傷や感染により膝関節に血液や関節液が溜まっても大腿四頭筋の筋力は低下するため，股関節外旋，膝関節は屈曲，下腿外旋によりO脚となり悪循環に陥る．

により規定される[9]．骨量があり骨質もよい"しなやかな骨"は多少の外力ではびくともしない．骨量が低いと骨質がよくても"スカスカな骨"となり，少しの外力でもグシャッと折れてしまう．また骨量が十分でも骨質が悪いと"チョークのような骨"となり骨周囲がポロポロと欠け，少しの外力でもポキッと折れてしまう(図2)．当院では骨強度のうち骨量の程度をみるために骨密度を測定し，低下時には腎機能に影響されない骨吸収マーカーの血清酒石酸抵抗性酸ホスファターゼ5b分画(TRACP-5b)と骨形成マーカーの1型プロコラーゲン(P1NP)を測定する．骨質の程度をみるホモシステインやペントシジンがあるが，当院では動脈硬化が骨質低下の一因となりうると考え，血圧脈波検査装置フォルム®，血液検査(HbA1c，LDL，TG，HDL，UA)，体重，血圧管理，禁煙指導で代用している[9]．ビタミンK不足をみるために低カルボキシル化オステオカルシン(ucOC)を測定している．骨吸収マーカー上昇時，骨吸収亢進が閉経後早期では選択的エストロゲン受容体作動薬(SERM)，長期ではビスホスホネート剤や抗RANKL抗体を選択する．骨形成マーカー低下時，骨形成促進薬である副甲状腺ホルモン製剤や抗スクレロスチン抗体(近日発売予定)を選択するが，高価なので使用は椎体多発骨折などに限定している．日本人はビタミンD不足が多いため，血清Caが高値でなければビタミンD_3製剤を，またucOC高値ではビタミンKを選択する(column参照)．Caは牛乳，乳製品，小魚，緑色野菜，大豆製品，ビタミンDは魚類やキノコ類，ビタミンKは納豆，緑色野菜に多く含むため，骨強度を高めるために食事と運動と日光浴の重要性を説明する．

筋強度

立位時の体幹が前傾する原因のひとつに体幹と四肢の筋強度のアンバランスがある．筋強度は筋量と筋質(筋緊張)からなり，腸腰筋と腰部背筋群の筋量低下により体幹が前傾し，大腿四頭筋の筋量低下により膝関節は屈曲する．重心が前方に移

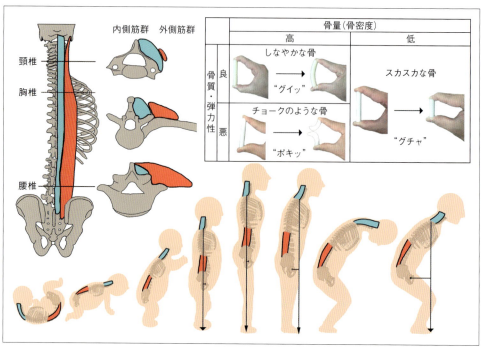

図2　骨強度と筋強度
　骨強度を保つために骨密度も高く骨質もよい"しなやかな骨"をめざす．固有背筋群のうち内側筋群（回旋筋群，多裂筋群，半棘筋群，棘筋群）は頭側へいくほど発達し，外側筋群（腸腰筋群，最長筋群）は尾側へいくほど発達する．生後4カ月で頸部背筋群が収縮し頸椎は前彎し過伸展する．生後11カ月で腰部背筋群が収縮し腰椎は前彎し二足歩行ができるようになり，頸椎は過伸展から中間位となる．加齢により固有背筋群の筋力が低下すると体幹が前傾するため，前方を向いて歩行するために頸椎を過伸展する必要があり，頸部背筋群が収縮する．

ると転倒しないように大腿二頭筋や下腿三頭筋が収縮する．筋量増加のために食事は蛋白質を増やし脂質と糖質を減らし，筋肉トレーニング（大腿四頭筋，腸腰筋，腰部背筋群）とストレッチ（大臀筋，大腿二頭筋，下腿三頭筋）を指導する（図3）．2型糖尿病や脂質異常症などメタボタイプの患者は，荷重により膝関節軟骨の変性と摩耗が進行するため減量が基本である．筋トレは筋細胞内のインスリン感受性を改善させ，ブドウ糖の細胞への取り込みと貯蔵を増やすため，筋量増加に必要な蛋白質は十分に摂ってもらう[10]．また，スタチンが変形性膝関節症の軟骨病変の進行度を遅らせる[11]ため，脂質異常症があればスタチン系薬剤を処方し，異常値でなくても低脂肪食品をすすめる．

　なんらかの原因で膝関節に血液や関節液が溜まっても大腿四頭筋の筋強度は減弱し，大腿二頭筋と半腱様筋と半膜様筋は増強する[12]．O脚への悪循環を回避するため確実に液体を吸引しヒアルロン酸を注入し[13]（図4），多量の血液が頻回に吸引される場合は精査が必要となる．O脚になると内側側副靱帯，縫工筋，薄筋，半腱様筋に負担がかかるため，内側側副靱帯滑液包内[14]（図5）と鵞足部への局麻薬注入が著効する場合がある．関節包内，滑液包内，腱付着部への局麻薬注入が鎮痛効果を得る場合，各患者に合わせて病態を説明し，高蛋白質・低脂質の食事療法と筋トレ・ストレッチの運動療法を指導する．

神経系

　痛みの原因には器質性（侵害受容性，神経障害性）と非器質性（下行性疼痛抑制系機能低下やパーソナリティ障害など）がある．変形性膝関節症の患者が訴える痛みのなかで，十字靱帯，半月板，軟骨下骨，内側側副靱帯滑液包，腱付着部など侵害受容器への刺激による痛みは非ステロイド性消炎鎮痛剤（NSAIDs）や手術などが有効である．帯

表1 医療経済からみる骨粗鬆症の薬物療法(薬価は2018年4月現在)

					先発品		後発品		
		商品名	規格	投与法	薬価	28日分	一般名	薬価	28日分
選択的エストロゲン受容体作動薬		エビスタ®	60 mg	毎日1回・経口	98.7	2763.6	ラロキシフェン	44.1	1234.8
		ビビアント®	20 mg	毎日1回・経口	100.8	2822.4	ジェネリックなし		
活性型ビタミンD製剤	アルファカルシドール	アルファロール®	1.0 μg	毎日1回・経口	38.7	1083.6	アルファカルシドール	8.0	224.0
		ワンアルファ®							
	エルデカルシトール	エディロール®	0.75 μg	毎日1回・経口	97.9	2741.2	ジェネリックなし		
Ca製剤		アスパラギン酸Ca®	200 mg	毎日3回・経口	5.6	470.4	Lアスパラギン酸Ca	5.6	470.4
ビタミンK製剤		グラケー®	15 mg	毎日3回・経口	28.2	2368.8	メナテトレノン	15.7	1318.8
抗RANKL抗体		プラリア®	60 mg	半年ごと・皮下	28788.0	4798.0	ジェネリックなし		
副甲状腺ホルモン製剤		テリボン®	56.5 μg	週一・皮下	10823.0	43292.0	ジェネリックなし		
		フォルテオ®	600 μg	毎日・皮下	43334.0	43334.0	ジェネリックなし		
ビスホスホネート剤	アレンドロン酸	フォサマック®	35 mg	週一・経口	529.7	2118.8	アレンドロン酸	204.1	816.4
		ボナロン®	35 mg	週一・経口	528.3	2113.2			
			35 mg	週一・経口ゼリー	1044.4	4177.6	ジェネリックなし		
			900 μg	月一・静注	4045.0	4045.0	アレンドロン酸	1537.0	1537.0
	リセドロン酸	アクトネル®ベネット®	17.5 mg	週一・経口	554.3	2217.2	リセドロン酸	215.1	860.4
			75 mg	月一・経口	2528.5	2528.5	ジェネリックなし		
	ミノドロン酸	ボノテオ®リカルボン®	50 mg	4週一・経口	3434.6	3434.6	ジェネリックなし		
	イバンドロン酸	ボンビバ®	100 mg	月一・経口	2638.2	2638.2	ジェネリックなし		
			1 mg	月一・静注	4828.0	4828.0	ジェネリックなし		

column 医療経済からみる骨粗鬆症の薬物療法(表1)

　副甲状腺ホルモン製剤のテリボン®とフォルテオ®は月額約43万円と高額な薬剤のため,適応は重篤な骨粗鬆症に限定されるべきである.骨吸収抑制薬のビスホスホネート剤アレンドロン酸の月一静注製剤の先発品(ボナロン®)は月額約4万円,後発品は月額約1万5千円,週一内服製剤の先発品(ボナロン®・フォサマック®)は月額約2万1千円,後発品は月額約8千円である.リセドロン酸の月一内服製剤の後発品はなく,先発品(アクトネル®・ベネット®)は月額2万5千円,週一内服製剤は先発品(アクトネル®・ベネット®)は月額約2万2千円,後発品は月額約9千円である.一方,抗RANKL抗体(プラリア®)は半年に1回皮下注入のため月額にすると約4万8千円かかるが,アレンドロン酸より骨吸収抑制作用が強い[15].ビタミンK₂製剤のメナテトレノンの先発品(グラケー®)は月額約2万4千円,後発品は月額1万3千円である.活性型ビタミンD₃製剤にはアルファカルシドールとエルデカルシドールがあり,前者の先発品(アルファロール®とワンアルファ®)は月額約1万円,後発品は月額約2千円,後者には後発品がなく先発品(エディロール®)は月額約2万7千円かかるが,消化管でのCa吸収促進と骨吸収抑制に加え骨形成作用もある.選択的エストロゲン受容体作動薬(SERM)にはラロキシフェンとバゼドキシフェンがあり,前者の先発品(エビスタ®)は月額約2万8千円,後発品は月額約1万2千円,後者には後発品がなく先発品ビビアント®は月額約2万8千円である.SERMは静脈血栓塞栓症のリスクはあるが,乳房や子宮には抗エストロゲン作用,骨や脂質代謝に対してはエストロゲン様作用がある.

　一度椎体骨折を起こすと新規椎体骨折の相対リスクは約4倍になる[16].従来,脆弱性骨折がなく,YAM(young adult mean)が80%未満の場合には保険で薬物療法は開始できなかったが,個人の骨折絶対リスクを評価するFRAX®で骨折確率15%以上あると薬物治療を開始できるようになったため,食事・運動療法に加え,早期からの適切な薬物療法が重要である.

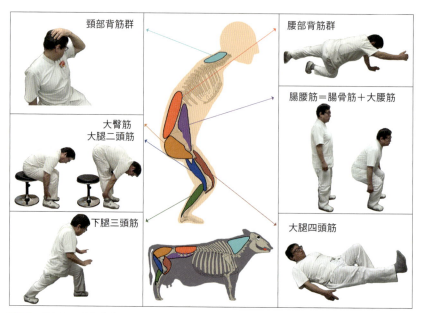

図 3 ストレッチと筋トレ
　腰部背筋群と腸腰筋の筋力が低下すると腰椎の前彎は少なくなり，大腿四頭筋の筋力が低下すると膝関節は屈曲するため体幹が前傾する．前方に倒れないように大臀筋，大腿二頭筋，下腿三頭筋が収縮し，前方を向いて歩行するために頸部背筋群が収縮する．腰部背筋群，腸腰筋，大腿四頭筋は筋トレを指導し，大臀筋，大腿二頭筋，下腿三頭筋はストレッチを指導する．

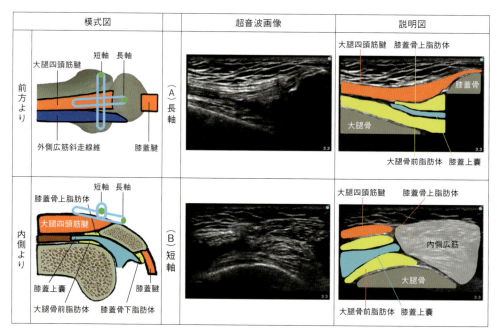

図 4 超音波ガイド下・膝蓋上嚢内穿刺
A：関節液が貯留していない場合，膝蓋骨頭側で大腿四頭筋の長軸にプローブをおき，膝蓋骨上脂肪体と大腿骨前脂肪体に挟まれた膝蓋上嚢に交差法で針を進める．
B：関節液が貯留している場合，膝蓋骨頭側で大腿四頭筋の短軸にプローブをおき，平行法で針を進める．

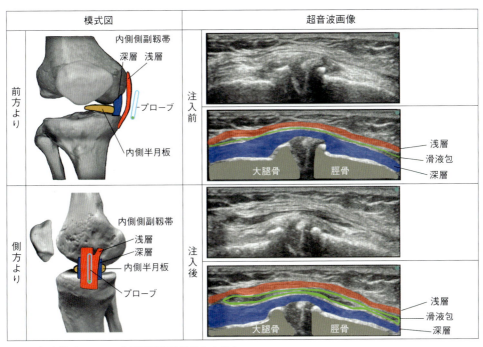

図 5 超音波ガイド下・内側側副靱帯滑液包内注入
膝関節内側で内側側副靱帯の長軸にプローブをおき，深層と浅層に挟まれた滑液包に交差法で針を進める．

状疱疹や針やメスなどによる神経自体の障害性疼痛は抗痙攣薬が有効だが，神経が修復されるまでには時間がかかる．下行性疼痛抑制系機能低下による痛みは抗うつ薬が有効だが，神経伝達物質が十分貯まるまでには時間がかかる．パーソナリティ障害にはオペラント行動療法や認知行動療法が必要になる．胃腸障害や腎機能障害のためにNSAIDsが処方できないときにはアセトアミノフェンを処方するが，大量投与での肝機能障害には注意が必要である．パーソナリティ障害以外の非がん性疼痛に対して麻薬は一定の鎮痛効果はあるが，第一選択薬ではなくすべての治療で痛みが取れないときにはじめて選択される．そのためにも痛みの診断が重要であり，侵害受容性疼痛ではその部位に対する確実な治療が重要となる．

おわりに

内側型変形性膝関節症に対する当院での治療方針を骨強度，筋強度，神経系に分けて紹介した．

謝辞：本稿は当院，水谷彰仁院長の考えのもとに，白川香副院長のアドバイスからまとめたものです．水谷先生と白川先生に心から深謝いたします．

文献

1) Suri P et al. Arthritis Care Res (Hoboken) 2010;62:1715-23.
2) 丸山一男．痛みの考えかた　しくみ・何を・どう効かす．南江堂；2014．p.81-98．
3) 石黒直樹．軟骨の一生を振り返る―運動器を支える気丈夫な組織．井原秀俊．老いを内包する膝〜早期診断と早期治療〜．全日本病院出版会；2010．p.7-13．
4) 井原秀俊．病態を知る．石井慎一郎．膝関節理学療法マネジメント．メジカルビュー社；2018．p.26-33．
5) Mazzuca SA et al. Osteoarthr Cartil 1997;5:217-26.
6) Murata Y et al. J Bone Joint Surg Br 2003;85:95-9.
7) Hasegawa K et al. J Anat 2017;230:619-30.
8) 多々良大輔．腰椎・骨盤帯機能からの影響の評価と理学療法．石井慎一郎．膝関節理学療法マネジメント．メジカルビュー社；2018．p.163-86．
9) 骨粗鬆症の予防と治療ガイドライン作成委員会．骨粗鬆症の予防と治療ガイドライン 2015 年版．ライフサイエンス出版；2015．
10) Saito M and Marumo K. Osteoporos Int 2010;21:195-214.
11) Clockaerts S et al. Ann Rheum Dis 2012;71:642-7.
12) Torry MR et al. Clin Biomech (Bristol Avon) 2000;15:147-59.
13) 臼井要介．膝関節内注入．齊藤洋司，奥田泰久．痛み治療のための超音波ガイド下神経ブロック実践テキスト．南江堂；2017．p.182-7．
14) Warren LA et al. J Bone Joint Surg Am 1974;56:665-74.
15) Kendler DL et al. J Bone Miner Res 2010;25:72-81.
16) Klotzbuecher CM et al. J Bone Miner Res 2000;15:721-39.

薬物療法

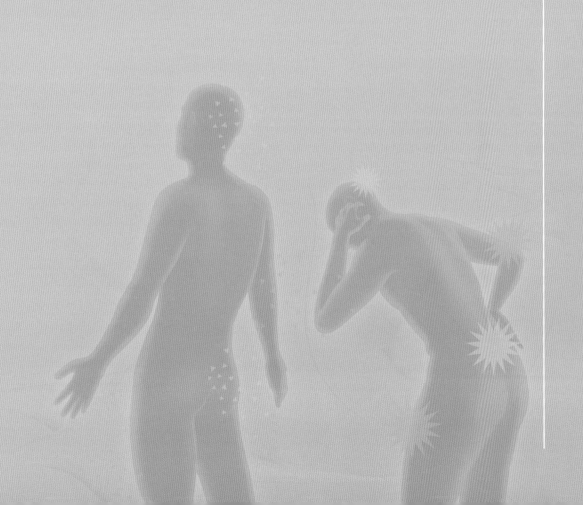

薬物療法

14. 抗てんかん薬

Keyword
プレガバリン
抗痙攣薬
慢性疼痛

小杉志都子

◎本稿では，プレガバリンおよび抗痙攣薬の作用機序と疼痛性疾患に対する有効性を述べる．プレガバリンおよびガバペンチンは，Caチャネルのα2δサブユニットに親和性の高いリガンドである．一方，その他の抗てんかん薬は，電位依存性Naチャネル抑制やGABAの作用に関連した機序により抗痙攣作用を示す．プレガバリンやガバペンチンは多くの無作為化比較試験（RCT）が施行され，神経障害性疼痛全般や線維筋痛症に対する有効性が示されている．その他の抗てんかん薬の疼痛性疾患に対する鎮痛効果については，質の高いRCTが少なく，有効性は不明である．
◎プレガバリンやガバペンチンは，神経障害性疼痛に対して第一選択薬として位置づけられるが，その他の抗てんかん薬は，他の鎮痛薬の効果がなかった場合に，補助的なオプションとして選択される．

疼痛治療に使用される抗てんかん薬は，**表1**に示す薬剤がある．抗てんかん薬は，おもに神経障害性疼痛に対しての有効性が示されている．プレガバリンは，日本ではてんかんに対する保険適応がないが，同じα2δリガンドであるガバペンチンは抗てんかん薬に分類されるため，本稿で取り扱う．

プレガバリンとガバペンチンを含むガバペンチノイドは，疼痛疾患（神経障害性疼痛，線維筋痛症，運動器疼痛，口腔顔面痛）を対象とする多くの無作為化比較試験（randomized controlled trial：RCT）が行われており，とくに神経障害性疼痛に対しては，その鎮痛効果が高く，第一選択薬として位置づけられている．その他の抗痙攣薬（カルバマゼピン，ラモトリギン，ラコサミド，トピラマート，バルプロ酸ナトリウム，クロナゼパム）の疼痛疾患に対する有効性については，質の高いRCTは少ない．これらの薬は，他の鎮痛薬の効果がなかった場合に，補助的なオプションとして使用することができるが，重篤な副作用もあり，その使用には十分注意を要する．

● プレガバリン

1. 機序

シナプス前細胞のCaチャネルのα2δサブユニットに結合し，カルシウムの細胞内流入を抑制し，グルタミン酸などの興奮性神経伝達物質の放出を抑制する．

2. 有効性

プレガバリンの疼痛性疾患に対する鎮痛効果については，多くのRCTが施行されている．帯状疱疹後神経痛，有痛性糖尿病性神経障害，有痛性多発神経障害，および脊髄損傷後疼痛などを含む神経障害性疼痛全般に対するプレガバリンの有効性は高い[1]．線維筋痛症に対しては，高用量（300 mg/day以上）では有効であるとされる[2-5]．

一方，運動器疼痛に関しては，下肢痛を伴わない（神経障害性疼痛の要素が少ない）腰痛に対するプレガバリンの効果については，有効性を示す報告はない．変形性膝関節症では，NSAIDs・プレガバリンの併用が，それぞれの単剤使用（NSAIDs単剤，プレガバリン単剤）よりも鎮痛効果が高いことが示されている[6]．運動器疼痛に対するプレガバリンの有効性に関しては，さらなるデータの蓄積が必要である．

Shizuko KOSUGI
慶應義塾大学医学部麻酔学教室

表 1 抗痙攣薬の用量および使用上注意

薬物名	剤型	用量・用法	禁忌	慎重投与
プレガバリン	経口	開始量 50～150 mg/day 維持量 300～600 mg/day	本剤過敏症	腎機能障害 高齢者 浮腫 うっ血性心不全
ガバペンチン	経口	開始量 400～600 mg/day 維持量 600～1,800 mg/day	本剤過敏症	腎機能障害 高齢者
カルバマゼピン	経口	開始量 200～400 mg/day 維持量 600～1,200 mg/day	本剤過敏症 血球減少	肝障害，腎障害患者 心不全 高齢者 薬物過敏症
バルプロ酸ナトリウム	経口	400～1,200 mg/day	重篤な肝障害 妊婦 カルバペネム等抗生剤併用禁忌	自殺念慮のある躁うつ病
ラモトリギン	経口	開始量 25 mg/day 維持量 50～200 mg/day	本剤過敏症	自殺念慮のある躁うつ病 統合失調症 肝障害，腎障害
トピラマート	経口	開始量 50 mg/day 維持量 50～200 mg/day	本剤過敏症	閉塞隅角緑内障
クロナゼパム	経口	開始量 0.5～1 mg/day 維持量 0.5～3/day	閉塞隅角緑内障 重症筋無力症	高齢者 呼吸不全 肝・腎・心不全

薬物療法

3. 副作用

眠気，体重増加，めまい，浮腫が頻度の高い合併症である．眠気，めまいの重症度は軽度～中等度であり，早期に出現しやすく，経過中に軽減することが多い．とくに高齢者では，低用量から開始し，症状に応じて使用量を調節するべきである．

● ガバペンチン

1. 機序

プレガバリンと同様に，シナプス前細胞の電位依存性 Ca チャネルの α2δ サブユニットに親和性の高いリガンドである．

2. 効果

神経障害性疼痛全般に対するガバペンチンの効果については，プラセボと比較して高い鎮痛効果を示した RCT が多い[1]．一方，慢性腰痛や線維筋痛症を対象とした RCT は少なく，それらの疾患に対するガバペンチンの有効性は不明である．口腔顔面痛に対しては，ガバペンチンの有効性を示した RCT がひとつのみ存在し，300 mg/day のガバペンチンがプラセボと比較して有意に高い鎮痛効果を示した[7]．日本では，疼痛性疾患に対する保険適応はない．

3. 副作用

眠気，めまいが頻度の高い副作用であるが，プレガバリンと比較して体重増加の副作用が少ない．

● カルバマゼピン

1. 機序

Na チャネルを遮断し，Na チャネル不活化からの回復を遅らせる．

2. 効果

三叉神経痛に対するカルバマゼピンの有効性は確立されている[8]．一方，三叉神経痛以外の神経障害性疼痛に対する有効性の報告は少ない．また，運動器疼痛や線維筋痛症を対象とした RCT はなく，それらの疼痛性疾患に対する有効性は不明である．

3. 副作用

めまい，ふらつき，再生不良性貧血，顆粒球減少，中毒性表皮壊死症(TEN)，Stevens-Jonson症候群などがある．これらの副作用の発現率は高く，忍容性は低い．

● バルプロ酸ナトリウム

1. 機序
シナプス前後で GABA 作用を増強する．

2. 効果
帯状疱疹後神経痛や有痛性糖尿病性神経障害などの神経障害性疼痛に対するバルプロ酸ナトリウムの有効性については，一定の見解を得られていない[9-11]．線維筋痛症，腰下肢痛，および関節痛を対象とした RCT はなく，それらの疾患に対するバルプロ酸ナトリウムの有効性は不明である．片頭痛の予防に対する有効性については，複数の RCT で同様の結果が得られており，頭痛の頻度を減少させる予防薬としてのコンセンサスは得られている[12]．

3. 副作用
肝機能障害，薬剤性膵炎（トピラマートの併用で増悪），催奇形性などの重篤な副作用がある．

● ラモトリギン

1. 機序
電位依存性 Na チャネル抑制により抗痙攣作用を発揮する．

2. 効果
神経障害性疼痛を対象としたラモトリギンの有効性は一定の見解を得られていない[1]．運動器疼痛や線維筋痛症を対象とした質の高い RCT はなく，推奨できる根拠はない．したがって，鎮痛を目的とした使用についての推奨度は低い．

3. 副作用
TEN や Stevens-Jonson 症候群などの重篤な皮膚障害がある．

● トピラマート

1. 機序
電位依存性 Na チャネル抑制により抗痙攣作用を発揮する．

2. 効果
神経根症を対象とした RCT では，トピラマート 400 mg/day の鎮痛効果はプラセボと比較して有意差はなかった[13]．その他の疼痛性疾患を対象とした質の高い RCT は少なく，忍容性も低いため，推奨度は低い．一方，片頭痛を対象とした複数の RCT で，トピラマート 50〜200 mg/day は，頭痛発作回数の減少，鎮痛薬の使用回数の減少，および QOL の向上を示した[14]．したがって，片頭痛予防薬として，バルプロ酸ナトリウムと同様に，第一選択薬として推奨される．

3. 副作用
傾眠，体重減少，閉塞隅角緑内障などがある．

● クロナゼパム

1. 機序
シナプス後の $GABA_A$ 受容体に作用し，催眠，抗不安，抗痙攣作用を発揮する．

2. 効果
疼痛性疾患を対象とした一定の基準を満たす RCT は少なく，クロナゼパムの有効性を支持する根拠が少ない．口腔痛を対象とした RCT では，クロナゼパム（1 mg）の口腔内局所投与がプラセボと比較して有意に高い鎮痛効果を示した．この試験では，錠剤を飲み込まないで口腔内の疼痛部位付近に数分間置き，その後唾液ごと吐き出す[15]．口腔灼熱症候群（burning mouth syndrome）を対象とした別の RCT では，クロナゼパム（0.5 mg/day）がプラセボと比較して有意に高い鎮痛効果を示した[16]．口腔顔面痛に対しては有効であることが示唆されるが，さらなる質の高い RCT が必要である．

3. 副作用
眠気，ふらつきが頻度の高い副作用である．狭隅角緑内障および重症筋無力症には禁忌である．

文献

1) Finnerup NB et al. Pharmacotherapy for neuropathic pain in adults:a systematic review and meta-analysis. Lancet Neurol 2015;14(2):162-73.
2) Moore RA et al. Pregabalin for acute and chronic pain in adults. Cochrane Database Syst Rev 2009;(3):CD007076.
3) Arnold LM et al. A 14-week, randomized, double-blinded, placebo-controlled monotherapy trial of pregabalin in patients with fibromyalgia. J Pain 2008;9(9):792-805.
4) Crofford LJ et al. Pregabalin for the treatment of fibromyalgia syndrome:results of a randomized, double-blind, placebo-controlled trial. Arthritis Rheum 2005;52(4):1264-73.
5) Crofford LJ et al. Fibromyalgia relapse evaluation and efficacy for durability of meaningful relief (FREEDOM):a 6-month, double-blind, placebo-controlled trial with pregabalin. Pain 2008;136(3):419-31.

6) Ohtori S et al. Efficacy of combination of meloxicam and pregabalin for pain in knee osteoarthritis. Yonsei Med J 2013;54(5):1253-8.
7) Kimos P et al. Analgesic action of gabapentin on chronic pain in the masticatory muscles:a randomized controlled trial. Pain 2007;127(1-2):151-60.
8) Sindrup SH and Jensen TS. Pharmacotherapy of trigeminal neuralgia. Clin J Pain 2002;18(1):22-7.
9) Kochar DK et al. Sodium valproate in the management of painful neuropathy in type 2 diabetes-a randomized placebo controlled study. Acta Neurol Scand 2002;106(5):248-52.
10) Kochar DK et al. Sodium valproate for painful diabetic neuropathy:a randomized double-blind placebo-controlled study. QJM 2004;97(1):33-8.
11) Kochar DK et al. Divalproex sodium in the management of post-herpetic neuralgia:a randomized double-blind placebo-controlled study. QJM 2005;98(1):29-34.
12) Linde M et al. Valproate (valproic acid or sodium valproate or a combination of the two) for the prophylaxis of episodic migraine in adults. Cochrane Database Syst Rev 2013;(6):CD010611.
13) Khoromi S et al. Topiramate in chronic lumbar radicular pain. J Pain 2005;6(12):829-36.
14) Silberstein SD. Topiramate in migraine prevention:a 2016 perspective. Headache 2017;57(1):165-78.
15) Gremeau-Richard C et al. Topical clonazepam in stomatodynia:a randomised placebo-controlled study. Pain 2004;108(1-2):51-7.
16) Heckmann SM et al. A double-blind study on clonazepam in patients with burning mouth syndrome. Laryngoscope 2012;122(4):813-6.

* * *

薬物療法

15. 抗うつ薬

上野博司

Keyword
鎮痛補助薬
三環系抗うつ薬
SNRI
慢性疼痛
神経障害性疼痛

◎抗うつ薬は，抗うつ効果に加え，別の機序で鎮痛効果を有することが示されており，鎮痛補助薬として慢性疼痛の治療に臨床使用されている．さまざまな種類の抗うつ薬のなかで，とくに，三環系抗うつ薬(TCA)とセロトニン・ノルアドレナリン再取込み阻害薬(SNRI)が痛みの治療に頻用される．これらは有痛性糖尿病性神経障害，帯状疱疹後神経痛をはじめとした神経障害性疼痛での有効性が確立されており，国内外の各種診療ガイドラインでの推奨度も高い．また，SNRIであるデュロキセチンは，神経障害性疼痛に加え，慢性腰痛症，変形性関節症といった侵害受容性疼痛の要素を含む痛みや，心理社会的要因が深く関係する線維筋痛症による全身の痛みにも有効性が示され治療薬として使用されている．さらに，近年，新しい抗うつ薬であるノルアドレナリン・特異的セロトニン作動性抗うつ薬(NaSSA)も慢性疼痛の治療薬として注目されている．

　抗うつ薬は，鎮痛補助薬[*1]のなかでも代表的な薬剤であり，神経障害性疼痛を中心とした慢性疼痛の治療に頻用される．現在，さまざまな種類の抗うつ薬が臨床使用可能であるが，鎮痛補助薬として頻用されるのは，疼痛性疾患に対して保険適応のある三環系抗うつ薬(tricyclic antidepressant：TCA)とセロトニン・ノルアドレナリン再取込み阻害薬(serotonin-noradrenalin reuptake inhibitor：SNRI)である．また，最近では，ノルアドレナリン・特異的セロトニン作動性抗うつ薬(noradrenergic and specific serotonergic antidepressant：NaSSA)も慢性疼痛の治療薬として注目されている．本稿では，抗うつ薬について，鎮痛補助薬として用いられるものを中心に，特徴，効果，作用機序，使用法，使用上の注意点などについて解説する．

● 抗うつ薬の変遷

　抗うつ薬は，50年以上もの歴史をもつ薬剤である．第一世代の三環系抗うつ薬から，抗うつ効果の増強と副作用の軽減を目標として改良が行われてきた．三環系抗うつ薬の副作用で問題となる抗コリン作用，αアドレナリン受容体遮断作用，心毒性の改善を目的として第二世代である四環系抗うつ薬が開発された．さらなる副作用の軽減のために，抗うつ作用に関連するセロトニン，ノルアドレナリンの2つの系に選択的に作用する抗うつ薬が開発され，第三世代の抗うつ薬である選択的セロトニン阻害薬(selective serotonin reuptake inhibitor：SSRI)，第四世代の抗うつ薬であるSNRIとして上市された．最近では，α_2アドレナリン受容体拮抗作用とセロトニン受容体選択的拮抗作用により抗うつ効果を示す，NaSSAとよばれる新しい抗うつ薬も開発され，臨床使用されている．

　代表的な抗うつ薬の特徴を**表1**に示す[1]．

● 抗うつ薬の薬理作用と副作用

　抗うつ薬の薬理作用は，おもに①セロトニン，ノルアドレナリン再取込み阻害，②αアドレナリン受容体遮断作用，③アセチルコリン M_1 受容体

[*1]鎮痛補助薬：主たる薬理作用には鎮痛作用をもたないが，鎮痛薬と併用することにより鎮痛効果を増強し，特定の状況下で鎮痛効果を発揮するような薬剤の総称である．

Hiroshi UENO
京都府立医科大学疼痛・緩和医療学教室

表 1 各種抗うつ薬の特徴(文献1)より一部改変)

抗うつ薬	種類	一般名	適応(精神科領域)	適応(疼痛) ( )は保険適応外	主作用
三環系抗うつ薬	3級アミン	イミプラミン	うつ病・うつ状態 30〜75 mg/day から漸増, 最大 200 mg/day		NRI>SRI
		クロミプラミン	うつ病・うつ状態,ナルコレプシーに伴う情動脱力発作 50〜100 mg/day から漸増, 最大 225 mg/day		NRI+SRI
		アミトリプチリン	うつ病・うつ状態 30〜75 mg/day から漸増, 最大 150〜300 mg/day	末梢性神経障害性疼痛 10〜25 mg/day から漸増, 最大 100 mg/day 程度まで (片頭痛予防) 10〜60 mg/day (緊張型頭痛予防) 5〜75 mg/day	NRI>SRI
	2級アミン	ノルトリプチリン	うつ病・うつ状態 30〜75 mg/day から漸増, 最大 150 mg/day	(神経障害性疼痛) 10〜25 mg/day から漸増, 最大 150 mg/day 程度まで	NRI>SRI
	ジベンゾキサゼピン	アモキサピン	うつ病・うつ状態 25〜75 mg/day から漸増, 最大 150〜300 mg/day		NRI ドパミンD_2受容体遮断
四環系抗うつ薬		マプロチリン	うつ病・うつ状態 30〜75 mg/day		NRI
SSRI		フルボキサミン	うつ病・うつ状態,強迫性障害,社会不安障害 50〜150 mg/day		SRI
		パロキセチン	うつ病・うつ状態,パニック障害,強迫性障害,社会不安障害 10〜40 mg/day		SRI
		セルトラリン	うつ病・うつ状態,パニック障害 25〜100 mg/day		SRI
SNRI		ミルナシプラン	うつ病・うつ状態 25 mg/day から漸増, 最大 100 mg/day		NRI+SRI
		デュロキセチン	うつ病・うつ状態 20 mg/day から漸増, 最大 60 mg/day	糖尿病性神経障害,線維筋痛症,慢性腰痛症,変形性関節症の各疾患における疼痛 20 mg/day から漸増,最大 60 mg/day	NRI+SRI
NaSSA		ミルタザピン	うつ病・うつ状態 15〜45 mg/day	(神経障害性疼痛)	$α_2$アドレナリン受容体遮断 5-$HT_{2,3}$受容体遮断

NRI:ノルアドレナリン再取込み阻害, SRI:セロトニン再取込み阻害.

遮断作用,④ヒスタミンH_1受容体遮断作用,⑤セロトニン5HT_2受容体遮断作用によってもたらされる.同時に副作用もこれらの薬理作用に起因して生じる.抗うつ薬の薬理作用と副作用の関係を表2に示す2).また,三環系抗うつ薬,四環系抗うつ薬は,キニジン様作用として,QT延長から心室頻拍を生じ,突然死の原因となることがあるため,高用量で使用する場合は,注意が必要である3).

抗うつ薬の鎮痛作用

抗うつ薬が鎮痛補助薬として鎮痛作用を示すの

表 2 抗うつ薬の薬理作用と副作用（文献[2]より一部改変引用）

薬理作用	副作用	代表的な抗うつ薬
セロトニン再取込み作用	悪心，頭痛，消化器症状，性機能障害，神経過敏，アカシジア	セルトラリン，パロキセチン，デュロキセチン
ノルアドレナリン再取込み作用	振戦，頻脈，勃起・射精傷害，ノルアドレナリンの昇圧効果増強	デュロキセチン，ミルナシプラン，ノルトリプチリン，アモキサピン
アドレナリン α_1 受容体遮断	鎮静，起立性低血圧，眩暈，反射性頻脈	アミトリプチリン，クロミプラミン
セロトニン 5-HT_2 受容体遮断	射精傷害，低血圧，食欲亢進	ミルタザピン，アモキサピン
ヒスタミン H_1 受容体遮断	鎮静，眠気，体重増加，低血圧	ミルタザピン，アミトリプチリン
ムスカリン性アセチルコリン M_1 受容体遮断	霧視，口渇，洞性頻脈，便秘，排尿障害，短期記憶障害，せん妄，ミオクローヌス	アミトリプチリン，クロミプラミン，イミプラミン

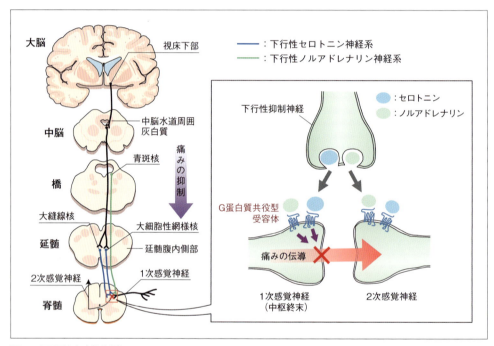

図 1 下行性疼痛抑制系

は，セロトニン，ノルアドレナリン再取込み阻害作用による下行性疼痛抑制系の賦活がもっとも大きな機序と考えられている．下行性疼痛抑制系は，末梢から脊髄を上行し視床を介して中枢に到達する上行性疼痛伝達系と並行して機能している系であり，痛み刺激に応答して，脊髄よりも上位にある脳幹部から脊髄後角に下行性に投射し，痛覚情報の中枢神経系への入口である脊髄後角で痛みの伝達を抑制する．抗うつ薬の鎮痛効果は，この脊髄後角のシナプス間隙でセロトニン，ノルアドレナリンの再取込み阻害が生じることで，セロトニン，ノルアドレナリンの濃度が増加し，下行性疼痛抑制系が賦活されることによって発揮される（図 1）．

それ以外にも，さまざまな機序が抗うつ薬の鎮痛効果の発現に関与していることが示されている．たとえば，ナトリウム，カリウム，カルシウムの各イオンチャネル遮断作用，$GABA_B$受容体賦活作用によるオピオイド μ，δ 受容体を介した鎮痛作用，NMDA 受容体拮抗作用による脊髄後角での中枢性感作の抑制，さらに末梢組織では，PGE_2，TNF-α 産生抑制による抗炎症作用が関与している．各種抗うつ薬において想定される鎮痛機序を表 3 にまとめて示す[4]．

表 3 鎮痛薬としての抗うつ薬の作用機序(文献4)より一部改変引用)

作用機序	作用部位	TCA	SNRI	SSRI
モノアミン再取込み阻害作用	セロトニン	+	+	+
	ノルアドレナリン	+	+	−
受容体遮断	α₁ アドレナリン受容体遮断	+	−	−
	NMDA 受容体遮断	+	+(ミルナシプラン)	−
イオンチャネルへの作用	Na チャネル遮断	+	+(ベンラファキシン)	+(fluoxetine のみ)
	Ca チャネル遮断	+	−(デュロキセチン)	+(citalopram, fluoxetine)
	K チャネル活性化	+	?	−
アデノシンへの作用	アデノシン A₁ 受容体活性化	+(アミトリプチリン)	?	?
GABA_B 受容体	GABA_B 受容体機能の増強	+(アミトリプチリン, desipramine)	?	+(fluoxetine)
オピオイド受容体への結合/オピオイドを介した効果	μ および δ オピオイド受容体活性化	+	+(ベンラファキシン)	+(パロキセチン)
抗炎症作用	PGE2 産生の減少	+	?	+(fluoxetine)
	TNFα 産生の減少	+	?	?

英語表記の薬剤はわが国で未発売.

また,抑うつを伴っている慢性疼痛患者では,本来の抗うつ効果により,抑うつ気分が改善し,鎮痛効果の増強につながることもある.

痛みの治療で頻用される抗うつ薬

1. TCA

TCAは,神経障害性疼痛に対して,NNT[*2] 3.6と鎮痛効果が高く,さらにNNH[*3] 13.4で有害事象が少なく忍容性の高い薬剤である[5].また,一般的にTCAの鎮痛効果は,抗うつ作用に必要な用量よりも低用量で,かつ速やかに発現する.TCAは『神経障害性疼痛薬物療法ガイドライン改訂第2版』[6]で,神経障害性疼痛の薬物療法アルゴリズムで第一選択薬とされている.

痛みに対するTCAの標準的な使用法は,10〜25 mg/dayから開始し,抗コリン作用による副作用に注意し,効果を見ながら1週間程度で段階的に,必要量10〜100 mg/dayまで増量し,6〜8週で効果判定する.

① アミトリプチリン

アミトリプチリンは,TCAのなかでも神経障害性疼痛に対する有効性が多く報告されている.具体的には,帯状疱疹後神経痛[7],外傷性神経損傷後疼痛[8],糖尿病性神経障害による痛みやしびれ[9],中枢性脳卒中後疼痛[10],脊髄損傷後疼痛[11]への有効性がRCTで示されている.現在,TCAではアミトリプチリンのみが,"末梢性神経障害性疼痛"に対して保険適応となっている.また,『慢性頭痛の診療ガイドライン2013』[12]では,アミトリプチリンは片頭痛と緊張型頭痛の予防に有効であるとされている.

② ノルトリプチリン

ノルトリプチリンは,アミトリプチリンの代謝産物であり二級アミンTCAである.アミトリプチリンなどの三級アミンTCAよりも抗コリン作用と心毒性が弱く忍容性が高い.二級アミンTCAと比較して鎮痛効果に差はないとされているが[13],わが国での保険適応はうつ病のみである.

[*2] NNT(number needed to treat):望ましい治療効果を1人得るために必要な人数のことであり,この場合は,"何人の患者に投与すれば1人の患者で50%以上の鎮痛軽減が得られるか"と定義する.NNTが少ないほど鎮痛効果が高いことを示す.

[*3] NNH(number needed to harm):何人の患者を治療すると1例の有害事象が出現するかを示す数値.多いほど薬剤の安全性が高いことを示す.

2. SNRI

SNRIは，選択的にセロトニンとノルアドレナリンの再取込みを抑制し，下行性疼痛抑制系を賦活することで，鎮痛効果を発揮する．SNRIは，神経障害性疼痛に対して，NNT 6.4，NNH 11.8とされている[5]．SNRIのなかでもデュロキセチンは慢性疼痛に対する有効性が高い．

・デュロキセチン

デュロキセチンは，近年，神経障害性疼痛，慢性疼痛に対する有効性が高く，注目されている薬剤である．神経障害性疼痛では糖尿病性神経障害による痛みやしびれ[14]，化学療法誘発性末梢神経障害に対する有効性[15]が確認されており，『糖尿病診療ガイドライン2016』[16]，『神経障害性疼痛薬物療法ガイドライン改訂第2版』[6]で第一選択薬とされている．また，神経障害性疼痛だけでなく，侵害受容性疼痛の要素を含む慢性疼痛（慢性腰痛症，変形性関節症）に対する有効性も高く[17,18]，アメリカ内科学会の腰痛ガイドライン[19]で推奨されている．また，心理社会的要素を含む線維筋痛症による全身の痛みに対しても有効であり，『線維筋痛症診療ガイドライン2017』[20]でも推奨されている．現在，わが国でのデュロキセチンの保険適応は，うつ病以外では，糖尿病性神経障害，線維筋痛症，慢性腰痛症，変形性関節症の各疾患に伴う疼痛となっている．

デュロキセチンは，初期投与時に発症頻度の高い副作用として傾眠と悪心があり，これを回避するために20 mg/dayから内服を開始し，1〜2週間で維持量の40〜60 mg/dayまで増量するのが標準的な使用法である．

3. NaSSA

NaSSAは，従来の抗うつ薬とは異なり，モノアミン再取込み阻害作用を有せず，シナプス前α_2アドレナリン自己受容体とヘテロ受容体に拮抗薬として作用し，ノルアドレナリン，セロトニンの放出を促進する．これにより抗うつ作用と下降性抑制系が賦活されることによる鎮痛作用を発揮する．さらにセロトニン受容体，ヒスタミン受容体に選択的に拮抗作用を示すため，睡眠促進，悪心・嘔吐の改善効果も認められる．現在臨床ではミルタザピンが使用可能であり，うつ病を伴うがん患者において，うつ症状の改善だけでなく，睡眠，悪心，痛みの改善が認められた[21]．現在わが国では，うつ病のみに保険適応であるが，今後，慢性疼痛治療に期待ができる薬剤である．

文献

1) 益田律子．痛み治療における抗うつ薬：臨床的意義と特徴．ペインクリニック 2014；35(1)：61-73.
2) 上村恵一・他．第3章 1．抗うつ薬．がん患者の精神症状はこう診る 向精神薬はこう使う．じほう；2015．p.114-26.
3) Ray WA et al. Clin Pharmacol Ther 2004;75(3):234-41.
4) Dharmshaktu P et al. J Clin Pharmacol 2012;52(1):6-17.
5) Finnerup NB et al. Lancet Neurol 2015;14(2):162-73.
6) 日本ペインクリニック学会神経障害性疼痛薬物療法ガイドライン改訂版作成ワーキンググループ．神経障害性疼痛薬物療法ガイドライン改訂第2版．真興交易医書出版部；2016．
7) Graff-Radford SB et al. Clin J Pain 2000;16(3):188-92.
8) Wilder-Smith CH et al. Anesthesiology 2005;103(3):619-28.
9) Vrethem M et al. Clin J Pain 1997;13(4):313-23.
10) Leijon G and Boivie J. Pain 1989;36(1):27-36.
11) Rintala DH et al. Arch Phys Med Rehabil 2007;88(12):1547-60.
12) 日本頭痛学会，日本神経学会（監）．慢性頭痛の診療ガイドライン作成委員会（編）．慢性頭痛の診療ガイドライン 2013．医学書院；2013．
13) Watson CP et al. Neurology 1998;51(4):1166-71.
14) Raskin J et al. Pain Med 2005;6(5):346-56.
15) Smith EM et al. JAMA 2013;309(13):1359-67.
16) 日本糖尿病学会．糖尿病診療ガイドライン 2016．南江堂；2016．
17) Chou R et al. Ann Intern Med 2017;166(7):480-92.
18) Wang G et al. Osteoarthritis Cartilage 2017;25(6):832-8.
19) Qaseem A et al. Ann Intern Med 2017;166(7):514-30.
20) 日本線維筋痛症学会，日本医療研究開発機構線維筋痛症研究班．線維筋痛症診療ガイドライン 2017．日本医事新報社；2017．
21) Kim SW et al. Psychiatry Clin Neurosci 2008;62(1):75-83.

* * *

薬物療法

16. オピオイド

Keyword
オピオイド
手術麻酔
がん疼痛
非がん性慢性疼痛

山口重樹　Donald R. Taylor

◎オピオイドとは，オピオイド受容体に結合するアヘンにかかわる物質に関する薬理学的な名称である．オピオイドのうちで鎮痛効果を有するものがオピオイド鎮痛薬であり，医療に必須の薬となっている．オピオイド鎮痛薬の使用目的は身体的な痛みの緩和であるが，使用する領域によって対象患者，投与目的，投与期間，副作用が異なる．手術麻酔では"取り除く"を意味する漢字である"除"を用いてオピオイド除痛薬，がん疼痛治療では"鎮める"を意味する漢字である"鎮"を用いてオピオイド鎮痛薬，そして慢性疼痛治療では"和らげる"を意味する漢字である"和"を用いてオピオイド和痛薬という言葉の使い分けによって理解されるべきである．また，わが国で臨床使用可能なオピオイド鎮痛薬の添付文書上の効能・効果はそれぞれ異なる．オピオイド鎮痛薬の適正使用は領域別の使用方法の違いを熟知するとともに，添付文書上の効能効果を遵守することである．

古代エジプト時代から痛み止めや下痢止めなどの目的に使用されているオピオイドの有用性は，いまなお揺るがない．そして強力な鎮痛作用を有するオピオイド鎮痛薬は現代医療に必須の薬となっている．近年，質の高い医療をめざすため，不要な身体的な痛みを軽減することを目的に，周術期管理や緩和ケアでは積極的に使用されるようになり，さらには難治性の非がん性慢性疼痛(以降，慢性疼痛)などへとオピオイド鎮痛薬の使用範囲は広がっている．

オピオイドとは

オピオイドとはケシの未成熟果実から抽出した乳汁液を乾燥させたアヘンにかかわる物質に関する薬理学的な名称である．日本緩和医療学会のがん疼痛薬物療法に関するガイドラインでは，オピオイドを"麻薬性鎮痛薬やその関連合成鎮痛薬などのアルカロイドおよびモルヒネ様活性を有する内因性または合成ペプチド類の総称"と定義している[1]．

Shigeki YAMAGUCHI[1], Donald R. Taylor[2]
獨協医科大学医学部麻酔科学講座[1], Comprehensive Pain Care, P.C. Pain Management, Clinical Research and Office Based Opioid Addiction Treatment[2]

オピオイド受容体とは(図1)

オピオイドが結合する受容体がオピオイド受容体ということになる．オピオイド鎮痛薬は受容体の存在することがわかっていなかった古くから使用されてきたが，1970年代になると生化学的手法によってオピオイド受容体の概念が提唱されるようになった．

オピオイド受容体は細胞膜を7回貫く形態をとるG-蛋白共役受容体で，細胞膜内側には細胞内情報伝達をつかさどるα, β, γの3つのサブユニットで構成されるG-蛋白質が存在する[2]．

オピオイド受容体の活性機序[3]

オピオイド受容体が刺激されると以下のような機序で作用を発揮する．

① オピオイド受容体が刺激されていないときのG-蛋白質のαサブユニットはグアノシン二リン酸(GDP)と結合し不活化の状態にある(図2-A)．

② オピオイド受容体作動薬により受容体が刺激されるとG-蛋白質が受容体に結合し，GDPがグアノシン三リン酸(GTP)に変換される(図2-B)．

③ GTPはαサブユニットと複合体を形成する(α-GTP複合体)．

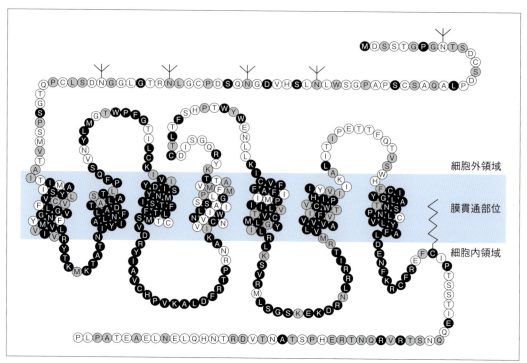

図1 オピオイド受容体の構造[2]

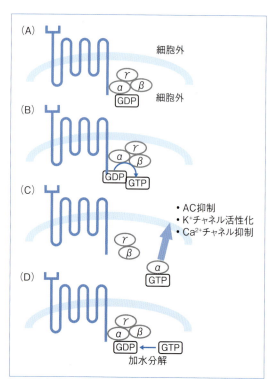

図2 オピオイド受容体の活性機序[4]
AC：Adenylate cyclase（アデニル酸シクラーゼ），
GDP：guanosine diphosphate（グアノシン二リン酸），
GTP：guanosine triphosphate（グアノシン三リン酸）．

④ α-GTP複合体，β, γ複合体が受容体から離れる（図2-C）．

⑤ α-GTP複合体が細胞内酵素を介してCa^{2+}チャネルの抑制，K^+チャネルの活性化，アデニル酸シクラーゼの抑制の抑制などの生理活性を示す（図2-C）．

⑥ 最終的には，GTPが加水分解されGDPに戻ることにより，α, β, γの3つのサブユニットがふたたび結合して一連のサイクルが終了する（図2-D）．

オピオイド受容体のサブタイプ

1990年代に入って分子生物学的テクノロジーが進歩すると，μ, δおよびκの3種類のG蛋白結合型オピオイド受容体のアミノ酸配列も明らかになった．各種サブタイプの特徴を表1に示すが，サブタイプごとにおもな発現部位，細胞内情報伝達，薬理作用などが異なることがわかる[1]．

オピオイド受容体を介した鎮痛効果[4,5]

臨床においてはさまざまなオピオイド鎮痛薬が使用されているが，μオピオイド受容体作動活性

表1 オピオイド受容体のサブタイプと特徴[1]

受容体タイプ	μオピオイド受容体	δオピオイド受容体	κオピオイド受容体
薬理作用			
鎮痛作用	++	+	++
鎮静作用	++	+	++
消化管運動抑制	++	+	+
呼吸抑制	+	−	−
咳嗽反射抑制	+	−（悪化）	+
情動性	+	+	−（嫌悪感）
徐脈	+	−（頻脈）	+
利尿作用	−（抗利尿）		+
細胞内情報伝達	cAMP産生↓・Ca^{2+}チャネル↓・K^+チャネル↑（Gi/oα依存的）PLC活性化・PKC活性化（Gβγ依存的）	cAMP産生↓・Ca^{2+}チャネル↓・K^+チャネル↑（Gi/oα依存的）PLC活性化・PKC活性化（Gβγ依存的）	cAMP産生↓・Ca^{2+}チャネル↓・K^+チャネル↑（Gi/oα依存的）
おもな発現部位	大脳皮質，線条体，視床，視床下部，中脳，橋−延髄（青斑核，孤束核），脊髄，一次感覚神経など	大脳皮質，線条体，側坐核，中脳など	線条体，側坐核，視床，視床下部，中脳，橋−延髄（青斑核，孤束核），脊髄など

を示すものが多い．そのμオピオイド受容体は，脊髄後角，橋・延髄，大脳皮質，視床，青斑核，側坐核，中脳水道周囲灰白質，扁桃体，腹側被蓋野，海馬および黒質には密に分布しているが，中枢神経系には広く分布している．そして，おもに以下の機序で鎮痛効果を発揮する．

① 中脳水道周囲灰白質，延髄網様体，および大縫線核に作用して下行性ノルアドレナリンおよび下行性セロトニン神経系を賦活化する（図3）．

② 脊髄後角に投射している一次知覚神経からのサブスタンスP，ソマトスタチンおよびグルタミン酸などの痛覚伝達物質の遊離を抑制したり脳内痛覚情報伝達経路の興奮を抑制するなどして上行性痛覚伝達を抑制する（図4）．

わが国で使用可能なオピオイド鎮痛薬

近年，わが国においても臨床使用可能なオピオイド鎮痛薬は劇的に増えている．しかし，それぞれのオピオイド鎮痛薬が添付文書上で異なった効能・効果を有する．オピオイド鎮痛薬の適正使用でもっとも重要なことは添付文書上の効能・効果を遵守することである．表2に注射剤を除く各々のオピオイド鎮痛薬の添付文書上の効能・効果を示す．

各領域におけるオピオイド鎮痛薬の使用方法の違い[6]

オピオイド鎮痛薬は，手術麻酔，がん疼痛治療，慢性疼痛治療において重要な鎮痛薬である．たとえば，オピオイド鎮痛薬のひとつであるフェンタ

---

column　オピオイド鎮痛薬

オピオイド受容体に結合する物質がオピオイドである．その代表がモルヒネである．内因オピオイドにはエンケファリンをはじめとして20種類以上のオピオイド様ペプチドが明らかにされ，エンドルフィン類，エンケファリン類，ダイノルフィン類に分類され，μ，δ，κオピオイド受容体のおもなリガンドとされている．オピオイド受容体に作用して鎮痛効果を発揮するオピオイドをオピオイド鎮痛薬と定義されている．なぜ，オピオイド鎮痛薬という言葉を使用するかというと，オピオイド受容体に作用しても鎮痛効果を発揮しないオピオイド，たとえばナロキソン（麻薬拮抗薬）などが存在するからである．オピオイド鎮痛薬はオピオイド受容体の親和性（薬効）によって弱オピオイド鎮痛薬（トラマドール，コデイン）と強オピオイド鎮痛薬（モルヒネ，オキシコドン，フェンタニル，ヒドロモルフォンなど）に分類される．そして，わが国においては，オピオイド鎮痛薬はトラマドールや一部のコデインといった一般処方箋薬，ブプレノルフィンといった向精神薬，強オピオイド鎮痛薬であるモルヒネなどの医療用麻薬に区分されている．

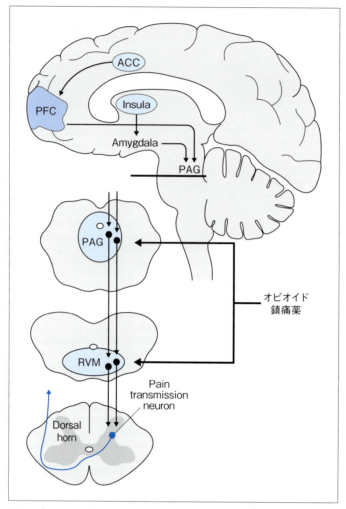

図 3　痛みの下行性抑制系とオピオイド鎮痛薬の作用[5]
　ACC：anterior cingulate cortex（前帯状皮質），PFC：prefrontal cortex（前頭前皮質），Insula：島皮質，Amygdala：扁桃体，PAG：periaqueductal gray matter（中脳水道周囲灰白質），RVM：rostral ventromedial medulla（吻側延髄腹側部），Dorsal Horn：脊髄後角．

ニルはすべての領域において使用頻度が高く，その使用量は増加傾向にある．しかし，同じフェンタニルであっても，その使用方法は領域によってまったく異なる．処方医は領域別のオピオイド鎮痛薬の使用法の違いを理解しなければならない．

図5に3つの領域におけるオピオイド鎮痛薬の使用方法の違いを示す．いずれの領域においても，持続する一定の痛み（がん疼痛では持続痛とよばれている）と一過性に増悪する痛みが（がん疼痛では突出痛とよばれる）が混在するが，3つの領域で同様にオピオイド鎮痛薬が使用されているわけではない．領域ごとにオピオイド鎮痛薬の使用期間，使用目的，直面する問題点などは異なる（**表3**）．

手術麻酔におけるオピオイド鎮痛薬の使用方法のイメージを**図5-A**に示すが，手術中の強い刺激（侵襲）を含むすべての刺激（侵襲）を抑えるために大量のオピオイド鎮痛薬の投与が必要となる．大量のオピオイド鎮痛薬の投与は，呼吸抑制，循環抑制といった問題を惹起するが，幸いにも手術麻酔中は患者には人工呼吸器が装着され，静脈路からの循環作動薬の投与が容易になっており，患者が重篤な有害事象に巻き込まれることはまれである．

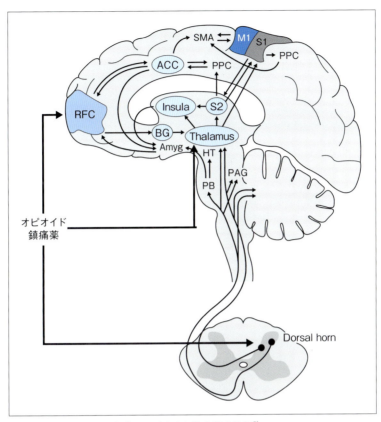

図4 痛みの上行性伝達系とオピオイド鎮痛薬の作用[5]

PCC：posterior parietal cortex（頭頂葉），M1：primary motor area（一次運動野），S1：primary somatosensory area（一次体性感覚野），S2：secondary somatosensory area（二次体性感覚野），SMA：supplementary motor area（補充運動皮質），ACC：anterior cingulate cortex（前帯状皮質），PFC：prefrontal cortex（前頭前皮質），BG：basal ganglia（大脳基底核），Insula：島皮質，Thalamus：視床，HT：hypothalamus（視床下部），Amyg：amygdala（扁桃体），PAG：periaqueductal gray matter（中脳水道周囲灰白質），PB：parabrachial nuclei（傍小脳脚核），Dorsal Horn：脊髄後角．

 がん疼痛治療におけるオピオイド鎮痛薬の使用方法のイメージを図5-Bに示すが，夜間および安静時に自覚する持続的な痛みを十分に緩和することがオピオイド鎮痛薬投与の基本である．そして，持続的に続く痛みの緩和にもかかわらず発生する一過性の痛みの増強（突出痛）に対しては，レスキュー薬とよばれる短時間作用性（モルヒネ，オキシコドン，ヒドロモルフォンなどの経口製剤），あるいは即効性（フェンタニルの口腔粘膜吸収剤）のオピオイド鎮痛薬が使用される．もし，突出痛にも対応できるような高用量のオピオイド鎮痛薬を定時薬として投与すると，過鎮静，眠気などの有害事象が出現し，生活の質（QOL）が著しく低下してしまう可能性がある．

 慢性疼痛治療におけるオピオイド鎮痛薬の使用方法のイメージを図5-Cに示すが，他の2つの領域とはまったく異なる．オピオイド鎮痛薬の副作用によってQOLや日常生活動作（ADL）がけっして低下してはならない．そのため，痛みの緩和が自覚できる必要最小限の量のオピオイド鎮痛薬にとどめなければならない．その理由は，慢性疼痛のオピオイド鎮痛薬使用の目的が痛みの軽減ではなく，痛みが緩和されることによって得られるQOLやADLの改善であるためである．慢性疼痛においても突出痛に似た痛みの一過性の増強（background pain flare；持続痛の像悪）を患者が自覚するかもしれないが，短時間作用性あるいは即効性のオピオイド鎮痛薬は急激な眠気を感じる

表 2　わが国で使用可能な注射剤を除くオピオイド鎮痛薬の適応

薬品名	剤形	がん疼痛の適応	非がん性疼痛の適応
コデインリン酸	1％散, 錠	○	○
	10％散, 錠	○	○
トラマドール塩酸塩	口腔内崩壊錠, 徐放錠	○	慢性疼痛
	アセトアミノフェン配合錠		慢性疼痛
ブプレノルフィン塩酸塩	貼付剤		腰痛症, 変形性関節症
	坐剤	○	術後痛
モルヒネ塩酸塩	錠, 末	○	○
	坐剤, 液剤, 徐放錠	○	
モルヒネ硫酸塩	徐放錠	○	
オキシコドン	徐放錠, 徐放カプセル, TR錠	○	
	散, 速放錠	○	
ヒドロモルフォン	徐放錠	○	
	速放錠	○	
フェンタニル	貼付剤	○	○
	口腔粘膜吸収剤	がん突出痛	
タペンタドール	錠	○	
メサドン	錠	他の強オピオイド鎮痛剤で治療困難ながん疼痛	

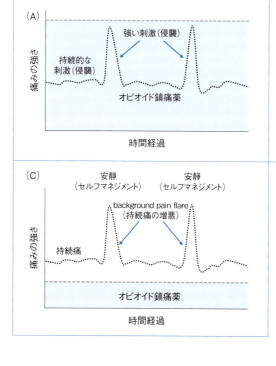
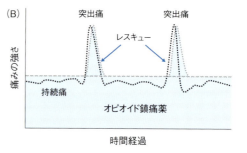

図 5　手術麻酔（A），がん疼痛（B），非がん性慢性疼痛（C）におけるオピオイド鎮痛薬投与のイメージ[6]

A：手術中のすべての刺激（侵襲）を抑えるほどの大量のオピオイド鎮痛薬の投与が必要となる．しかし人工呼吸器，循環作動薬の投与により容易に対応できる．

B：持続的な痛みを十分に緩和することがオピオイド鎮痛薬投与の基本である．そして持続的に続く痛みの緩和にもかかわらず発生する一過性の痛みの増強（突出痛）に対してはレスキュー薬とよばれる短時間作用性あるいは即効性のオピオイド鎮痛薬を用いる．

C：オピオイド鎮痛薬の副作用によって生活の質（QOL）や日常生活動作（ADL）がけっして低下してはならないため，痛みの緩和が自覚できる必要最小限の量のオピオイド鎮痛薬にとどめなければならない．非がん性慢性疼痛においても突出痛に似た痛みの一過性の増強に対して安静（セルフマネジメント）にて対応する．

表3 各領域のオピオイド鎮痛薬の対象患者，投与目的，投与期間，副作用

	対象患者	投与目的	投与期間	問題点
手術麻酔	手術を受けるすべての患者	有害反応（神経内分泌反応等）の抑制 → 術後合併症の予防	限られた期間（きわめて短い時間）	呼吸抑制，徐脈，低血圧など
がん疼痛治療	がん疼痛を訴えるすべての患者	痛みからの解放 → QOLの改善，抗がん治療への意欲の回復	限られた期間（短〜中期，あるいは長期）	悪心・嘔吐，便秘，眠気など
非がん性慢性疼痛治療	厳選された一部の慢性疼痛患者	生活改善 → 失っていた生活を取り戻す	3カ月を目途に開始し，6カ月で中止する時に長期化	悪心・嘔吐，便秘，眠気，腸機能障害，性腺機能障害，認知機能障害，痛覚過敏，乱用・依存など

のみならず，将来の乱用，嗜癖の危険因子になる可能性がある．また，オピオイド鎮痛薬投与中に出現する眠気はがん疼痛治療においては心地よいと感じる患者が多いかもしれないが，慢性疼痛においては不快と感じる患者が多いはずである．

これまで，われわれはオピオイド鎮痛薬という言葉をすべての領域で使用してきているが，使用される領域別に投与方法が異なることを考慮すると，言葉の呼び方を領域ごとに使い分ける必要があるかもしれない．手術麻酔では"取り除く"を意味する漢字である"除"を用いてオピオイド除痛薬という言葉で理解すべきである．また，がん疼痛治療では"鎮める"を意味する漢字である"鎮"を用いてオピオイド鎮痛薬という言葉で理解すべきである．そして慢性疼痛治療では"和らげる"を意味する漢字である"和"を用いてオピオイド和痛薬という言葉で理解すべきである．この"除""鎮""和"という3つの言葉の違いを理解すれば，各領域におけるオピオイド鎮痛薬の使用目的の理解が深まるはずである．

文献

1) 日本緩和医療学会・緩和医療ガイドライン委員会編．がん疼痛の薬物療法に関するガイドライン2014年版．II章 背景知識，4．薬理学的知識，1）オピオイド．金原出版；2014．p.42-73．
2) 佐藤公道・他．オピオイド受容体の構造—受容体構造とリガンド選択性—．オピオイド適正使用と最近の進歩．鎮痛薬・オピオイドペプチド研究会編．ミクス；1995．p.135-45．
3) Traynor JR et al. Relationship between rate and extent of G protein activation:comparison between full and partial opioid agonists. J Pharmacol Exp Ther 2002;300:157-61.
4) Kline RH 4th, Wiley RG. Spinal mu-opioid receptor-expressing dorsal horn neurons:role in nociception and morphine antinociception. J Neurosci 2008;28:904-13.
5) Pert A, Yaksh T. Sites of morphine induced analgesia in the primate brain:relation to pain pathways. Brain Res 1974;80:135-40.
6) 山口重樹, Donald R Taylor．オピオイド鎮痛薬を用いた慢性疼痛治療の近未来への課題と対策．慢性疼痛治療—現場で役立つオピオイド鎮痛薬の必須知識．細川豊史編．医療ジャーナル社；2015．p.248-63．

* * *

薬物療法

17. 漢方

濱口眞輔

Keyword
痛み
東洋医学
漢方薬

◎漢方薬は痛み，痺れや冷えを軽減する選択肢として有用であり，一種類の方剤で多数の効能・効果を示すことから，ポリファーマシー対策にも有効な手段となる．古典に基づく経験で漢方薬の有用性が確認されている場合は有用性が損なわれることはない．ただし，実践するには漢方医学的診断法の四診の所見を適切に評価し，治法にしたがって方剤を選択することが有用である．

◎治法には解表，清熱，散寒，祛風湿，駆瘀血，利水，理気，補気，補血，補腎などがあり，患者の状態によってその作用を有する方剤が選択される．また，漢方薬は単剤でも痛みの軽減が期待できるが，他の鎮痛薬との併用で治療効果の向上や副作用の軽減ができる．

　現在のペインクリニックでの薬物療法は，前項までの抗てんかん薬，抗うつ薬やオピオイド鎮痛薬(以下，オピオイド)が処方されることが多い[1]．しかし，これらの薬物でも痛みに附随する痺れの緩和や冷えを改善する効果は少なく，これらを軽減する選択肢として漢方薬が用いられることがある．漢方薬はこれらの症状を緩和する作用を有するのみならず，一種類の方剤で多数の効能・効果を示すことから，ポリファーマシー対策にも有効な手段となる．

漢方薬による治療が有益な場合

　漢方薬による治療は，西洋医学で病態が特定できない場合，循環障害や心理的要因など全身的な症状がみられる場合や西洋医薬の副作用で治療が困難な場合に有用となる．そして，もっとも漢方薬が奏効するのは，古典に基づいた経験則で有用性が知られている場合である[2]（表1）．

漢方薬による治療に必要な診断学

　漢方薬を処方する際には漢方医学的診断が不可欠となる．漢方医学的診断は問診，聞診，視診，切診の"四診"を組み合わせることで虚実，寒熱，

Shinsuke HAMAGUCHI
獨協医科大学医学部麻酔科学講座

表1　漢方薬による痛みの治療手段

痛みの種類	治療法（治法）
熱感を伴う痛み	清熱，瀉火
寒冷による痛み	散寒，祛湿，温補腎陽
血流異常，打撲	駆瘀血（活血化瘀）
水分異常，痺れ	利水，祛湿
ストレス＋痛み	疏肝解鬱，理気（柴胡剤）
慢性痛による消耗	補気，健脾
痛みの治療に伴う副作用を緩和	健脾，瀉下

表裏の異常，"気血水"の異常，病期や病変の存在部位を示す"六病位"の判定ができる．とくに腹診は患者の"証"（病態）を決定するために重要な役割を果たす．たとえば，胸から季肋下にかけて充満して圧痛を訴える腹診所見である"胸脇苦満"は交感神経過緊張などの精神症状の失調を示す所見とされ，柴胡剤の処方目標となる．また，心下部に抵抗と圧痛を認める"心下痞硬"が強いほど血中アドレナリン濃度が高いことが知られており，人参を含む方剤の処方目標とされている．

漢方薬による痛みの治療法（治法）

　漢方薬による治療法を"治法"という．以下に痛みの治療に用いる治法を示す[3]（表2）．

1．解表

　血管拡張や発汗によって体表の症状を緩和する

表2　漢方薬による痛みの治法，生薬，方剤

治法	おもな生薬	おもな方剤
解表	麻黄，桂枝，防風，生姜，白芷，細辛	葛根湯，桂枝加朮附湯，五積散
清熱	石膏，知母，黄連，黄芩，山梔子，竜胆	黄連解毒湯，竜胆瀉肝湯，白虎加人参湯
散寒（温裏）	附子，桂枝，乾姜，呉茱萸	呉茱萸湯，当帰四逆加呉茱萸生姜湯
祛風湿	独活，薏苡仁	疎経活血湯，桂枝加朮附湯，薏苡仁湯
駆瘀血	桃仁，牡丹皮，芍薬，紅花，牛膝	桂枝茯苓丸，加味逍遥散，桃核承気湯
利水	猪苓，沢瀉，防己，黄耆，蒼朮，白朮，茯苓	五苓散，猪苓湯，真武湯
理気	桂枝，陳皮，枳実，香附子，木香，厚朴，蘇葉，薄荷，柴胡	半夏厚朴湯，柴朴湯，柴胡剤
補気	人参，黄耆，白朮，蒼朮，甘草，大棗，茯苓	補中益気湯，六君子湯
補血	当帰，芍薬，地黄，枸杞子，竜眼肉	四物湯，十全大補湯，人参養栄湯
補腎	地黄，山薬，山茱萸，附子，枸杞子，杜仲	八味地黄丸，牛車腎気丸

治法で，"解表剤"は関節などの運動器の炎症性疼痛の緩和に有用である．とくに葛根湯は筋肉の強張りを緩めて動きを伸びやかにする"舒筋作用"を有するため，肩こりや頸肩部痛の治療にも用いられる[4]．

2．清熱

炎症や自律神経の過興奮などで生じる症状を改善する治法で，清熱剤は消炎・解熱・鎮痛作用のある薬物で構成されている．竜胆瀉肝湯は膀胱炎などによる排尿痛，残尿感に使用する方剤だが，水疱が少なく疼痛が強い帯状疱疹痛に用いられることもある[5]．

3．散寒（温裏）

経絡を温めることで凝滞した寒邪を祛散する治法で，関節痛が固定性で夜間に増強，歩行の不自由がみられるときや，寒冷で痛みが増強する場合に用いる．呉茱萸湯は頭痛日数や頓用薬の服用回数を有意に減少させ，日本頭痛学会のガイドラインでも推奨度Bとされている[6]．また，当帰四逆加呉茱萸生姜湯は四肢の血流改善に有用であり，四肢の血流障害による痛みの軽減に有効である[7]．

4．祛風湿

鎮痛，循環促進，利尿や消炎作用によって痺れや痛みを呈する関節や軟部組織の病変を改善する．疎経活血湯は腓腹筋痙攣を緩和するとともに鎮痛作用と利水作用を有するため，腰部脊柱管狭窄症の下肢症状に頻用されている[8]．

5．駆瘀血（化瘀活血）

血流うっ滞による生理機能異常（瘀血）による身体症状（打撲など）に対して組織の血液循環を改善する治法である．疎経活血湯も駆瘀血作用を有するためにここに分類されることがある．通導散は打撲による内出血を軽減する作用がある．

6．利水

体内の血液以外の水分の偏在（水滞）に対して，水分の分布と代謝を改善して痺れなどを緩和する治法である．真武湯は代謝が低下している患者の胃腸，腎疾患，心疾患を目標に用いられる方剤だが，脊髄疾患による運動・知覚麻痺の改善にも有用である[9]．

7．理気

自律神経系の緊張による消化管・血管平滑筋過緊張など，おもに痛みに附随する体の機能停滞（気滞）を改善する．柴胡剤も理気剤の項に記述されることが多く，気逆の治療に用いられる．柴胡剤は痛みによるストレスの軽減と痛みの緩和を目的に使用されることが多く，四逆散や柴胡加竜骨牡蠣湯などが有効である[10]．

8．補気

慢性痛による全身倦怠感，易疲労感，意欲低下などに対して，胃腸の調子を整えて元気をつける．補中益気湯は「気血水」の循環異常を改善することで慢性疲労症候群による全身痛に有効であった報告がある[11]．

9．補血

血液による滋潤作用や栄養作用の低下を補って抵抗力を高める治法だが，末梢での微小循環改善に寄与する作用もあるといわれている[12]．芍薬に

は鎮痙作用と鎮痛作用があり，筋緊張が関与する病態の改善に効果を示す．

10. 補腎

加齢に伴う生命力の低下を高める治法であり，加齢による脊柱管狭窄症などの腰下肢痛，下肢の痺れに対して著効する例があり，高齢患者に頻用される傾向にある．

● 漢方薬による痛みの治療の実際

漢方薬は単剤でも痛みの軽減が期待できるが，他の鎮痛薬との併用で治療効果の向上や副作用の軽減ができる．

1. 腰椎疾患の下肢痛，痺れ，冷えに対する鎮痛薬との併用

当院を受診した腰椎疾患のうち，変形性腰椎症，腰部脊柱管狭窄症，腰椎手術後症候群による下肢の痛み，冷え，痺れを呈する患者に対する漢方薬の鎮痛薬への併用について調査した結果，桂枝加朮附湯，苓姜朮甘湯，牛車腎気丸，当帰四逆加呉茱萸生姜湯，真武湯の先行鎮痛治療への追加処方は腰痛疾患による下肢症状緩和に有用であり，痛みは60例中32例（53％），痛みと冷えの合併には34例中17例（50％）とおおむね半数の症例に効果がみられた．しかし，痛みと痺れの改善は19例中4例（21％）のみであった[13]．

2. オピオイドによる消化器症状の緩和

オピオイドによる食欲不振の有無は虚実を判定する指標となり，多くの患者は虚証であるために六君子湯や半夏白朮天麻湯が頻用されている．

六君子湯は補気作用を有する方剤で，胃排出・貯留能の促進作用，食欲促進作用を有するグレリンの分泌を促進することが明らかになっている[14]．

半夏白朮天麻湯は低下した胃腸機能を高めるとともに眩暈や頭痛を改善し，オピオイドによる食欲不振，嘔気，眩暈などの軽減に有用である[15]．

3. オピオイドによる便秘の改善

オピオイド投与時の便秘は腸管運動障害による弛緩型と考えられ，緩下剤としては酸化マグネシウムや末梢性μ受容体拮抗薬が用いられる．しかし，これらの薬物で効果がみられない場合には漢方薬も併用処方の候補となる．大建中湯は，虚証で四肢や腹部が冷え，腹痛，腹部膨満，鼓腸のある場合，とくに腹壁を通して腸蠕動がみられ，冷えにより症状が悪化する患者に有用であり，有用性に関する報告が多くなされている[16]．また，"ウサギのフンのようにコロコロした"便である場合は，水の異常を是正する麻子仁丸や潤腸湯が用いられ，直腸型便秘を併発している可能性が高いので，大黄甘草湯，桂枝加芍薬大黄湯などを選択する場合もある[17]．

4. 抗がん剤や分子標的治療薬による有害作用の緩和

オキサリプラチンによる末梢神経障害に対する牛車腎気丸の有用性などは西洋医学に比べて遜色のないEBMを有しており，臨床で多く使用されている[18]．その他のがん治療においてエビデンスを有する漢方薬の効果を**表3**に示す[19]．

表3　がん治療領域でのEBMを有する漢方

漢方薬	適用される症状
桂枝茯苓丸	乳がんのホルモン療法時のホットフラッシュ
六君子湯	がん化学療法による食欲不振，悪心・嘔吐
牛車腎気丸	パクリタキセルによる末梢神経障害（しびれ）
芍薬甘草湯	パクリタキセルによる筋肉痛
麦門冬湯	肺がん術後の遅延性咳
十全大補湯	肝がん抑制効果と大腸がんの再発予防効果
半夏瀉心湯	イリノテカン療法による下痢に対する予防効果

文献/URL

1) 濱口眞輔, 池田知史. 運動器慢性痛の治療の実際―今, 日本で可能な薬物療法について―. 東海関節 2012；4：53-7.
2) 濱口眞輔, 沼田祐貴. 漢方薬による慢性痛の治療. 臨床麻酔 2016；40(1)：61-7.
3) 濱口眞輔. 痛みの治療における漢方薬の有用性. 栃木県病院薬剤師会誌 2013；91：50-5.
4) 濱口眞輔. 肩凝り, 頸部痛, 外傷性頸部症候群に対する漢方治療. ペインクリニック 2017；38(353)：321-30.
5) 濱口眞輔. 帯状疱疹の痛みと帯状疱疹後神経痛に対する漢方薬. ペインクリニック 2007；28：965-73.
6) 小田口　浩・他. 呉茱萸湯responderの漢方医学的所見に関する統計学的検討. 日本東洋医学雑誌 2007；58(6)：1099-105.
7) 濱口眞輔・他. 当帰四逆加呉茱萸生姜湯が有効であった頸椎症手術後の難治性上肢痛の2例. 痛みと漢方 2004；14：58-61.
8) 田原英一・他. 芍薬甘草湯が無効で疎経活血湯が奏効したこむら返りの4例. 日本東洋医学雑誌 2001；62(5)：660-3.
9) 寺島哲二・他. 脊椎手術後疼痛症候群に真武湯が有用であった高齢者の治療経験. 痛みと漢方 2015；25：142-5.
10) 濱口眞輔・他. 慢性痛痛患者に対する柴胡剤の使用経験. 痛みと漢方 2016；26：170-4.
11) 倉恒弘彦. 筋痛性脳脊髄炎/慢性疲労症候群の診断と治療.

BRAIN and NERVE―神経研究の進歩 2018；70(1)：11-8.
12) 矢数芳英．臨床応用編，腰下肢痛② しびれを伴う痛み．LiSA 2016；23(8)：782-92.
13) 濱口眞輔・他．腰椎疾患の下肢症状に対する漢方治療の後方視的調査．日本東洋医学雑誌 2017；68(4)：361-71.
14) 木下優子，矢久保修嗣．緩和ケアにおける漢方治療．日本気管食道科学会会報 2009；60(5)：379-83.
15) 濱口眞輔・他．半夏白朮天麻湯がオピオイドの副作用軽減に有用であった慢性痛の2症例の経験．日本東洋医学雑誌 2015；66(4)：327-30.
16) 内藤裕二．薬剤の副作用としての便通異常．Medicina 2012；49(2)：307-11.
17) 飯塚徳男．便秘・大黄甘草湯，大建中湯．診断と治療 2011；99：759-64.
18) Nishioka M et al. The Kampo medicine, Goshajinkigan, prevents neuropathy in patients treated by FOLFOX regimen. Int J Clin Oncol 2011;16(4):322-7.
19) 平田公一．生まれつつある漢方薬のエビデンス 診療ガイドラインにおける漢方薬の役割．漢方医学 2010；34(1)：8-11.

＊　　＊　　＊

神経ブロック療法

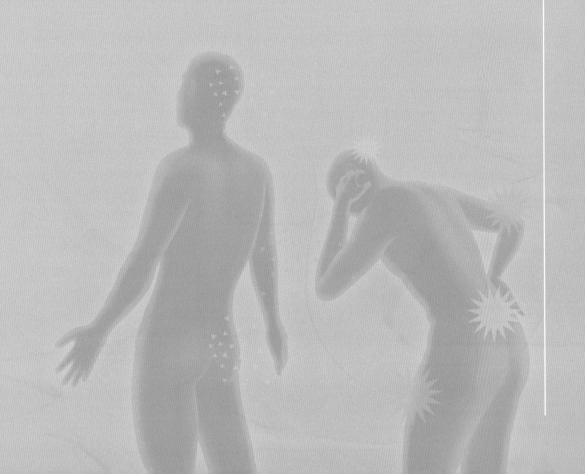

18. 神経ブロック療法の意義

Keyword
神経ブロック
インターベンショナル治療
オーダーメイド医療

安部洋一郎

◎神経ブロックは診断と治療の両面をもち，診断の際は部位診断と他のインターベンショナル治療の適否決定の一助となる．また，治療では他の治療薬より鎮痛効果は高く，薬剤治療と併用することで必要な薬剤の減量につながる．中枢性の副作用がないためリハビリテーションとの相性もよい．また，維持療法としての神経ブロック療法は他治療以上に医師—患者関係を構築しやすい．欠点は出血，感染などの合併症であるが，超音波やX線透視を利用することで発生率を下げることができる．今後は各施設が治療方針を明確に打ち出し，患者を紹介，逆紹介しやすい環境にすることが重要である．

　近年，疼痛は第5のバイタルサインといわれ，早期の疼痛治療の重要性が報告されつつある．

　関東逓信病院(現NTT東日本関東病院)ペインクリニック科の初代部長・若杉文吉は，1963年に日本にペインクリニックが誕生した際，神経ブロックを主体に診療を行う科がペインクリニック科であると述べている[1]．当科は1976年に独立科としてスタートした．当科をはじめとした黎明期のペインクリニックで診療する疾患は当初，三叉神経痛，顔面神経麻痺，顔面痙攣などの顔面領域の疾患が多く，診断は問診，視診でつく疾患が多かったため，神経ブロックは治療的側面が大きかった．行うブロックも三叉神経痛に対する三叉神経末梢枝ブロック，ガッセル神経節ブロックのほかは星状神経節ブロック(SGB)が主体であった．現在の高齢化社会では腰痛や肩こりなど脊椎の加齢に基づく痛みが男性，女性とも有訴者の1，2位を占めている[2]．脊椎疾患は構造上，椎体，椎間板，椎間関節など複数の組織，器官からなり，痛みの原因箇所も複雑になる．

　本稿では，神経ブロックの①診断的側面，②治療的側面について述べ，神経ブロックの意義と今後の展望を考察したい．

● 診断的側面

　診断的側面はさらに，①疼痛部位診断，②さらなる侵襲治療の適応診断，の2つがあるといえる．

① 疼痛部位診断

　痛みの分類には病脳期間，部位，疼痛機序などの視点から多数ある．急性痛，慢性痛は時間的側面からの分類であり，体性痛，内臓痛は神経分布の違いによる分類である．疼痛機序の点からは神経組織自体の損傷がなく，神経周囲に炎症などがある場合は侵害受容性疼痛，また，神経が損傷している場合は神経障害性疼痛とよばれる．また器質的病変がない場合は心理社会的側面の原因からくる痛みとして，心因性疼痛とよばれる．近年，脳内報酬系の破綻による痛みの概念も提唱されており，今後脳の機能異常としての疼痛も分類されれば，さらに細分化される可能性もある[3]．

　実臨床における慢性痛の患者は，侵害受容性，神経障害性，心因性すべてが混在した痛みであることが多く，病脳期間が長いほど，神経障害性，心因性の成分が増加し難治性となる．

　病脳期間が長い患者では，痛みの性質が複合しているだけでなく，痛みの原因箇所が一カ所であることはまれである．頸椎の変形が進んでいる症例では腰椎の変形も進んでいることが多い．しかし，変形の割に痛みがでていないことも多く経験する．すなわち，画像所見，理学的検査では明確

Yoichiro ABE
NTT東日本関東病院ペインクリニック科

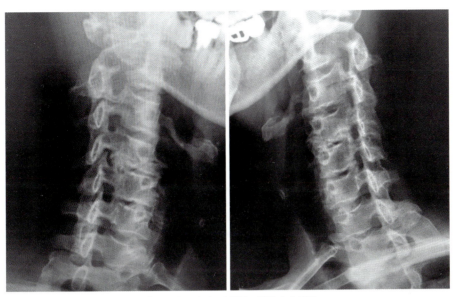

図 1　右上肢から第 1，2 指に痛みがある患者の頸部 X 線像左右斜位

に部位診断できないのである．

具体例を示す．図 1 は 52 歳男性，右上肢から第 1，2 指に痛みがある患者の頸部 X 線像左右斜位である．左右の中位椎間孔に狭小化が認められるが，神経症状と臨床症状が一致しない．このような症例では診断的神経根ブロックが部位診断に役立つ．

② さらなる侵襲治療の適応診断

局所麻酔薬による神経ブロックが疼痛緩和に有効な場合，より長期作用を期待し，高周波熱凝固による神経焼灼や 42℃以下のパルス高周波で疼痛緩和を持続させることが多い．また，神経ブロックより侵襲性の高いインターベンショナル治療にはスプリングガイドカテーテルによる硬膜外腔癒着剥離，椎体形成術，経皮的椎間板摘出術，脊髄刺激療法などがある．これらは整形外科，脳外科の手術療法より低侵襲であるが，単独の治療効果は手術療法より低い．しかし，これらの治療を複合し，さらに従来の神経ブロックを加えることで，問題箇所に有効に薬液が回るようになると疼痛の悪循環が改善し除痛期間が長くなる．神経ブロックはこれらのインターベンショナル治療の適応を決定する際にも重要な診断ツールである．例として，当科ではスプリングガイドカテーテルによる硬膜外腔癒着剥離術の際は硬膜外腔洗浄術で造影剤の充盈欠損神経根を同定し，神経根ブロックで一時的に疼痛軽減が得られれば癒着による疼痛と判断し，その部位に癒着剥離術を行っている(図 2，3)．椎間板摘出術では椎間板造影で疼痛再現，疼痛緩和が摘出術適応の判断材料になる．脊髄刺激療法の際は心因性の疼痛要素がない(少ない)ことと，神経ブロックに一時的にせよ反応することが施行の適応条件のひとつとなっている．

治療的側面

神経ブロックの定義は"脳脊髄神経，脳脊髄神経節，交感神経節などに薬物を作用させるか，物理的にそれらを加熱・冷却して，一時的あるいは長期間にわたって神経機能を停止させることである"となっている．神経ブロックは末梢神経を遮断する局所麻酔法から発展した手技のひとつといえるが，手術で求められる無痛，無知覚，無動，無反射を目的とはしていない．痛みを緩和し，自力で自宅へ帰る程度の運動神経は残しておくことが重要である．痛みが減少しているときに適切な運動，バランス訓練を行うと，姿勢の改善，筋力強化，バランス力の向上といった好循環が生まれる．また，神経ブロックは交感神経にも作用し，血行改善，疼痛閾値の上昇，下降疼痛抑制系の賦

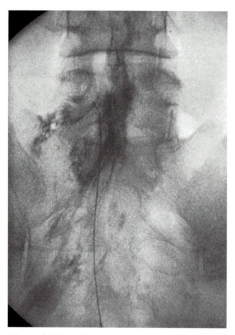

図 2　充盈欠損像
L5, S1 神経根部に薬液が到達するが, L4 神経根部に造影剤欠損あり, カテーテルも進まない.

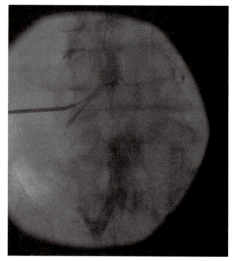

図 3　ラッツ後目的神経根部への薬液の到達像
L4 椎間孔よりラッツカテーテルを挿入し L4 神経根部に薬剤を到達させる.

活などに作用しているといわれている．これらの作用で患者に備わっている自己治癒能が賦活すると思われる．

1. 疼痛抑制効果は他の鎮痛剤以上である

近年急増する帯状疱疹に関して問題になるのが，発症直後の間欠的発作痛，電撃痛と，3 カ月以上経過しても残存する帯状疱疹後神経痛である．帯状疱疹発症後，他院でプレガバリン，トラマドールなどの弱オピオイドや，モルヒネなど強オピオイドを服用して来院した患者が，神経ブロックで疼痛が消失することがある．また，痛みが消失しないものの，持続硬膜外ブロックで痛みが大幅緩和することも多い．局所麻酔薬では手術を行うことはできるが，他の鎮痛薬を服用する程度では手術ができないことを考えれば，当然ともいえる．このような経験から，局所麻酔薬での神経ブロックは薬剤の鎮痛剤より疼痛緩和力が強いといえる．現在の疼痛治療は早期に痛みを減らし，体を動かすことのリハビリ面での重要性が多く報告されている．神経ブロックとリハビリの併用療法は非常に有効性のある治療法である．神経ブロックの副作用は，一時的な筋力低下，出血，感染などであるが，超音波ガイド下，X 線ガイド下で神経ブロックを行うこと，安静時のモニター管理と安静時間の遵守を行うことで合併症の低下が期待できる．当科では年間 35,000 人の外来患者に神経ブロックを行っているが，合併症は 2011 年以降大腰筋血腫 1 件，造影剤アレルギー 1 件のみである．1998 年まで遡っても SGB 血腫 1 件，硬膜外血腫 1 件が加わる程度である．SGB の血腫は重篤で，ICU 入室，集中治療が必要であるが，超音波ガイド下ブロックではほとんど発症報告がない．

2. 内服薬の使用量を減らすことができる

現在の疼痛治療では神経ブロックと内服薬の併用で行うことが多い．内服薬の副作用は眠気，ふらつき，めまいなど中枢性の副作用が主体である．これらの副作用で日中の仕事に影響がでることがある．また，夜間トイレへいく高齢者は転倒の可能性が高くなる．神経ブロックと併用することで薬剤の必要量を減量できることは安全性の点で重要である．

3. 維持療法としての神経ブロック

慢性痛の治療目標は疼痛消失，治癒ではない．高齢者であれば，疾患をコントロールすることが重要である．疾患をもちつつも，いかに患者の ADL を改善するかをゴールにすべきである．そ

の点において神経ブロック療法は維持療法としての側面も備えている．慢性疼痛も糖尿病，高血圧などの生活習慣病の治療と同じように繰り返し行い，ADLの維持をはかることが重要である．糖尿病，高血圧と疼痛疾患で異なるのは，とくに脊椎疾患では不安定性が改善すると安定期となり，痛みが消失する点である[4]．この時期までブロックを継続することも重要である．

4．良好な医師，患者関係を構築できる

慢性痛患者は基本的に不安な気持ちをたえずもっている．神経ブロックという手技で痛みが減少することで，薬剤療法のみの治療以上に信頼に基づく，医師-患者関係を構築することができる．施行後痛みが減弱している間に患者は体を動かす．ときに励ましたりときに指導したりしつつ痛みを減弱させるうちに，患者の不安感をも減弱させ，慢性痛患者の気分の改善に役立つ．

神経ブロック療法の意義と今後の展望

このように神経ブロックは，診断，治療の点で非常に有用である．現在の疼痛治療は神経ブロック療法だけでなく，薬物療法，運動療法，手術療法，理学療法，電気刺激療法，東洋医学療法，心身医学療法などがある．それぞれ施設により治療方針，重点治療項目は異なるであろう．患者の抱く不安感を最小限にしつつ，ADLが改善するよう治療法を組み合わせて治療を行うのが一般的である．患者ごとにオーダーメイド医療を行うのである．その際，神経ブロック療法は多くの治療の利点から治療の中核となるのではないだろうか．当然，神経ブロックが奏功しない場合もある．その際はなぜ奏功しないのか検討する必要がある．薬剤が目的となる疼痛責任箇所に到達しない場合は，より高度なインターベンショナル治療を行う必要があり，責任箇所に薬剤が到達しても痛みが減弱しない場合は，より中枢性の痛み原因を検討し，他の治療法を患者に紹介することも重要となる．各治療施設がどのような治療を主体に行っているかを明確に打ち出せばスムーズな患者紹介となり，患者がどこに受診してよいかわからない状況になることを避けることができる．

文献

1) 大瀬戸清茂. 第1章ペインクリニック概論. 若杉文吉監修. ペインクリニック第2版. 医学書院；1988. p.1-6.
2) 厚生労働統計協会. 第4章健康状態と受療状況. 国民衛生の動向 2017/2018版. 2017；64(9)：p.88.
3) 濱田祐輔・他. 慢性疼痛下における脳内報酬系の破綻の分子メカニズム. ペインクリニック. 2017；38(12)：p.1625-33.
4) 千葉一裕. 脊椎・椎間板変性の病態生理. 戸山芳昭編. 図説腰椎の臨床. メディカルビュー社；2001. p43-8.

* * *

神経ブロック療法

19. 星状神経節ブロック

平川奈緒美

Keyword
星状神経節ブロック
交感神経
帯状疱疹関連痛
複合性局所疼痛症候群
ホットフラッシュ

◎星状神経節は，下頸神経節と第1-2胸部交感神経節が癒合したものであり，星状神経節ブロック（SGB）は，ペインクリニック領域でよく使用されるブロックである．頭部顔面，頸部，上肢，胸部などの疼痛疾患（持続性特発性顔面痛，症候性三叉神経痛，頸椎疾患）や上肢の末梢循環障害などが主として適応となる．最近は，いろいろなアプローチで超音波ガイド下に施行されることが多く，より安全・確実に行われるようになったが，解剖学的特徴から，血管穿刺の危険性など重篤な合併症を生じることもある．そのため，救急措置が可能な環境で，また合併症に対処ができる医師が施行しなければならない．SGBに関するEBMでは，顔面の帯状疱疹関連痛や上肢の複合性局所疼痛症候群では，発症早期に施行することにより有効であることがRCTなどで報告されている．また，SGBの乳がん術後のホットフラッシュや睡眠障害に対しての有効性も示されている．

星状神経節ブロック（stellate ganglion block：SGB）は，これまで長い間ペインクリニック領域で主として行われてきた治療であるが，現在はEBMという点から適応についての再評価も必要となってきている．SGBは，頸部の交感神経節である星状神経節（SG）およびその周囲に局所麻酔薬を注入することによって，コンパートメントブロックとして，SG，頸部交感神経幹（cervical sympathetic trunk：CST），交感神経の節前・節後神経を遮断するブロックである[1]．その結果，支配領域である頭頸部，顔面，上肢，上胸部の疼痛性疾患や上肢の末梢循環障害などに適用される．

解剖と生理

頸部の交感神経節には，上頸神経節，中頸神経節，椎骨動脈神経節とSGが存在する（図1）．SGは，下頸神経節が第1胸神経節，まれに第2胸神経節と癒合したものである．頸部交感神経節に入る交感神経節前線維のすべてがSGを通過する．SGは第1胸椎の高さで肋骨頸に接するように位置するものが多く，自験例では，50.0%は第1胸椎の高さで認められた[2]．

SGBは通常C6レベルで行うことが多く，この高さではCSTが前結節よりやや内側で頸長筋の

---

column　ランドマーク法と超音波ガイド法

超音波ガイド下SGBを施行した75症例に関しては，Horner徴候を認めなかったのは1例のみであり，出現頻度は98.1%とHoganらのランドマーク法による報告[21]の84%に比較してはるかに高かった[22]．明石らは，ランドマーク法と超音波ガイド法の効果に関して報告している[23]．この研究では，コンビームCTで薬液の広がりを調べ，2群ともに頸長筋内を第一胸椎レベルまで拡散しており，正確なSGBが施行されたと判断している．また，臨床効果も両群とも同様に認められており，反対側への広がりは，ランドマーク法でより認められたと報告している．また，千葉らもランドマーク法と超音波ガイド法の有用性について報告している[24]．ランドマーク群と超音波ガイド群で，SGB前後の両頰部，母指・小指球の皮膚温変化を解析し，有意に超音波ガイド群で温度上昇が大きかった．Horner徴候の出現には有意差はなく，反回神経麻痺による嗄声は超音波ガイド群で有意に低かったと報告している．これらの報告から見ても，超音波ガイド下にSGBを施行することで，より確実かつ安全であることが示唆される．

Naomi HIRAKAWA
佐賀大学医学部附属病院ペインクリニック・緩和ケア科，
佐賀大学医学部麻酔・蘇生学

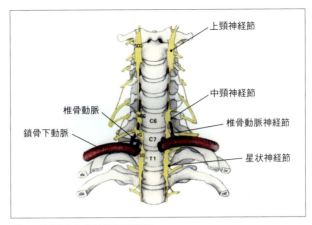

図 1 頸部の交感神経節の解剖

前面に存在している．頸長筋は深頸筋膜に覆われており，これは翼状筋膜といわゆる椎前葉とに分かれる．SG および交感神経幹は非常に薄いこれら 2 つの筋膜の間を走行している．頸長筋は，C6 レベルでは筋の内側縁は C6 椎体前面に位置している．SGB の成功のためには頸長筋は重要な要素である．

椎骨動脈は，通常は C6 横突孔から椎体内に進入するが，より上位椎体レベルから進入する破格が認められる[3]．超音波ガイド下で施行する場合には C6 レベルでの椎骨動脈の走行を確認する必要がある．しかし，SGB の際の血腫などの合併症の原因血管としては，椎骨動脈よりも，むしろ C6，C7 レベルで横突起前面を走行する上行頸動脈や甲状頸動脈から分枝する下甲状腺動脈などが考えられる[4]．

SGB 後には，交感神経遮断効果によりブロック側で顔面・口腔領域の血流増加による顔面の紅潮，鼻粘膜の充血による鼻閉，上肢温の上昇，コリン作動性交感神経の遮断による発汗停止，結膜充血，Horner 徴候（節後線維の遮断による上眼瞼挙筋の麻痺による眼瞼下垂，瞳孔散大筋の麻痺による縮瞳，Muller 筋の麻痺による眼球陥凹），眼圧の低下や眼動脈の血流増加，眼底の血流の増加も認められる[5]．

適応

① 頭部顔面痛：持続性特発性顔面痛，症候性三叉神経痛，帯状疱疹・帯状疱疹後神経痛など．

② 頸・肩・上肢痛：頸椎椎間板ヘルニア，変形性頸椎症，外傷後頸部症候群，胸郭出口症候群，上肢の複合性局所疼痛症候群（CRPS），幻肢痛，Raynaud 病などの末梢循環障害，帯状疱疹，帯状疱疹後神経痛など．

③ その他：末梢性顔面神経麻痺，網膜血管閉塞症など．

禁忌

穿刺部位の感染や出血傾向のある患者では禁忌となる．アメリカ区域麻酔学会など欧米の各学会合同のガイドラインでは，"重篤な出血を生じる危険性に基づいた疼痛治療手技の分類" のなかで，SGB は 3 段階の中間である "重篤な出血を生じる危険性が中等度に存在する手技" に分類されている[6]．SGB は周囲に血管が走行しているという解剖学的特性からとくに注意すべき手技とされている．患者の全身状態から出血のリスクが高いと判断される場合，SGB はリスクレベルを一段階上げて "高リスク手技" として扱われるべきとされ，抗血栓療法の休止に関する対応もこれに準じることになる．わが国におけるガイドラインでも，抗血栓療法中の患者に対しては，必要に応じて適切な休薬期間を設けたうえで実施する[7]．

手技[8]

最近は，超音波ガイド下に施行されることが多くなってきているため，超音波ガイドを使用した方法について述べる．マイクロコンベックスプ

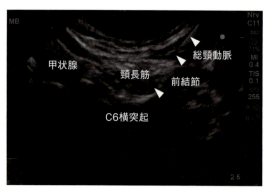

図2 超音波ガイド下SGBの画像
△：針．

ローブを使用する場合には，ランドマーク法(傍気管法)で行う場合と同様に仰臥位で顔は真正面で顎を突き出した体位で行う．外側平行法でリニアプローブを用いる場合，顔を健側に向けて行う．

まず，穿刺前にプレスキャンを行う．C7では横突起の前結節がないが，C6レベルになると横突起の前結節が認められるため，この形状からC6の穿刺レベルを確認する．また，カラードップラーで椎骨動脈の走行をC7から頭側へ追っていき，椎体内に入るレベルを観察しておく．

1. マイクロコンベックスを用いた手技

プローブを体軸と垂直で気管と総頸動脈の間に水平方向におく．プローブで総頸動脈を外側に移動させ，プローブを圧迫して，針の刺入経路を確保する．短軸平行法では内側，外側アプローチが可能である．内側アプローチでは甲状腺をよけるのが困難なことがある．外側アプローチでは，総頸動脈をできるだけプローブの外側に移動させ，総頸動脈の内側から頸長筋内へ針を穿刺する(図2)．まれに，総頸動脈が外側へ移動できない場合は内側へ移動させ，内頸静脈の外側から穿刺しなければならない場合もあるが，外側アプローチで行うほうが血管穿刺や甲状腺穿刺の危険が少なく比較的安全である．

2. リニアプローブを用いた手技

マイクロコンベックスプローブを使用する場合よりも穿刺距離が長くなるため，超音波用ブロック針(5 cm)などを用いる．内頸静脈が虚脱する程度にプローブで皮膚を圧迫する．内頸静脈の外側から針を刺入して，深頸筋膜を貫いて頸長筋内へ針を進める．内頸静脈が圧迫できない場合，やむをえず経内頸静脈的に穿刺せざるをえない場合がある．抜針後はまず術者が圧迫し，つぎに患者のブロック反対側の指を穿刺部へ誘導し，5分間程圧迫させる．患者自身で圧迫できない場合は医療者が圧迫する．ブロック後は，20〜30分程度の十分な観察を必要とする．

合併症

反回神経麻痺(嗄声)，腕神経叢麻痺(上肢の筋力低下，しびれ)，血管内注入，食道穿刺，硬膜外腔注入，くも膜下腔注入(呼吸困難，呼吸停止)，気胸，咽頭後間隙血腫(呼吸困難，致死的になることもある)，椎体炎，椎間板炎，咽後膿瘍などがある．血腫形成による呼吸困難，血管内注入による局所麻酔薬中毒や痙攣，くも膜下腔投与による呼吸停止などは，迅速な対処がなされれば救命が可能であるため，酸素吸入，人工呼吸や血管確保などが可能な設備や救急薬品は必要であり，救急蘇生のできる医師が施行すべきである．

Higaらは，SGB後に生じた後咽頭間隙血腫に関して過去40年間の分析を行っている[9]．これによると，27症例のうち6症例では凝固系に影響を及ぼす薬剤を内服していた．しかし，27例中17例(63%)が凝固系に影響を与える薬剤の投与は受けていなかった．また，凝固系の検査が行われていた17症例のうち異常が認められたのは2例だけであった．この結果より，凝固系の異常が認められなくとも血腫の起こりうる危険性は十分に考慮されなければならない．

超音波ガイド法は，より安全ではあるが，小血管などは超音波でも描出することができないこともあり，血管穿刺の危険性を完全に回避することはできず，注意深く行うことと施行後の十分な観察が必要である．

EBMに基づいた各病態に対するSGBの有効性

SGBに関して，以下の病態についてはRCTなどが行われている．

1. 顔面の帯状疱疹関連痛

Makharitaらは，二重盲検ランダム化比較試験

を50歳以上の急性期の顔面の帯状疱疹患者64人について行い，2群に分け，1群には8 mLの生理食塩液で，2群には局所麻酔薬とステロイドの混合液8 mLを用いてSGBを施行した[10]．痛みの評価と鎮痛薬の使用量に関して，施行前から施行6カ月後まで評価した．2群では，有意に痛みの持続は短く，帯状疱疹後神経痛(postherpetic neuralgia：PHN)に移行する頻度は有意に低かった．この結果は，抗ウイルス薬と早期のSGBの組合せにより，急性痛の強さが軽減し，痛みの持続期間も短くなり，PHNへの移行率も低下したことを示している．また，Salvaggioらは，顔面痛の患者を2群に分けて，SGBの効果について研究した[11]．隔日のSGBで6カ月間治療した1群と，最初はトラマドールのみで7カ月目からSGBを開始した2群とした．そのなかに帯状疱疹の患者は1群に5人，2群に5人含まれており，1群では10回目のブロック後には全員痛みは0または1であったが，2群では12カ月後も4〜6/10の痛みが残存していた．これらの研究から，発症早期にSGBを行うことにより，痛みの強さを軽減し，PHNへの移行が低くなることが示されたが，PHNへの移行に関しては，早期のブロックでも変化しないという報告もある．いろいろな種類の口腔顔面痛にSGBを早期に行うことの有効性も示されている[12]．

2．複合性局所疼痛症候群（上肢）

Yucelらの研究では，上肢のCRPSタイプⅠの患者22人を発症時期とSGB開始時期の期間で2群に分類し，1群は短期群(平均17.0±6.3週)で14人，2群は長期群(平均28.9±19.7週)8人で，SGBは週1回で全3回施行した[13]．施行前と最後の手技の2週後の評価では，両群ともに手関節の可動域の有意な改善が認められ，痛みに関しても施行前と比較して有意に改善したが，1群と2群では有意差($p<0.05$)が認められ，1群でより改善が認められた．また，Ackermanらは発症からSGB開始時期により25人の患者を3群に分けて，SGB後の症状の変化と血流変化に関してレーザードップラー血流計を用いて測定した[14]．Ⅰ群(10人：期間4.6±1.8週)，Ⅱ群(9人：期間11.9±1.6週)，Ⅲ群(6人：期間35.8±27週)に分類し，痛みについ

てSGB施行前と最終ブロック施行2週後に評価した．Ⅰ群では完全に症状は改善したが，Ⅱ群では部分的に痛みは改善し，Ⅲ群ではまったく痛みの改善は認められなかった．上肢の血流の著明な左右差がある場合にはSGBで効果が認められなかった．

Toshniwalらは，上肢のCRPSタイプⅠの患者に対して18人には持続SGB(continuous stellate ganglion：CSG)，12人には持続鎖骨下腕神経叢ブロック(CIPB)を，1週間行った[15]．カテーテル抜去後4週目までフォローし，neuropathic pain scale score(NPSS)，浮腫スコア，ROMについて評価した．12時間以降はCIPB，CSGともにNPSSは同等に改善した．4週後にはCSG，CIPBのどちらも浮腫スコア，ROMを有意に改善した．Van Eijsらは，レビューでCRPSに対するSGBの効果を2B+(：強く推奨する)と評価している[16]．また，後方視的研究において，超音波ガイド下SGBと薬物療法，作業療法の組合せは奨励する治療法であると結論づけている[17]．これらの研究より，SGBは上肢のCRPSタイプⅠの痛みの改善に有効であり，発症早期に行うほうが，より痛みの改善が認められることが示された．しかし，CRPSに関しては，適切な診断がなされたうえで，適応を慎重に見極める必要がある．

3．乳癌術後の諸症状

乳癌術後患者は遷延性術後痛が生じるのみでなく，術後の治療によりホットフラッシュ(HF)を経験することがある．HFの発生は，基本的に恒常性と中枢温の調整を行っている温度調節中枢の機能異常に関係していると考えられている．睡眠障害はメラトニンの分泌異常が関与しており，この異常は交感神経系の慢性的な過緊張の結果生じている．SGBは，交感神経を遮断することにより，正常のメラトニン分泌を生じると考えられる．また，神経トレーサーを用いた研究で，SGから松果体や視床下部，扁桃体，島および側頭葉への投射が認められており，SGBは中枢温を制御する視床下部，扁桃体，前頭前野，とくに島皮質に影響を与えると考えられている．

Lipovらは，乳癌患者13名のHFと睡眠障害に対するSGBの有効性に関してRCT研究を行

い[18]，施行前と施行後12週間でHFスコアと睡眠障害スコアで評価を行った．SGB施行2週後からHFの回数は減少し，12週には非常に減少した．また，夜間覚醒の回数も有意に減少した．Haestらも薬物療法で治療困難なHFと睡眠障害のある閉経後の25名の乳癌患者について研究し[19]，HFに対するSGBの効果は早く出現し，1週目にはHFスコアの減少は64％，24週目には47％であった．睡眠の質のオッズ比は4.26であった．WalegaらはSGBとシャムブロックのRCTを閉経後の患者において行い，血管運動神経症状（HFなど）をSGB群でより軽減できたことを示している[20]．

文献/URL

1) 日本ペインクリニック学会治療指針委員会．Ⅱ-7 星状神経節ブロック．ペインクリニック治療指針改訂第5版．真興交易医書出版部；2016. p.20-2.
2) 平川奈緒美・他．ヒト中頸神経節，椎骨動脈神経節および星状神経節の肉眼的解剖学的検討．ペインクリニック 1992；13(6)：823-7.
3) Yamaki K et al. Anatomical study of the vertebral artery in Japanese adults. Anat Sci Int 2006;81(2):100-6.
4) Huntoon MA. The vertebral artery is unlikely to be the sole source of vascular complications occurring during stellate ganglion block. Pain Pract 2010;10(1):25-30.
5) 横田敏勝・他．星状神経節ブロックの生理学的意義．小川節郎．星状神経節ブロックの生理的意義．真興交易医書出版部；2001. p.15-24.
6) Narouze S et al. Interventional spine and pain procedures in patients on antiplatelet and anticoagulant medications:guidelines from the American Society of Regional Anesthesia and Pain Medicine, the European Society of Regional Anaesthesia and Pain Therapy, the American Academy of Pain Medicine, the International Neuromodulation Society, the North American Neuromodulation Society, and the World Institute of Pain. Reg Anesth Pain Med 2015;40(3):182-212.
7) 日本ペインクリニック学会・日本麻酔科学会・日本区域麻酔学会 合同作成ワーキンググループ．抗血栓療法中の区域麻酔・神経ブロックガイドライン．2016. http://www.anesth.or.jp/guide/pdf/guideline_kouketsusen.pdf
8) 平川奈緒美．各論Ⅱ．頸部領域 1. 星状神経節ブロック．齊藤洋司，奥田泰久．痛み治療のための超音波ガイド下神経ブロック実践テキスト．南江堂；2017. p.42-8.
9) Higa K et al. Retropharyngeal hematoma after stellate ganglion block:Analysis of 27 patients reported in the literature. Anesthesiology 2006;105(6):1238-45.
10) Makharita MY et al. Effect of early stellate ganglion blockade for facial pain from acute herpes zoster and incidence of postherpetic neuralgia. Pain Physician 2012;15(6):467-74.
11) Salvaggio I et al. Facial pain:a possible therapy with stellate ganglion block. Pain Med 2008;9(7):958-62.
12) Jeon Y. Therapeutic potential of stellate ganglion block in orofacial pain:a mini review. J Dent Anesth Pain Med 2016;16(3):159-63.
13) Yucel I et al. Complex regional pain syndrome type 1:efficacy of stellate ganglion blockade. J Orthop Traumatol 2009;10(4):179-83.
14) Ackerman WE et al. Efficacy of stellate ganglion blockade for the management of type 1 complex regional pain syndrome. South Med J 2006;99(10):1084-8.
15) Toshniwal G et al. Management of complex regional pain syndrome type 1 in upper extremity-evaluation of continuous stellate ganglion block and continuous infraclavicular brachial plexus block:a pilot study. Pain Med 2012;13(1):96-106.
16) van Eijs F et al. Evidence-based interventional pain medicine according to clinical diagnoses. 16. Complex regional pain syndrome. Pain Pract 2011;11(1):70-87.
17) Wei K et al. Ultrasound-guided stellate ganglion blocks combined with pharmacological and occupational therapy in complex regional pain syndrome(CRPS):a pilot case series ad interim. Pain Med 2014;15(12):2120-7.
18) Lipov EG et al. Effects of stellate-ganglion block on hot flushes and night awakenings in survivors of breast cancer:a pilot study. Lancet Oncol 2008;9(6):523-32.
19) Haest K et al. Stellate ganglion block for the management of hot flashes and sleep disturbances in breast cancer survivors:an uncontrolled experimental study with 24 weeks of follow-up. Ann Oncol 2012;23(6):1449-54.
20) Walega DR et al. Effects of stellate ganglion block on vasomotor symptoms:finding from a randomized controlled clinical trial in postmenopausal women. Menopause 2014;21(8):807-14.
21) Hogan QH. Success rates in producing sympathetic blockade by paratracheal injection. Clin J Pain 1994;10(2):139-45.
22) 平川奈緒美・他．超音波ガイド下神経ブロックの実際 1. 超音波ガイド下星状神経節ブロック．ペインクリニック 2008；29(11)：1459-65.
23) 明石奈津子・他．星状神経節ブロックにおけるランドマーク法と超音波ガイド法での画像および効果の比較．日本ペインクリニック学会誌 2015；22(4)：507-12.
24) 千葉知史・他．超音波ガイド下星状神経節ブロックの有用性―ランドマーク法との前向き非無作為化（非盲目的）試験―．日本ペインクリニック学会誌 2016；23(4)：520-4.

* * *

神経ブロック療法

20. 硬膜外ブロック

Keyword
硬膜外ブロック
抵抗消失法
鎮痛

大西佳子　細川豊史

◎硬膜外ブロックは，麻酔・ペインクリニック・緩和ケア領域で広く施行される神経ブロックである．知覚神経遮断，交感神経遮断が可能であり，分節性・調節性に優れている．適応は幅広く，頸部から下肢，会陰部などに痛みをもつ疾患に有用であり，三叉神経領域以外のすべての体性痛，内臓痛に対して対応可能である．鎮痛が必要な領域より刺入部位を決定し，抵抗消失法で硬膜外腔まで硬膜外穿刺針を進めた後に局所麻酔薬を注入する．硬膜外ブロック全体での合併症の発生率は2.4％程度である．本稿では，近年の硬膜外ブロックに関したランダム化比較試験の一部を紹介する．現時点ではエビデンスの高い前向きの大規模研究は出ておらず，今後に期待したい．

　硬膜外ブロックは，麻酔・ペインクリニック領域でもっとも広く施行されている神経ブロックであり，手術麻酔，産科鎮痛，術後鎮痛，慢性疼痛の治療，全身麻酔の補助，がん疼痛に使用される．三叉神経領域以外のすべての体性痛，内臓痛に対して対応可能である．硬膜外腔に局所麻酔薬を注入することで，知覚神経（痛覚）遮断，交感神経遮断が可能であり，分節性・調節性に優れている．硬膜外腔に局所麻酔薬を注入することにより，局所麻酔薬が神経根と一部硬膜を通過してくも膜下腔に到達し，脊髄自体にも作用する．

解剖と生理

　硬膜外腔は，脊柱管のもっとも外側の部分に存在し，大後頭孔の孔縁を最上端に，仙尾靱帯までつながった硬膜と黄色靱帯の間にある組織で，脂肪組織，神経組織，動脈，静脈で満たされている．正中における皮膚から硬膜外までの組織は皮膚，皮下組織，棘上靱帯，棘間靱帯，黄色靱帯，硬膜外腔である（**図1**）[2)]．部位により，頸部，胸部，腰部，仙骨硬膜外腔に分類される．硬膜外ブロックでは，この硬膜外腔に局所麻酔薬を注入することにより，局所麻酔薬が神経根と一部硬膜を通過し

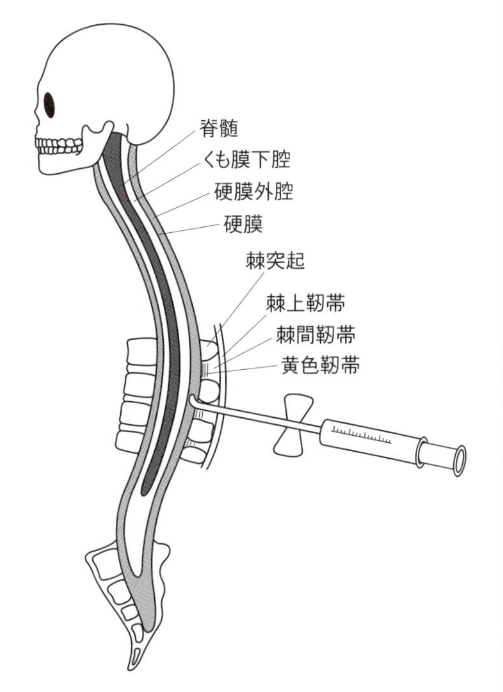

図1　脊髄硬膜外腔と硬膜外ブロック
正中における硬膜外までの組織は，皮膚，皮下組織，棘上靱帯，棘間靱帯，黄色靱帯，硬膜外腔である．

てくも膜下腔に到達し，脊髄自体にも作用することで，作用領域の交感神経・感覚神経・運動神経のブロックが生じる（分節ブロック）．通常は細い神経線維から遮断されるため，低濃度の局所麻酔

Keiko ONISHI[1,2] and Toyoshi HOSOKAWA[3]
京都府立医科大学疼痛・緩和医療学教室[1]，
同在宅チーム医療推進学講座[2]，洛和会丸太町病院[3]

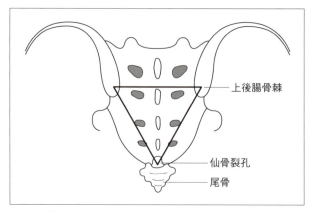

図2 仙骨裂孔と上後腸骨棘がつくる正三角形

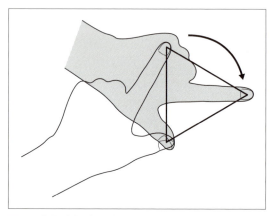

図3 仙骨裂孔の探し方
左右上後腸骨棘を左手の親指と示指で触れ，親指を起点に60℃尾側に回転させると，示指で仙骨裂孔を触れることができる．

薬を使用すれば交感神経が最初に遮断され，つぎに知覚神経遮断が生じ，高濃度の局所麻酔薬を使用すれば運動神経の遮断も得られる（分離ブロック）が，通常の痛み治療では運動神経遮断を目的とはしない．

column　仙骨裂孔の探し方

左右の上後腸骨棘と仙骨裂孔を結ぶ三角形が正三角形になるため，左右上後腸骨棘を左手の親指と示指で触れ，親指を起点に60℃尾側に回転させると，示指で仙骨裂孔を触れることができる（**図2，3**）．

● 適応

頸部から下肢まで，痛みをもつ疾患に有用である．帯状疱疹関連痛，血行障害（Buerger病，閉塞性動脈硬化症，Raynaud病など），がん疼痛，複合性局所疼痛症候群（complex regional pain syndrome：CRPS），脊柱疾患（変形性脊椎症，脊柱管狭窄症，椎間板性ヘルニア，頸椎捻挫，頸性頭痛，脊椎分離症，脊椎すべり症，椎間関節症，脊椎手術後疼痛など），糖尿病性神経障害などがあげられる．

● 手技および注意点

1．薬物

使用する局所麻酔薬は，リドカイン塩酸塩およ

びそれに準ずる局所麻酔薬である．低濃度の局所麻酔薬を使用するが，1回の注入量，薬液濃度は年齢，身長，症状，痛みの範囲，全身状態により適宜調整する．著者らは，鎮痛目的では，単回投与で0.5～1.5％リドカインを3～10 mL用いる．ただし，仙骨硬膜外ブロックでは0.5～1.5％リドカインを10～20 mL程度用いる．持続投与では精密持続注入器や注入ポンプを用い，硬膜外カテーテルより0.5～1.5％リドカインを0.5～4 mL/時で持続的に投与する．

局所の炎症が強いと考えられる場合はステロイド薬を混注することもある．がん疼痛では，オピオイドの併用あるいは単独投与も行われ，モルヒネの硬膜外腔への投与量は経口投与の1/20～1/30，静脈内投与の1/10を用いることになるため，モルヒネ総投与量の減量により副作用の軽減が期待される．

2. 手技[2-4]

薬液を1回注入してブロック針を抜く単回硬膜外注入法と，カテーテルを留置して行う持続硬膜外注入法がある．刺入部位は痛みのある部位のデルマトームを参考に，作用させたい支配神経に対応した椎弓間隙より穿刺することで頸部・胸部・硬膜外ブロックを，仙骨裂孔より穿刺することで仙骨硬膜外ブロックを行う．

体位は，頸部硬膜外ブロック時には椅子に座り，顎を胸につけるように首を前屈に肩甲骨を広げる．座位の方が棘突起間の確認や棘間正中の刺入位置の確認が容易である．後頸部から上背部にかけてもっとも突出している突起が第7頸椎の棘突起であり，第7頸椎/第1胸椎間より正中で脊髄に対して垂直に刺入する．胸部・腰部硬膜外ブロック時には側臥位とし，両膝を両手で抱えこんで背中を丸くさせることで椎弓間隙を広くすることが可能となる．椎弓間隙は正中でもっとも広くなっており，下部頸椎，下部胸椎，腰椎は正中法で施行可能だが，上部胸椎は棘突起が屋根瓦状になっているため，正中法では困難を伴う．また，高齢者や脊椎の変形が強い場合は，正中法では皮膚から硬膜外腔に至るルートが確保できず，施行が困難なことも多く，傍正中法で施行する方がよい．正中法では上下棘突起間の中央から，傍正中法では上下棘突起間の正中より1～1.5 cm外側から刺入する．仙骨硬膜外ブロック時は腹臥位あるいは側臥位で行う．腹臥位では下腹部に枕を入れて臀部を高くすることで仙骨裂孔が触知しやすくなる．側臥位では膝を抱え込むような体位にする．

頸部・胸部・腰部硬膜外ブロックでは硬膜外穿刺針を使用する．正中法では刺入部に局所麻酔薬を注入後に，硬膜外穿刺針を刺入し，靱帯内で針が固定された後，生理食塩水を満たしたガラス注射器を接続し，右手拇指で押し子（プランジャー）に一定の圧をかけながらゆっくり針を進めていく（抵抗消失法）．傍正中法では，ゆっくり針を進めていったん，椎弓板に硬膜外穿刺針を当てた後，針を皮下まで戻して，針先をやや頭側・正中に向くように刺入する．ガラス注射器を接続し，抵抗消失法でゆっくりと針を進めていく．針が骨に当たったら，針の方向修正をする．患者が刺入部の痛みを訴えたときは，少量の局所麻酔薬を注入するが，刺入部とは異なる部位の放散痛を訴えたときは，そのまま進めると神経損傷を生じる可能性があるため，刺入経路を変更する．硬膜外穿刺針が硬膜外腔に到達すると押し子の抵抗が軽くなり，生理食塩水が注入される．テストドーズとして局所麻酔薬を2 mL注入して数分は患者の状態をよく観察し，くも膜下ブロックになっていないことを確認後に残りの局所麻酔薬を注入して抜針する．

仙骨硬膜外ブロックでは，23または24Gのディスポーザブル注射針を使用する．仙骨裂孔（仙骨角）は左右の上後腸骨棘と仙骨裂孔を結ぶ三角形が正三角形になる（図2，3；column参照）．超音波ガイド下仙骨硬膜外ブロックでは横断像で仙骨角を描出し，両側仙骨角を結ぶ線上の中点を刺入点とし，交差法あるいは平行法で行う．針を両側の仙骨角の間から体表から約45℃の角度で仙尾裂孔へ刺入し，仙尾靱帯を貫き硬膜外腔に到達させる．薬液注入時はブロック針を保持する手は，その直下の皮膚が仙骨硬膜外腔以外への薬液の漏れにより膨隆しないか確認しながら薬液を注入する．従来のブラインド法では経験豊富なペインクリニシャンでも仙骨裂孔に到達していないことが多かったが，透視下あるいは超音波ガイド下で行

うことで，成功率が著しく改善している[5]．

硬膜外ブロックによる薬液単回注入後15〜30分間は安静を保つ．ふらつきがないことや，足踏みできることを確認して安静解除とする．

合併症

硬膜外ブロック全体での合併症の発生率は2.4％程度といわれており[6]，おもな合併症として硬膜外膿瘍・感染，硬膜外血腫，神経損傷，くも膜下ブロック・くも膜下穿刺後頭痛，気脳症などがあげられ，血圧低下，徐脈，呼吸抑制，神経損傷，局所麻酔薬中毒などが起こりうる．

近年の硬膜外ブロックに関したランダム化比較試験の紹介

Broglyら[7]は硬膜外ブロックの手技に関して，硬膜外腔の確認方法の抵抗消失法として生理食塩水と空気で比較したところ，ブロック30分後において疼痛軽減，運動神経のブロックは両群に差は認めなかったと報告している．

小腸穿孔した腹膜炎の開腹手術時に硬膜外ブロックを併用することで，呼吸機能と腸の蠕動運動の速やかな改善を認めた（Tyagiら[8]），胸部傍脊椎ブロックと胸部硬膜外ブロックとの比較で，開胸術による肺切除術では胸部傍脊椎ブロックに比較して，胸部硬膜外ブロックの方がVASスコアや肺機能の有意な改善を認めたという報告（Tamuraら[9]），また逆に胸部外傷による疼痛緩和に対しては胸部硬膜外ブロックと傍脊椎ブロックに差はなかったという報告（Singhら[10]），腹部腫瘍摘出でTAP（腹横筋膜面）ブロックと胸部硬膜外ブロックでは両者に鎮痛の差はなく，TAPブロックが術後早期の経口オピオイド量を減少させ，低血圧も少なかったという報告（Shakerら[11]）などがある．

おわりに

硬膜外ブロックは術中・術後鎮痛のみならず，ペインクリニック領域でも頻繁に施行される手技である．硬膜外腔の解剖や手技，適応，合併症などについて記載した．また，近年のランダム化比較試験についても言及した．

文献

1) 柳本富士雄．硬膜外ブロック．日本ペインクリニック学会がん性痛に対するインターベンショナル治療ガイドライン作成ワーキンググループ．がん性痛に対するインターベンショナル治療ガイドライン．真興交易医書出版部；2014. p.39-44.
2) 佐伯 茂．硬膜外ブロック．小川節郎．ペインクリニシャンのための新キーワード135．真興交易医書出版部；2014. p.213-4.
3) 日本ペインクリニック学会治療指針検討委員会．硬膜外ブロック．ペインクリニック治療指針改定第5版．真興交易医書出版部；2016. p.22-5.
4) 神島啓一郎．超音波ガイド下仙骨硬膜外ブロック─仙骨との解剖学的検討─. Dokkyo J Med Sci 2009；36(1)：39-46.
5) Kao SC and Lin CS. Caudal epidural block: an updated review of anatomy and techniques. Biomed Res Int 2017;2017:9217145.
6) McGrath JM et al. Incidence and characteristics of complications from epidural steroid injections. Pain Med 2011;12(5):726-31.
7) Brogly N et al. Epidural space identification with loss of resistance technique for epidural analgesia during labor: a randomized controlled study using air or saline-new arguments for an old controversy. Anesth Analg 2018;126(2):532-6.
8) Tyagi A et al. Effect of thoracic epidural block on infection-induced inflammatory response: a randomized controlled trial. J Crit Care 2017;38:6-12.
9) Tamura T et al. A randomized controlled trial comparing paravertebral block via the surgical field with thoracic epidural block using ropivacaine for post-thoracotomy pain relief. J Anesth 2017;31(2):263-70.
10) Singh S et al. Comparison between continuous thoracic epidural block and continuous thoracic paravertebral block in the management of thoracic trauma. Med J Armed Forces India 2017;73(2):146-51.
11) Shaker TM et al. Efficacy and safety of transversus abdominis plane blocks versus thoracic epidural anesthesia in patients undergoing major abdominal oncologic resections: a prospective, randomized controlled trial. Am J Surg 2018;215(3):498-501.

* * *

神経ブロック療法

21. 脊髄神経根ブロック

Keyword
神経根ブロック
経椎間孔的硬膜外ブロック
神経上膜外
血管内注入
脊髄穿刺

橋爪圭司

◎神経根ブロックは，脊髄神経根を穿刺して薬液を注入する手技であり，適応は神経根性疼痛の診断と治療である．神経根はくも膜から移行した神経周膜と，硬膜から移行した神経上膜に包まれるが，神経上膜内ないし神経周膜内注入は穿刺時痛が強く神経損傷の危険性もある．神経根に命中させず神経上膜外注入にとどめても治療効果に差はなく，穿刺時痛も軽い．薬液は硬膜外腔にも流入する．

◎手技はX線透視下が標準で，神経根造影を確認して局所麻酔薬とステロイドを注入する．頸椎から仙椎まですべての神経根ブロックが可能だが，硬膜穿刺，くも膜穿刺，脊髄穿刺が発生しうる．胸部では気胸に注意する．椎間孔周辺にはしばしば重要な動脈があり，とくに頸椎では動脈内誤注入による重篤な合併症の報告が多い．透視下に造影して血管内注入を除外することが必須である．近年，頸椎において超音波ガイド下穿刺法が増えたが，血管内注入を検出できない短所がある．

● 神経根ブロックの概念

選択的神経根ブロック(selective nerve root block)は，特定の脊髄神経根を穿刺して薬液を注入する手技であり，適応は神経根性疼痛の診断と治療である．ここで述べる神経根とは，脊髄から分岐後に"椎間孔に入り後根神経節を形成し，椎間孔をでて前枝と後枝に分岐するまで"とする．神経根の膜構造は，くも膜から移行した神経周膜(perineurium)と，硬膜から移行した神経上膜(epineurium)からなる．厳密な神経根ブロックは，神経線維内(intraneural)または神経線維外で神経上膜内ないし神経周膜内(extraneural)に注入することを意味する．薄い膜構造を考えると，神経上膜内注入は，ほぼ同時に神経周膜内注入であると思われ，extraneuralと総称できる．また，脊髄のように周囲に広い脳脊髄液層があるわけではないので，intraneuralとextraneuralの差異も軽微であり，いずれも注入抵抗が高く，穿刺時痛が強く，神経根の機械的損傷の危険性があり，また，くも膜下注入や硬膜下注入となる可能性もあ

る．そのため，神経根に命中させずに神経上膜外注入(perineural)にとどめることも多い．この場合，薬液は神経根周囲から硬膜外腔に流入するので経椎間孔的硬膜外ブロック(transforaminal epidural block)となり，厳密な"選択的"ブロックではなくなる．注入抵抗は低く，穿刺時痛は軽度である．

海外では，少量の薬液による選択的神経根ブロック(intraneural, extraneural)時の痛みの再現や鎮痛効果の確認を診断とみなし，十分量のステロイドの硬膜外投与(perineural)を治療とみなし，これらを区別する見解が多いが，intraneural, extraneural, perineuralを確実に使い分けることは難しく，また腰部における研究ではこれらに顕著な効果差はなかった[1]．著者は，安全性と穿刺時痛の軽減を優先して，診断的にも治療的にもperineuralを第一選択としている．高位診断を目的とする場合は，少量の薬液投与による"選択的"ブロックを意識する．

手技はX線透視下穿刺法が一般的で，神経根造影を確認後に局所麻酔薬と抗炎症薬(ステロイド)を注入する．CTガイド下穿刺法もあるが，透視下よりさらに被爆量が増える[2]．近年，頸椎において超音波ガイド下穿刺法の施行が増えた．

Keiji HASHIZUME
社会医療法人高清会高井病院麻酔科ペインセンター

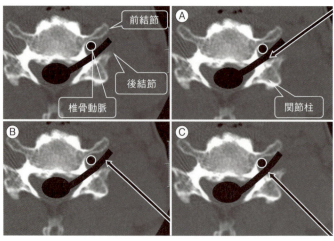

図 1 頸部神経根ブロックのシェーマ
A：透視下・前側方法．針を椎間孔内へ直線的に進める．椎間孔前方では根動脈や椎骨動脈穿刺，関節柱中央を超えると硬膜穿刺や脊髄穿刺の危険がある．
B：超音波ガイド下・後側方法．前結節と後結節を描出して，平行法で結節間溝に進める．到達部位はやや外側になり，腕神経叢ブロックになりやすい．
C：透視下・後側方法．関節柱に接触させながら結節間溝（椎間孔出口）に進める．関節柱の中央を越えると椎骨動脈穿刺の危険性がある．

ブロック以外に，神経破壊法として末期癌の痛みに対して稀に神経破壊薬を用いるが，通常は90℃までの調節的高周波熱凝固で神経を破壊するサーモ高周波法を用いる．最近注目されるパルス高周波法[3]は，電気エネルギーを間欠的に発生させ，針先の温度が42℃を超えない状態で強い電場を神経に作用させる．鎮痛機序は複数の仮説があり不明な点があるが，安全性が高く，さまざまな痛み疾患に試行されている．

頸部神経根ブロック

1. 解剖

頸神経根は8対ある．C1は後頭骨と環椎の間，椎骨動脈溝のやや内側を走行する．C2は環椎と軸椎の間，環軸関節の後面を走る．C3からC6は椎間孔からでて，関節柱の腹側の前・後結節間溝を通る．椎骨動脈が横突孔を頭尾方向に貫いて，各高位の神経根の腹側で交差する．前結節は下位ほど大きく，C6前結節がもっとも大きい．C7は前結節がなく，神経根は後結節前面に沿って腹・尾側へ走り，椎骨動脈はやはりその腹側で交差する．C8は椎間孔をでてC7後結節尾側と，第1肋骨基部頭側の間隙にでる．

椎間孔周辺には豊富な静脈叢が存在する．椎骨動脈脊髄枝が椎間孔から脊柱管内へ向けて神経根と並走し，一部は根動脈となって脊髄に達する．椎間孔狭窄の程度に応じて，椎骨動脈が椎間孔に近接することが知られている[4]．

2. 手技

透視下法，CTガイド下法，超音波ガイド下法があり，アプローチには前方法，前側方法，側方法，後側方法があり，ここでは海外で一般的な透視下・前側方法と，著者らが採用する透視下・後側方法と，最近の超音波ガイド下・後側方法について述べる．これらの対象はC3からC8神経根であり，C1，C2神経根ブロックは別に述べる．

透視下・前側方法は，仰臥位や側臥位で，椎間孔を透視下に描出して，そこへ直線的に進める方法である（図1-A）．針先は椎間孔内に達し，intraneuralまたはextraneuralの選択的神経根ブロックとなるか，perinerualの経椎間孔的硬膜外ブロックとなる．不注意に針を進めると椎間孔深部に達して，硬膜穿刺，くも膜穿刺，脊髄穿刺の危険性があり，正面透視像で関節柱の中央を超えないことが強調されている[5]．また椎間孔内の動脈を誤穿刺して動脈内注入となり，脊髄や脳の塞栓症から四肢麻痺や死亡に至った症例報告があいついだ．主原因は，非水溶性ステロイドの動脈内誤

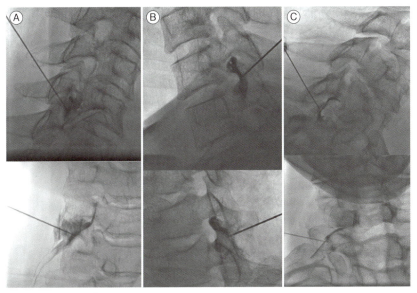

図2 頸部神経根ブロック
A：透視下右C6神経根ブロック（側面透視・正面透視）．症例は69歳女性，C6帯状疱疹痛．
B：透視下左C7神経根ブロック（側面透視・斜位透視）．症例は53歳男性，頸椎症性神経根症．
C：透視下右C8神経根ブロック（側面透視・正面透視）．症例は47歳男性，頸椎脊柱管狭窄症．

注入であることが判明し，水溶性ステロイドの推奨と標準的手技の提唱[6]が行われたが，近年でも頸部硬膜外注入に関しては経椎間孔法よりも，後方から穿刺してloss of resistanceを確認する椎弓間法の推奨度が高い[7]．しかし，椎弓間法による硬膜穿刺や脊髄穿刺の可能性もけっして低くはない．

著者らが採用する透視下・後側方法[8]は，患側上の側臥位で，目的椎間孔の背側約1/3に関節柱が重なる斜位像として，上関節突起（目的椎間孔の後壁）に当てた後，関節柱に接触させながら後結節の頭側を slip off して結節間溝に進める方法である（図1-C）．側方透視では椎間孔内に達したとみえるが，実際の針先は椎間孔出口部にあり，正面透視では関節柱の中央を越えない．関節柱に接触させて方向を制限することにより，椎間孔内への迷入を避けることが特徴であり，硬膜穿刺や脊髄穿刺のリスクは低い．椎間孔（結節間溝）が造影剤で満たされればブロック成功で，多くは硬膜外造影を伴うperineuralとなるが，extraneuralやintraneuralもある（図2）．本手技でも問題は血管内注入で，椎間孔周囲の静脈内注入がしばしばみられる．針先が椎間孔外にあるので，根動脈内注

入は少ないがゼロではない．正面透視を確認する前に誤って針を深く進めると，椎骨動脈穿刺もありうる．透視下に造影剤の流れを観察すれば血管内注入の検出は可能であり，かつそれが必須の手順である．神経根造影と血管造影が同時のことも多く，針先端から連続するばかりでなく，離れた部位の血管造影も珍しくない．

超音波ガイド下穿刺法は，被爆がない，穿刺経路上の血管が認知できる等の利点が注目され，近年普及している．半側臥位で頸部に水平にプローブを当て，目的レベルの前結節と後結節を描出して，平行法で結節間溝に針を進める．硬膜穿刺や脊髄穿刺のリスクは低い．椎骨動脈穿刺も回避できるはずである．薬液が神経を取り囲むように広がる場合はperineural，神経そのものが膨化する場合はextraneuralまたはintraneuralと考えられる[9]．結節間溝内の到達部位は，透視下・後側方法よりも外側になり，腕神経叢ブロックになりやすい（図1-B）．さらに中枢側に針を進める技術的改良が今後も期待できるが，同時に根動脈穿刺の危険性は高まるであろう．最大の問題は，透視下法で検出できる血管内注入を，超音波ガイド下法ではほぼ検出できないことである．このリスクを

考えると，現時点において，超音波ガイド下頸部神経根ブロック施行時には，透視下造影手技の併用が必要であると著者は考えている．

3. 適応

頸椎疾患（頸椎椎間板ヘルニア，頸椎症性神経根症など）による神経根症，頸部帯状疱疹による頸・上肢痛，胸郭出口症候群による上肢痛など．

4. C1, C2 神経根ブロック[10]

背側から観察するとC1, C2神経根は骨構造に囲まれずに，ほぼ水平に左右へ走る．いずれも透視下・後方法でブロックするが，誤って正中寄りに針を進めると，容易に硬膜穿刺，脊髄穿刺となる．周辺には豊富な静脈叢があるうえに，C1は椎骨動脈とほぼ伴走しており，椎骨動脈穿刺の危険性が非常に高いが，幸いにしてC1神経根性疼痛が少ないので，ブロックの機会は少ない．C2高位の椎骨動脈は関節柱の外側を迂回して上行する．

体位は前額部に高めの枕を入れた腹臥位とし，頭部の左右の偏位を修正したうえ，頭側に透視軸を倒し，開口位で環椎後弓と環軸関節を視認する．軸椎の歯状突起が脊髄の幅と位置にほぼ一致するので，それから適切な距離を保ちながら，C1では環軸後弓の頭側をねらい，C2では環軸後弓の尾側から環軸関節裂隙の中央をねらい，側面透視で針の深さを確認する．C2で誤って環軸関節の外側を通過して進めると，椎骨動脈穿刺の可能性がある．正面，側面透視下で造影し，血管内注入を慎重に除外する（図3）．適応は頸椎症などによるC1, C2神経根症状，後頭神経痛，C1やC2の帯状疱疹痛，大後頭神経・三叉神経症候群などである．

🔵 胸部神経根ブロック

1. 解剖

胸神経根は12対あり，該当椎体と尾側椎体間の椎間孔をでて，上位胸椎ほど頭側方向へ，下位胸椎ほど尾側方向へ走行する．頸，腰椎と比べて椎間孔内で胸神経根が占める面積は小さく，椎間孔中央に"浮いた"状態である[11]．

胸椎では，肋間動脈に由来する分節性動脈の脊髄枝が椎間孔から脊柱管内に入り，一部は根動脈となって脊髄に到達し，もっとも太い大脊髄根動

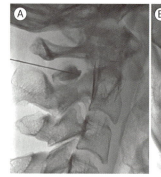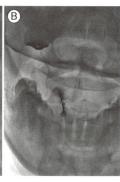

図3 透視下C2神経根ブロック
症例は49歳女性，外傷性頸部症候群．
A：側面透視像．C2神経根と，腹側の硬膜外造影がみられる．
B：正面透視像．針は環椎後弓の尾側から，環軸関節の後方に達する．

脈（Adamkiewicz）は，下位胸椎から上位腰椎の左側に多く存在する[12]．非水溶性ステロイドの使用は重篤な副作用を起こす危険性がある．

2. 手技

透視下・後方法を解説する．腹臥位で正面透視すると，神経根が通過する椎間孔は椎弓根の尾側に一致するが，上位〜中位胸椎では横突起が肋間腔に重なり障壁となる．体型，体位にもよるが，基本的に透視軸を上位胸椎では頭側に，中位胸椎では尾側に倒して横突起を頭側にずらし，横突起下縁が肋間腔に位置するよう調節する．下位胸椎では透視軸を倒さなくてもみえることが多い．横突起下縁と一致する線上で，正中から外側4 cm前後から穿刺し，透視下に横突起下縁と関節柱外側縁の移行部をslip offして椎間孔出口に進める．根動脈は椎間孔内の上部に多い[12]ので，針の到達点を考慮する．針を立てすぎると気胸の危険性があり，また椎間孔深部（正面透視で椎弓根の内側）まで達すると硬膜穿刺やくも膜穿刺等の危険性がある．神経根をすり抜けて椎体側面まで達していることがあり，気胸や縦隔穿刺の危険性があるので，側方透視で針の深さを確認することが望ましい．椎間孔に達したら透視下で造影し，血管内注入などを除外する．神経根が細いため，多くはperineuralの経椎間孔的硬膜外ブロックとなる（図4）．

3. 適応

胸部帯状疱疹痛，椎体骨折や肋骨骨折あるいは

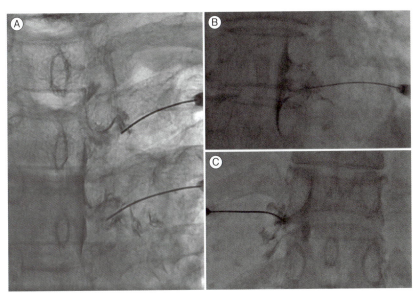

図4 胸部神経根ブロック
A：透視下右Th4, 5神経根ブロック（正面透視）．症例は73歳女性，Th4, 5帯状疱疹痛．
B：透視下右Th7神経根ブロック（正面透視）．症例は79歳女性，Th7, 8帯状疱疹痛．
C：透視下左Th11神経根ブロック（正面透視）．症例は54歳女性，Th11陳旧性圧迫骨折．

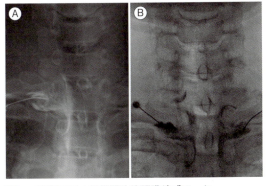

図5 透視下Th1経椎間孔的硬膜外ブロック
A：左側施行例．反対側の上位胸部硬膜外造影もみられる．症例は51歳女性，C5/6椎間板ヘルニア．
B：両側施行例．左右とも，下位頸部硬膜外腔までの広がりがみられる．症例は46歳男性，C6/7椎間板ヘルニア．

椎体転移などによる胸神経根性疼痛など．

4. Th1-経椎間孔的硬膜外ブロック（図5）

Th1神経根ブロック（perineural）の応用である．透視下，腹臥位でTh1横突起先端から穿刺して，横突起下縁と関節柱外側縁の移行部をslip offしてTh1/2椎間孔出口に進める．薬液はほぼ穿刺側に限定して広がり，下位頸椎から上位胸椎の硬膜外ブロック（transforaminal）となる．根動脈穿刺の可能性はあるが，硬膜穿刺や脊髄穿刺のリスクは低く，下位頸部硬膜外ブロック（後方椎弓間法）との比較では，頸椎疾患に対する治療効果は同等であった[13]．肺尖部は針の進路から距離があり，気胸のリスクはほとんどない．本法は安全かつ確実に下位頸部硬膜外ブロックを得るので，椎弓間法よりも先に施行することを考えてよい．適応は，頸椎疾患による上肢痛や上肢帯状疱疹痛である．

腰部神経根ブロック

1. 解剖

腰神経根は5対あり，該当椎体尾側の椎間孔をでる．腰仙椎は解剖学的変異が比較的多く，L5椎体が仙骨と癒合する仙椎化や，L6椎体が存在する腰椎化，L5横突起が仙骨上面と癒合する等があり，Th12肋骨とL1横突起の区別がつきにくい場合は高位判断が難しく，Th1から数える必要がある．

腰椎では，腰動脈に由来する分節性動脈の脊髄枝が椎間孔から脊柱管内に入る．また前記のごとく，いずれかの上位腰椎のおもに左側から大脊髄根動脈が侵入している可能性がある[12]．

2. 手技

透視下の後方法と斜位法があるが，前者を解説する．腹臥位，正面透視で，椎間孔は椎弓根の尾側に一致する．透視軸を倒して，横突起と関節柱の移行部を明視するように調節する．L5では横突起下縁，関節柱外縁，仙骨上縁で作られる三角形の間隙を明視する．横突起下縁の線上で，正中から外側5cm前後から穿刺し，横突起基部に一度当て深さを確認後，横突起下縁と関節柱外側縁の移行部をslip offして椎間孔に進める（図6）．透視下で造影し，血管内注入などを除外する．椎間孔深部に達すると，根動脈穿刺や，硬膜穿刺，脊髄穿刺（馬尾穿刺）等の危険があるのは同じであり，正面透視で針先が椎弓根の中央を越えないことが重要である．

神経根上縁と椎弓根・横突起下縁と椎体外側縁で囲まれた"safe triangle"に進めると，神経根に命中させずに良好なperineural像が得られるとされてきた[1]が，椎間孔上部には根動脈が存在する可能性があるため，神経根下縁と尾側の上関節突起外側縁と椎体・椎間板外側縁で囲まれた"Kambin triangle"からのアプローチ[14]をすすめる見解が最近増えている．ただし，椎間板穿刺などの副作用がありうる．

3. 適応[15]

腰椎疾患（腰椎椎間板ヘルニア，腰椎脊柱管狭窄症など）による神経根症，腰部帯状疱疹による

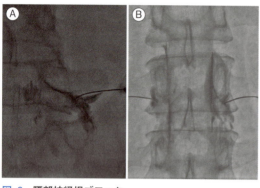

図6 腰部神経根ブロック
A：透視下右L5神経根ブロック（正面透視）．症例は62歳男性，L4/5椎間板ヘルニア．ほぼ"safe triangle"から穿刺している．
B：透視下両L2神経根ブロック（正面透視）．症例は48歳女性，慢性腰痛．両L2経椎間孔的硬膜外ブロックである．

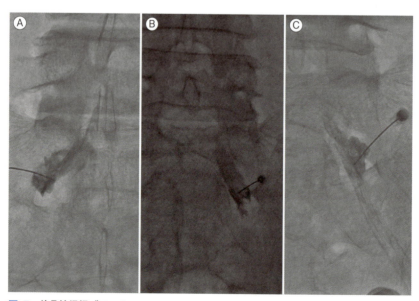

図7 仙骨神経根ブロック
A：透視下左S1神経根ブロック（正面透視）．症例は46歳男性，L5/S1椎間板ヘルニア．造影像は"perineural"（硬膜外造影あり）．
B：透視下右S1神経根ブロック（正面透視）．症例は44歳男性，L5/S1椎間板ヘルニア．造影像は"extraneural"．
C：透視下右S1神経根ブロック（正面透視）．Bと同じ症例．造影像は"intraneural"（神経線維が造影されている）．

腰・下肢痛など．

仙骨神経根ブロック

1．解剖

　仙骨は第一〜第五仙椎が融合したもので，前後面に左右4対，計8個の前・後仙骨孔が開口する．神経根は5対あり，前枝と後枝に分岐し，S1〜S4の前枝は前仙骨孔からでて仙骨神経叢を形成し，後枝は後仙骨孔からでて仙骨後面に分布する．S5は仙骨裂孔からでる．尾側ほど正中に対する角度を増して，すなわちより外側に広がるように走行する．S1前枝はL5，L4前枝と合流して坐骨神経となる．仙骨背面には豊富な静脈叢があるが，大血管や重要臓器は存在しない．

2．手技

　透視下・後方法を解説する．腹臥位，正面透視で，透視軸を頭側へ倒すと仙骨に正対して，前・後仙骨孔がみえてくる．一般に前仙骨孔が大きくみえ，後仙骨孔はその頭・内側に小さくみえる．S1椎弓根の内側縁から尾・外側に，S1神経根の通過経路の外側縁がみえ，S1の前・後仙骨孔はその骨性の線に接して内側に位置する．S4の後仙骨孔は仙骨裂孔のほぼ真横に位置する．S1とS4の仙骨孔の位置を参考にして，ほぼ等距離に並ぶS2，S3仙骨孔を探す．目的の後仙骨孔の頭・外側から穿刺して，孔外縁の骨壁に当てて深さを確認後，椎骨孔内に進める（図7）．他部位と比較するとintraneuralになりやすい．後椎骨孔を経て前椎骨孔を貫通しないかぎり，骨盤内臓や大血管の損傷は発生しない．

3．適応

　仙骨部の帯状疱疹痛，仙骨骨折や腫瘍にともなう神経根性疼痛など[16]．

文献

1) Pfirrmann CW et al. Selective nerve root blocks for the treatment of sciatica:evaluation of injection site and effectiveness-a study with patients and cadavers. Radiology 2001;221(3):704-11.
2) Maus T et al. Radiation dose incurred in the exclusion of vascular filling in transforaminal epidural steroid injections:fluoroscopy, digital subtraction angiography, and CT/fluoroscopy. Pain Med 2014;15(8):1328-33.
3) 福井　聖, 岩下成人. pulsed radiofrequency (PRF). 表　圭一. 痛みのインターベンション治療. 文光堂；2014. p.104-12.
4) Fitzgerald RT et al. Vertebral artery position in the setting of cervical degenerative disease:implications for selective cervical transforaminal epidural injections. Interv Neuroradiol 2013:19(4):425-31.
5) Huston CW. Cervical epidural steroid injections in the management of cervical radiculitis:interlaminar versus transforaminal. A review. Curr Rev Musculoskelet Med 2009:2(1):30-42.
6) Rathmell JP et al. Safeguards to prevent neurologic complications after epidural steroid injections:consensus opinions from a multidisciplinary working group and national organizations. Anesthesiology 2015;122(5):974-84.
7) Manchikanti L et al. Cervical radicular pain:the role of interlaminar and transforaminal epidural injections. Curr Pain Headache Rep 2014;18(1):389.
8) 山上裕章. 頸部神経根ブロック. ペインクリニック 2010；31(12)：1569-76.
9) 渡邉恵介. X線, 超音波を用いた神経根ブロック. ペインクリニック 2016：37(7)：871-81.
10) 湯田康正, 塩谷正弘. C2, C1脊髄神経節ブロック. 塩谷正弘. 図説ペインクリニック. 真興交易医書出版部；2000. p.105-16.
11) 宮本麻央・他. 胸神経根ブロック. ペインクリニック 2010；31(12)：1586-94.
12) Murthy NS et al. Intraforaminal location of the great anterior radiculomedullary artery(artery of Adamkiewicz):a retrospective review. Pain Med 2010:11(12):1756-64.
13) 山上裕章・他. 頸椎疾患に対する経椎間孔硬膜外ブロック―硬膜外ブロックとの比較―. ペインクリニック 2008；29(2)：211-15.
14) Glaser SE and Shah RV. Root cause analysis of paraplegia following trans-foraminal epidural steroid injection:the 'unsafe' triangle. Pain Physician 2010;13(3):237-244.
15) 伊達　久・他. 腰神経根ブロック. ペインクリニック 2010；31(12)：1595-603.
16) 上野博司, 細川豊史. 仙骨部神経根ブロック. 大瀬戸清茂. 透視下神経ブロック法. 医学書院；2009. p.134-7.

*　　　*　　　*

神経ブロック療法

22. トリガーポイント注射

Keyword
痛み
トリガーポイント
筋筋膜痛症候群

森本昌宏

◎著者らの外来において，痛みを主訴とする疾患に対して行う治療手技のなかで，もっとも施行頻度の高いものはトリガーポイント注射である．さまざまな痛みを形成している原因，痛みの慢性化について考えるならば，痛みの悪循環(vicious cycle of reflexes)の存在が大きなウエイトを占めていることに気づくはずである．この vicious cycle of reflexes は，炎症物質の放出→浮腫→局所的な虚血→アデノシン三リン酸塩の消耗→カルシウムポンプの不能化といったことなどにより形成される．トリガーポイント注射はこの悪循環を不活性化することで痛みを軽減し，慢性化を防ぐと考えられている．

トリガーポイント注射は比較的容易に施行できる治療手技でもある．しかし，施行者の知識と経験の違いによって，その効果に大きな差異を生じることも事実であり，施行部位周囲の解剖学的構築についての理解が条件といえる．

筋筋膜痛症候群[1]をはじめとする痛みに対して，臨床において汎用されているトリガーポイント注射(trigger point injection：TPI)は，比較的容易に施行しうる治療手技である[2,3]．しかし，合併症を引き起こす危険性を孕んでいることからは，施行部位周囲の解剖学的構築についての知識を取得し，確実にトリガーポイント(trigger point：TP)を捉え，正確な部位に薬液を注入することが肝要である．

● トリガーポイントとは

1843年，Froriep[4]がTPの存在について報告し，筋肉中に索状に触れる過敏点とした．1983年には，Travellら[5]が，この過敏点にTPとの呼称を用いて，『Myofascial Pain and Dysfunction. The Trigger Point Manual』としてまとめている．その後の多くの研究成果から，TPは直接的な筋肉の損傷や慢性的な筋肉への負荷などによって生じた筋拘縮であるとされている．これらにより，TPは単なる圧痛点ではなく，"圧迫や針の刺入，加熱または冷却などによって関連域(reference zone)に関連痛(referred pain)を引き起こす部位"と定義される．なお，TPの継続因子として，ストレスなどによる精神的要因の関与も大きい．

以下に，TPの特徴をあげる．

1．索状硬結の形成

索状硬結(palpable band)とは，筋肉内に索状に触れる固まりであり，同部に限局して圧痛が存在する．Simonsら[6]は，筋肉の運動終板の機能異常によるアセチルコリンの過剰分泌が関与するとしたが，生検では運動終板はかならずしも確認できず，TPは筋肉以外の皮膚や靱帯にも存在する．

2．症状の再現と関連痛

TPへの刺激によって痛みが再現し，関連域に関連痛の発現をみる．Itohら[7]は，ウサギの腓腹筋の伸張性収縮運動後にみられる圧痛部位は索状硬結に限局して出現し，その部位への刺激により典型的な関連痛が発現するとしている．

3．自律神経反応の出現

TPへの刺激により，立毛，発汗などの自律神経反応もあわせて出現する．なお，筋紡錘の錘内，錘内外の筋線維には交感神経の直接支配があるが，ここでは交感神経バイアスとよばれる機構の存在が考えられている．

Masahiro MORIMOTO
近畿大学医学部麻酔科学講座

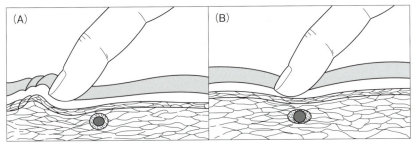

図1 トリガーポイント探索時の平面診法[9]
A：痛みが存在する筋肉直上の皮膚を一方向に引き寄せる．
B：次いで，指先をすばやく筋線維を横切るように滑らせ，ローリングによって痛みの再現を確認する．このローリング時に局所単収縮反応の発生によるjump signをみる．さらに索状硬結を押さえることで，典型的な関連痛の発現をみることがポイントである．

4. 局所単収縮反応

TPへの刺激によって局所単収縮反応（local twitch response）や逃避反応（jump sign）をみる．Hongら[8]は，ウサギの下肢の索状硬結への刺激による反応が運動終板周囲への刺激でもみられ，上位の脊髄を切断した後にも出現するとしている．また，jump signは侵害刺激に対する通常の反応であり，このような脊髄反射は運動終板周囲に限局した反応としては説明できない．

トリガーポイント注射

1. トリガーポイント注射施行の実際[2]

TPが存在する筋肉では，筋肉の短縮，筋力低下，可動域制限を生じており，その筋肉を短縮させると痛みが増悪する．したがって，患者は無意識にその筋肉を伸長させる姿勢をとっていることが多く，これらを観察する．

TPIの施行にあたっては，患者に痛みがもっとも強い部位を指先で示してもらい，同部位を触診することで索状硬結を探索する．見つけ出した索状硬結を指で圧迫して痛みの再現，関連痛の発現を確認する．これらは平面診法（図1）[9]によるが，TPの多くが経穴と一致する（TPと経穴は3 cmの誤差範囲で71％の対応があり[10]，さらにTPのつながりは経絡と一致すると報告されている[11]）．押さえる角度も重要であり，加える指の圧力がそのTPの刺激感受性の指標となる．

刺入部位を消毒した後に，針をすばやく皮下まで刺入する．さらに針先を進めると軽い抵抗があった後に，プツンとした感覚を得る．これにより，筋膜を貫いたことを確認する．吸引によって血液や空気が引けないことを確認した後に，薬液の注入を行う．TPに命中していれば，注入により患者は「こたえます」「ひびきます」と表現する．抜針はできる限り緩徐に行う．なお，針の刺入時に，刺入部位の近傍をあらかじめ指で圧迫しておくことで，刺入痛を軽減することができる．このテクニックを東洋医学では"押し手"とよぶ．抜針時にも押し手を用いる．

薬液を注入する深度も重要である．筋肉内では筋線維に沿って遠くまで浸潤するが，層が違えば効果は期待できない．また，筋膜上では広く広がり過ぎ，皮下でも望ましい効果を得ることはできない．この点からは，超音波ガイド下に筋膜の確認を行うことも有用である．

頭頸部への施行ではふらつきや眩暈感，腰殿部，下肢では下肢の筋力低下をきたすことがあり，施行後は，処置ベッド上で10分程度の観察を行う．

2. 使用する針と薬液

著者は，25Gまたは27G，25 mm針（肥満患者，腰殿部では40 mm針を用いることもある）の注射針を用いている．

薬液は，ネオビタカイン注5～10 mLと副腎皮質ステロイド薬（デキサメタゾン，ベタメタゾン1～2 mgまたはメチルプレドニゾロン5～10 mg）の混和液を使用する．この混和液を1カ所につき0.5～3 mL（腰部では1カ所に5 mL程度を用いることもある）ずつ注入する．エピネフリンは添加しない．なお，わが国では保険適応外ではあるが，

A型ボツリヌス毒素の使用も試みられている．

3. 奏効機序

筋肉やそれを取り巻く筋膜が過度の負荷を受けると，この筋肉と筋膜を貫いている脊髄神経後枝が刺激され，反応性に運動神経，交感神経への下行性インパルスを生じ，筋肉の攣縮や痛みをもたらす．これらが交感神経系の興奮を招来し，vicious cycle of reflexesを形成する．Mense[12]は，筋肉の損傷が起こると炎症物質の放出により浮腫を生じ，静脈を圧迫することで局所的な虚血をもたらすとしている．この虚血がアデノシン三リン酸塩を消耗してカルシウムポンプを不能にして筋拘縮を起こし，さらなる虚血によってvicious cycle of reflexesを助長すると考えられる．

TPIの奏効機序は，局所の血流を改善し，筋緊張を和げ，プロスタグランジンなどの炎症物質を稀釈して洗い流してvicious cycle of reflexesを不活性化することにある．さらに交感神経バイアスを遮断する意義も大きい．

4. 合併症と注意点[2]

TPIによる合併症は，局所麻酔薬ならびにその添加物に起因するもの，施行手技に起因するものの2つに大別される[13]．

施行前に局所麻酔薬によるアレルギー既往の有無を確認しておくべきであるが，メチルパラベン（防腐剤として添加されている）は化粧品類にも添加されているので，化粧品によるかぶれの有無も確認しておく．

局所麻酔薬中毒を予防するには，薬液の1回の使用量は10 mL程度とし，薬液の注入にさきだって吸引を行うことが肝要である．

恐怖心，穿刺時痛による迷走神経反射により徐脈，低血圧を引き起こすことがある．これに対しては，声かけとバイタルサインのチェックを励行し，体を支えることが可能な姿勢をとるなどの工夫が必要である．

感染によるものとして，傍脊柱筋内膿瘍のみならず硬膜外膿瘍，化膿性脊椎炎，さらには脊髄炎，脳炎の発生が報告[14]されている．したがって，施行部位周辺に炎症がある場合にはTPIは行わない．

強度の出血傾向がある場合にも，TPIは控えるべきであり，抗凝固薬使用の有無を確認することは必須である．

肩，肩甲骨内側，胸背部の穿刺では，気胸を起こす危険性があり，薬液の注入にさきだっての吸引を励行する．

局所麻酔薬が神経に浸潤した場合，知覚，運動麻痺を生じることがあるが，これらは一過性に消失することを，患者にあらかじめ説明しておく．

硬膜外ブロックやくも膜下ブロックは重篤な合併症である．とくに後頸部でのTPI施行時に針を深く刺しすぎると，硬膜外腔，くも膜下腔への薬液注入を引き起こす．第4～6頸椎での高さでの50 mm針刺入による死亡例についての報告もある[15]．

● おわりに

TPIはきわめて有用な治療手段ではあるが，他の神経ブロックと同様に，救命処置が可能な条件下で施行すべきである．

文献

1) 慢性疼痛治療ガイドライン作成ワーキンググループ編．CQ27：トリガーポイント注射は慢性疼痛治療に有効か？ 慢性疼痛治療ガイドライン．真興交易医書出版部；2018．p.89-90．
2) 森本昌宏・他．トリガーポイント注射．ペインクリニック 2014；35(6)：744-52．
3) 森本昌宏・他．トリガーポイント注射．日本臨床麻酔学会誌 2014；34(7)：947-51．
4) Froriep R. Ein beitrag zur pathologie und therapie des rheumatismus. Weimar 1843.
5) Travell JG, Simons DG. Myofascial Pain and Dysfunction:The Trigger Point Manual, Vol. 1. Williams & Wilkins; 1983.
6) Simons DG et al. Travell & Simons' Myofascial Pain and Dysfunction:The Trigger Point Manual, Vol. 1.:Upper Half of Body. 2nd ed. Lippincott Williams & Wilkins;1999.
7) Itoh K et al. A proposed experimental model of myofascial trigger points in human muscle after slow eccentric exercise. Acupunct Med 2004;22(1):2-13.
8) Hong CZ, Yu J. Spontaneous electrical activity of rabbit trigger spot after transection of spinal cord and peripheral nerve. J. Musculoskelet Pain 1998;6:45-58.
9) Simons DG. Myofascial pain syndromes. Arch Phys Med Rehabil 1984;65:561.
10) Melzack R et al. Trigger points and acupuncture points for pain:correlations and implications. Pain 1977;3(1):3-23.
11) Macdonald A. Acupuncture:From Ancient Art to Modern Medicine. Unwin Paperbacks;1982.
12) Mense S. Considerations concerning the neurobiological basis of muscle pain. Can J Physiol Pharmacol 1991;69(5):610-6.
13) 佐伯 茂．トリガーポイント注射 2. 施行の実際 4)合併症．森本昌宏．トリガーポイント―その基礎と臨床応用―．真興

交易医書出版部；2006. p.91-9.
14) Morishita K et al. 傍脊柱筋内膿瘍から脳炎に至った1例. J Tokai Spinal Surg 2006；20：118-20.
15) 押田茂實：疼痛医療におけるリスクマネジメント 法医学者の立場から．ペインクリニック 2001；22：1211-8.

*　　*　　*

神経ブロック療法

23. エコーガイド下 Fasciaハイドロリリース
―― 生理食塩水が痛みに効く！

Keyword
Fascia
エコーガイド
ハイドロリリース(hydrorelease)
生理食塩水
重炭酸リンゲル液

白石吉彦

◎MRI, CTなどの静止画像に描出されない運動器の痛みには，筋膜を含むFasciaの異常で起こるものがある．超音波診断装置(以下，エコー)は，患部を動かしながら評価することができ，さまざまな病態を明らかにしてきた．近年劇的に解像度が上がったエコーの画質は，mm単位でのピンポイントの治療を可能にし，薬液の広がりもリアルタイムに観察することができるようになった．侵害受容器はFascia上に多く存在し，ときとして関連痛を起こす．機序は解明されていない点も多いが，局所麻酔薬を含まない生理食塩水，重炭酸リンゲル液で痛みが取れることが少なくない．エコーガイド下に液体(hydro)を用いてFascia(結合組織)をreleaseすることで，痛みの治療を行うことができる．この手技，エコーガイド下Fasciaハイドロリリースについて述べる．

腰痛，肩こりは日本人の有訴率でもつねに上位を占める[3]．内臓疾患はもちろん，レッドフラグとしての癌，感染，骨折，そして手術適応のある整形外科疾患のルールアウトは重要である[4,5]．一方，日常外来診療で出会う運動器疼痛の多くは筋膜性疼痛である．内服薬，外用薬に加え，圧痛点にトリガーポイント注射として局所麻酔を注射することが一般的な治療であった．近年，高周波リニアプローブの劇的な性能向上により運動器領域のさまざまな可視化が可能になり，精度の高い診断・治療が可能になった．たとえば，ばね指では，どのプーリーにどのように屈筋腱がたわむように引っかかっているかが一目瞭然である(図1)．肩関節の下垂位での外旋障害が烏口上腕靱帯(coracohumeral ligament：CHL)の伸張性の低下によるものかどうかも確認ができる．結果として明らかになってきた筋膜性疼痛症候群とFascia，治療としてのハイドロリリースについて示したい．

● 筋膜性疼痛症候群とFascia

現在Fasciaに対応する適切な日本語はないが，概念としては"線維性結合組織の総称"であると考える(column1参照)．運動器におけるFasciaの役割は包む，つなぐ，滑るなどである．さまざまな刺激に反応するポリモーダル受容器はFascia上に存在すると報告されている[6]．実際，採血でも関節腔穿刺でも針を刺し，進めていくときに感じる痛みの程度は一様ではなく，皮膚，筋膜，関

---

column Fasciaとは何か？

筋膜と訳されることもあるが，Myofascia＝筋膜であり，不正確である．世界中でFascia自体の定義が統一されておらず，日本解剖学会でも「解剖学用語改訂13版(2007)」[1]では筋膜と訳されてはいるものの，fasciaの訳語にまつわる注釈は約1ページに及ぶ検討結果が記載されており，いまだ議論の分かれるところである．現時点では人体に張りめぐらされている線維性結合組織の総称，具体的には筋膜，胸腹膜などの膜，靱帯，関節包，支帯，脂肪体，腱鞘を含む腱，骨間膜，骨膜，神経上膜，神経周膜，血管周囲の結合組織などである[2]．Fascia上に侵害受容器が数多く分布し，さまざまな原因で不具合が起こると侵害受容器が過敏となり，痛み閾値が下がり，通常では感じない刺激で痛みを感じたり，痛みのために滑走性が低下したり，可動域制限や機能不全を起こす．

Yoshihiko SHIRAISHI
隠岐広域連合立隠岐島前病院

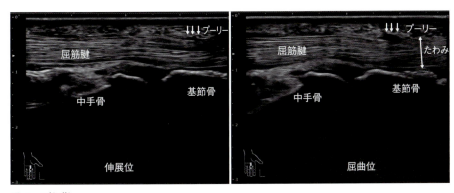

図1　ばね指

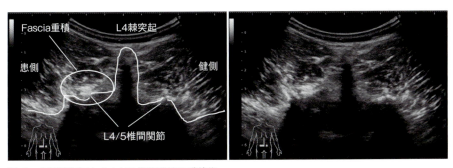

図2　多裂筋深層からL4/5椎間関節の重積像

節包などのいわゆる膜系のFascia上で強く痛みを感じる．Fasciaに炎症や虚血が起こると疼痛が生じる．実際，筋膜性疼痛の生じている筋外膜には痛み物質(サブスタンスP，ブラディキニン)が多く，pHが低く[7]，ヒアルロン酸の粘度が上昇していることが報告されている[8]．疼痛を生じることで交感神経が優位となり，血流が低下し，酸素供給が減少，痛み物質の停滞が起こり，さらに痛み閾値が低下するという悪循環に陥る．結果として，不動の状態が続くことになり，異常なFasciaは組織の伸張性の低下，組織間の滑走性の低下，水分量の低下が起こっていると考えられている．

エコーで観察すると異常なFasciaが高エコーで重積した像として認められることが多い(図2)．

ハイドロリリース(hydrorelease)と生理食塩水

傷んで重積したFasciaは発痛源となる．そのFasciaに液体(hydro)を注射し，硬くなった組織に潤いを与え，バラバラにほぐす(release)ことによって，即時的に痛みが軽減する．組織の伸張性が改善し，可動域も改善する．

ではFasciaの異常に対し何の薬液を注射するか？　古くは1950年台にトリガーポイント注射で生理食塩水が有効であったとする報告がある[9]．1980年の『Lancet』誌でFrostらにより，局所の筋肉痛に対して生理食塩水とメピバカインのランダム化比較試験が行われ，"生理食塩水の群が優位に鎮痛効果をもたらした．生理食塩水は安全でより効果の高い局所麻酔剤と示唆される"と報告されている[10]．2016年には，筋膜性疼痛症候群に対し生理食塩水，重炭酸リンゲル液，メピバカインでエコー下筋外膜注射(すなわちハイドロリリース)を行う二重盲検ランダム化研究試験が行われた．結果は"生理食塩水，重炭酸リンゲルは局所麻酔に比べて同等以上の鎮痛効果があり，注射時痛は重炭酸リンゲルが生理食塩水よりも少ない"と報告されている(表1)[11]．保険診療の問題はあるが，現在のところFasciaハイドロリリースには重炭酸リンゲル液がベストな薬剤といえる．

どこに打つか

では，実際どの部位にハイドロリリースを行うのか．機能異常を起こしているFasciaすべてが治療対象となる．靱帯や関節包であれば，自動運動・他動運動での可動域制限，そしてエコーで組織の伸張性制限などをみながら発痛源を同定していく(図3)．

日常診療で頻度の高い筋膜性腰痛による発痛源同定について，もう少し詳しく述べる．可能であれば，患者に痛みの部位を指一本で指示してもらう．その後，動作分析でおおまかな疼痛部位をさがす．まず，体幹の屈曲・伸展・回旋・側屈を行う．痛みのための可動域制限や代償動作(膝が曲がるなど)を確認する．つぎに痛みの誘発動作を座位で行い，痛みが軽減するようであれば，腰部ではなく座位で負荷の減った臀部や骨盤部の筋肉を考慮する．また，痛みがでる姿位で頸部の屈曲伸展を行う．疼痛に変化がみられるようであれば，発痛源として最長筋(column2参照)を鑑別にあげる．腰部の筋肉は正中に近いほど回旋に働き，外側へいくほど側屈に働く．ある程度の目安を付けたうえで，実際に触診で圧痛点を探し，エコー下で高エコーの重積像や動きのなかでの伸張性や滑走性の低下を見つけていく．基本的には圧痛点を中心に発痛源を考えるが，ときとして真の発痛源と患者が訴える痛みの部位が離れていることがある．こうした場合に関連痛の部位のみを治療しても，効果が限定的であるか，一時的である．正しい発痛源がハイドロリリースされれば最低数日，よければ1週間程度効果がある．発痛源と関連痛の分布については，1980年代にすでにTravellとSimonsによって記された書籍[12]で詳しく述

表1 2つの二重盲検ランダム化研究試験[11]

生理食塩水 vs. 0.5%メピバカイン		
72時間後の除痛	◎生理食塩水	○メピバカイン
注射時痛	×生理食塩水	○メピバカイン
生理食塩水 vs. 重炭酸リンゲル		
72時間後の除痛	◎生理食塩水	○重炭酸リンゲル
注射時痛	×生理食塩水	○重炭酸リンゲル

生理食塩水(pH 6.0)，メピバカイン(pH 6.0)，重炭酸リンゲル(pH 7.4)．

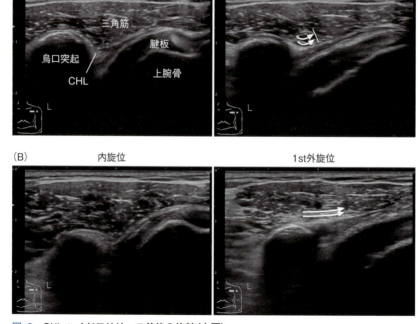

図3 CHLハイドロリリース前後の比較(左肩)
A：CHLハイドロリリース前，B：CHLハイドロリリース後．
CHL：coracohumeral ligament(烏口上腕靱帯)．

べられており，また現在はweb上で参照が可能である[13]．

Fasciaハイドロリリースの意味

エコー画像上の高エコーの重積した像は発痛源として感度は高いが特異度は高くない．痛い場所は高エコーで重積していることが多いが，高エコーの重積像があるからといって痛いわけではない．エコー所見上は高エコーで重積している以上のことはわからず，現在のエコー性能の限界ともいえる．ただし，異常なFasciaは疼痛閾値が下がっているため，エコーガイド下に針を進めていくと患者が「そこそこ」とか「ズーンと重い」といった表現で教えてくれる．鍼灸治療におけるいわゆる"得気"（鍼のひびき）[14]なども同じ原理の可能性があるのではないかと考えている．正しい治療部位がハイドロリリースされると即時的に効果が確認できる．数値評価スケール（numerical rating scale：NRS）で10→0〜3の効果が得られる．ここに局所麻酔薬を使わずにハイドロリリースを行うひとつの意味がある．正しい発痛源に治療が行われなければ，効果がない，あるいは短時間で元に戻る．しかもエコー下でmm単位の運針をすることにより，安全性はもちろん，精度の高い治療的診断が可能である．効果がない場合も，その部位が発痛源ではないと考えることができる．また局所麻酔薬を使用しない，あるいはごく少量（通常の1/10以下の濃度）使用することで，局所麻酔薬の極量を考える必要がほとんどないため，患者の同意が得られれば，効果がなかった場合にも，つぎの部位の治療的診断を追加することができる．当然，骨折や神経線維自体の障害などには効果がない．

効果持続時間に関しては急性痛か慢性痛かにより差異がある．急性痛としてのいわゆるぎっくり腰や寝違えは1回の治療で軽快することもまれではない（図4）．一方で慢性痛，あるいは慢性痛の急性増悪として腰痛や肩こりの場合は，治療後いったんNRSが0になったとしても，日常生活のなかでの原因が改善されなければ1週間程度で元に戻ることが多い．治療的診断で発痛源のFasciaが同定されれば，なぜその部位に痛みがでるのか，ということを考え，生活介入を行う．たとえば，長時間のパソコン作業でモニターが右側にあることによって左の肩甲挙筋の肩こりが起こっている患者の場合には，モニター位置の修正を提案する．机の高さがあっていないことによる肩甲骨の位置異常による前鋸筋の痛みには，机の高さの修正や適切な高さのひじ掛けのある椅子の提案などを行う．同定された発痛源の筋肉や靱帯へのピンポイントでのリハビリテーション指示が出せるようになり，自宅でのセルフトレーニング指導が可能となる．

---

column2　最長筋

胸最長筋・頸最長筋・頭最長筋からなり，腸肋筋とともに仙骨・腸骨稜・胸腰筋膜・L1-5の横突起から側頭骨の乳様突起まで連なる．腰椎の伸展，側屈，回旋に働く．長く連なっている筋肉であるため，頸部の動きが腰部の痛みに影響することがある．

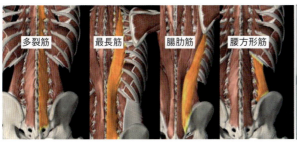

図　最長筋の構造（再描画）

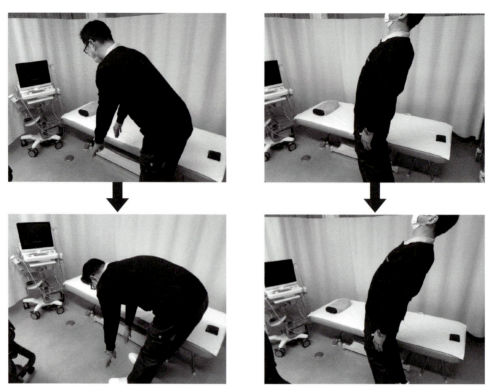

図4 47歳男性のぎっくり腰に最長筋ハイドロリリースを行った前後のようす

● おわりに——限界

なぜエコーガイド下 Fascia ハイドロリリースで効果があるのか,という病態生理はいまだ解明されていない.たとえば,症状に合致する部位にMRIで明らかに椎間板ヘルニアがある症例でも,殿下部での坐骨神経上膜のハイドロリリース(局所麻酔薬なし)を行うことで痛みが取れることがある.坐骨神経を挟む大殿筋と内閉鎖筋などの深部外旋筋をエコーで観察しながら,股関節の屈曲伸展,外旋内旋を行い,滑走の悪い部位をみつけ,ハイドロリリースを行う.ただしこの場合も神経上膜がリリースされたためなのか,大殿筋と外旋筋の筋膜間に液体が入って滑走が改善したためなのか,両方の効果のためなのか,まだ他に理由があるのか,未解明である.痛みのために動きが制限され,坐骨神経上膜や周囲の筋膜のFasciaに異常がでると考えているが,それも推測の域をでない.神経上膜に関しては,2011年にMulvaneyによって,ultrasound-guided "hydro-neurolysis" or "hydrodissection" としてケースレポートが出されている.そこでも推測の域をでないが,メカニズムとしては,薬理作用ではなく物理的効果として神経を圧迫している結合組織を緩め,神経伝導を回復させると解釈されている[15].即時効果があるのは,液体が入る物理的な効果によるもので,効果の持続時間から考えると,Fasciaに張りめぐらされている細かい神経の電気的なリセットが行われているからなのかもしれない.

また,数年前にはじまった治療であるため,大規模なRCTは行われておらず,いわゆるエビデンスは不足している.ただし,臨床の現場で間違いなく効果がでている.機序解明のための生理学的,病理学的な検討,エビデンスの構築は今後の研究がまたれる.

文献/URL

1) 日本解剖学会,解剖学用語委員会.解剖学用語 改訂13版.医学書院;2007.
2) 柏口新二.無刀流整形外科.日本医事新報社;2017.
3) 厚生労働省.平成28年 国民生活基礎調査の概況.http://

www.mhlw.go.jp/toukei/saikin/hw/k-tyosa/k-tyosa16/index.html（アクセス日：2017 年 8 月 20 日）
4) 白石吉彦．非特異的急性腰臀部痛におけるエコーガイド下 hydro-release．整形・災害外科 2017；60(7)：883-94．
5) 小林　只，木村裕明．急性頸部痛の鑑別とエコーガイド下注射の適応．整形・災害外科 2017；60(7)：841-51．
6) Tesarz J et al. Sensory innervation of the thoracolumbar fascia in rats and humans. Neuroscience 2011;194:302-8.
7) Shah JP et al. An in vivo microanalytical technique for measuring the local biochemical milieu of human skeletal muscle. J Appl Physiol (1985) 2005;99(5):1977-84.
8) Stecco C et al. Hyaluronan within fascia in the etiology of myofascial pain. Surg Radiol Anat 2011;33(10):891-6.
9) Sola AE and Kuitert JH. Myofascial trigger point pain in the neck and shoulder girdle;report of 100 cases treated by injection of normal saline. Northwest Med 1955;54(9):980-4.
10) Frost FA et al. A control, double-blind comparison of mepivacaine injection versus saline injection for myofascial pain. Lancet 1980；1(8167):499-500.
11) Kobayashi T et al. Effects of interfascial injection of bicarbonated Ringer's solution, physiological saline and local anesthetic under ultrasonography for myofascial pain syndrome：Two prospective, randomized, double-blinded trials. 金沢大学十全医学会雑誌 2016；125(2)：40-9．
12) Travell J and Simons D. Myofascial Pain and Dysfunction:The Trigger Point Manual. Vol. 2. Williams & Wilkins; 1983.
13) The Trigger Point & Referred Pain Guide. http://www.triggerpoints.net/（アクセス日：2016 年 10 月 9 日）
14) 奈良上眞・他．「得気」（鍼のひびき）についての文献的考察．明治鍼灸医学 1991；(8)：1-13．
15) Mulvaney SW. Ultrasound-guided percutaneous neuroplasty of the lateral femoral cutaneous nerve for the treatment of meralgia paresthetica:a case report and description of a new ultrasound guided technique. Curr Sports Med Rep 2011;10(2):99-104.

＊　　　＊　　　＊

神経ブロック療法

24. 超音波ガイド下腕神経叢ブロック

Keyword
腕神経叢ブロック
斜角筋間アプローチ
鎖骨上アプローチ

深澤圭太

◎ 腕神経叢はC5からTh1の前枝を中心に形成され，C4とTh2の一部がこれに加わることもある．椎間孔から出たこれらの神経は前外側下方に向かい，鎖骨の上部で3本の神経幹（上神経幹，中神経幹，下神経幹）を形成する．これら神経幹は前枝と後枝に分かれてふたたび合わさって腋窩の上部で3本の神経束（内側神経束，外側神経束，後神経束）を形成する．その後，終末神経である正中神経，尺骨神経，橈骨神経および筋皮神経に分枝する．
◎ 腕神経叢ブロックは腕神経叢を形成する部位に薬液を注入する治療法である．超音波ガイド下に行われる以前より，斜角筋間法，鎖骨上法，鎖骨下法，腋窩法などの方法で行われてきた経緯があるが，超音波ガイド下でも同様のアプローチでより確実に施行可能である[1,2]（図1）．
◎ 手術や治療に伴う疼痛の緩和目的であれば，その目的とする部位に合わせてアプローチ法を選択する．たとえば肩関節から上腕であれば斜角筋間，上腕から遠位であれば鎖骨上，肘から遠位であれば鎖骨下，腋窩アプローチとなる．
◎ 本稿では，ペインクリニックで比較的多く用いられる斜角筋間アプローチ，鎖骨上アプローチについて述べる．

● 適応[3]

頸椎症性神経根症，頸椎椎間板ヘルニア，胸郭出口症候群，上肢CRPS(complex regional pain syndrome)，上肢血行障害，リハビリテーション施行時の痛みの軽減，手術や治療時の麻酔などが適応となる．

● 準備

・用意するもの

器具：リニアプローブ（10〜15 MHz），25 Gカテラン針あるいは21〜23 Gブロック針，延長チューブ，10 mLシリンジ．

薬液：0.5〜1%リドカインあるいはメピバカイン5〜10 mL，必要に応じてデキサメタゾン2〜4 mgを添加．

● 斜角筋間アプローチ

1. 体位

患側を上とした側臥位（〜半側臥位）で行う．上肢を体幹に付け可能であれば肩をすこし尾側に下げてもらい，また枕の高さをやや低めに調整してブロックを行うスペースを確保する（図2）．

2. 手技

皮膚消毒を行い，プローブカバーを装着する．
まず腕神経叢を描出する．プローブの走査面に滅菌ゼリーをつける．頸椎の短軸方向にプローブをあて，頸椎の横突起を描出する．オリエンテーションが付きにくい場合はまず輪状軟骨レベルで頸部前方中央に頸椎短軸方向にプローブをあて，中央に気管とその両横の甲状腺を確認する．プローブを外側に平行移動していくと総頸動脈，内頸静脈（強くプローブを圧迫すると見えなくなる），頸椎横突起や椎骨動脈が確認できる．神経根は頸椎横突起の前結節と後結節の間からでてくる低エコー性の円形構造物として描出される．それ

Keita FUKAZAWA
京都府立医科大学疼痛・緩和医療学講座

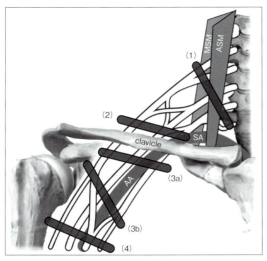

図1　腕神経叢と各アプローチ法のイメージ
(1)斜角筋間アプローチ, (2)鎖骨上アプローチ, (3a)鎖骨下アプローチ(近位), (3b)鎖骨下アプローチ(遠位), (4)腋窩アプローチ.
MSM：中斜角筋, ASM：前斜角筋, SA：鎖骨下動脈, AA：腋窩動脈.

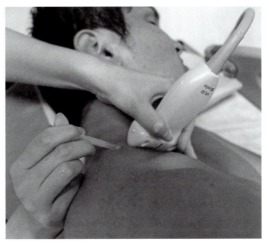

図2　斜角筋間アプローチの体位と穿刺イメージ

らを追いかけながらより末梢(尾側)にプローブを動かすと，神経根が外側方向に向かって走行し，前斜角筋と後斜角筋の間にいくつかの神経根が並んでいく像が観察される(図3). より効果的に腕神経叢ブロックを行うためには，患者の症状に合わせてどの神経根を中心に効かせたいのかを考慮し，その神経を同定する必要がある. 頸椎横突起の形状の特徴(C6の横突起が前結節，後結節ともに非常に大きいのに対して，C7の横突起の前結節は小さい)(図4, 5)から同定し，末梢側に追いかけていくことで斜角筋間レベルでどの神経を中心に薬液を注入するか判断する．

穿刺の前にかならずカラー・ドップラーを用いて血管の有無とその位置を評価する. 穿刺経路に血管があるようであれば頭尾側方向に少し位置をずらして安全に穿刺できる経路を探す．

平行法を用いて穿刺する. プローブの走査面の延長線上で外側1〜2 cm程度離れた皮膚上の点を刺入点とする(図2). 刺入部の局所麻酔については，著者はブロックに25 Gカテラン針を使用しており，局所麻酔を行う方が疼痛が強いため行っていないが，穿刺時に疼痛による体動があるとその後のブロックが困難になる(針の描出が難しくなる)ため，必要であれば1％リドカインにて局所麻酔を行う. 針を穿刺し，針の全長，とくに針先の位置を見失わないようにゆっくりと進める. 針を進める途中でカラー・ドップラーで確認できなかった微小な血管を誤穿刺すると，周囲の組織に血液が広がる様子が確認できることがあるので注意を払う. 中斜角筋の筋膜を貫き，目的とする神経の近くまで針先を進めたら，シリンジに陰圧をかけ血液の逆流がないことを確認(吸引テスト)し，ゆっくりと薬液を注入する(図6). 神経内注入や血管内注入がないこと，すなわち注入圧が高すぎる，患者が強い放散痛を訴える(薬液注入時に軽く響くことはある)，神経自体が膨隆するということがないか，注入とともに神経周囲に薬液の広がりが確認できるかという点に注意しながら残りの薬液を注入する. 異常があればすぐに注入を止め，針先の位置を再確認し，調整する. 薬液を注入後，針を抜去し，薬液の広がりを腕神経叢に沿って中枢側，末梢側方向に確認する．

鎖骨上アプローチ

1. 体位

仰臥位で行う. 上肢を体幹に付け可能であれば肩をすこし尾側に下げてもらい，また頭を健側に軽く向けてブロックを行うスペースを確保する(図7).

2. 手技

皮膚消毒を行い，プローブカバーを装着，プ

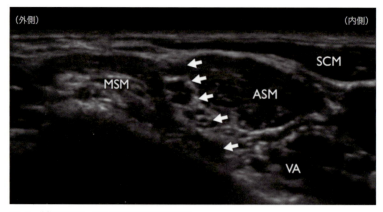

図 3 斜角筋間レベルでの神経叢の描出
矢印：腕神経叢，MSM：中斜角筋，ASM：前斜角筋，SCM：胸鎖乳突筋，VA：椎骨動脈．

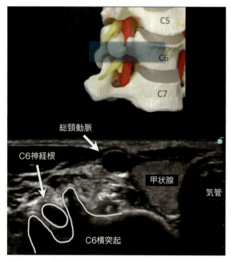

図 4 C6 横突起と C6 神経根の観察

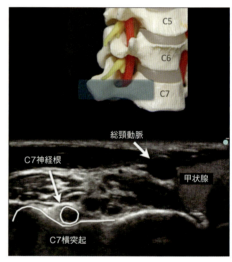

図 5 C7 横突起と C7 神経根の観察

ローブの走査面に滅菌ゼリーをつける．プローブを鎖骨上窩に鎖骨に平行にぴったりとつけるようにあて，鎖骨の下を覗き込むように走査面を尾側に傾けると拍動する鎖骨下動脈が確認できる．カラー・ドップラーを使用すればより判別が容易になる．鎖骨下動脈がきれいに円形に描出できるようにプローブの角度を調整する．鎖骨下動脈の外側に，高エコー性の陰影に囲まれた円形の低エコー性の陰影が集まった"ブドウの房状"に見える腕神経叢が観察できる(図8)．腕神経叢が確認できたらカラー・ドップラーによる血管の評価を行う．

穿刺は平行法で外側から行う．プローブの走査面の延長線上で外側 1〜2 cm 程度離れた皮膚上の点を刺入点とする．必要であれば刺入点に局所麻酔を行い，穿刺する(図7)．針の全長，とくに針先の位置を見失わないようにゆっくりと進める．腕神経叢周囲に達したら，逆流テストを行い，異常がなければまず少量の薬液を注入する．神経内注入や血管内注入がないか注意を払いながら残りの薬液をゆっくりと注入する．針先の位置を変えながら神経叢周囲が取り囲まれるように薬液を広げるが，はじめに腕神経叢の背側(腕神経叢と中斜角筋の間あたり)から注入した方が神経が薬液により浅い方に持ち上がるためやりやすい．注入圧が高い，放散痛の訴え，神経の膨隆，あるいは

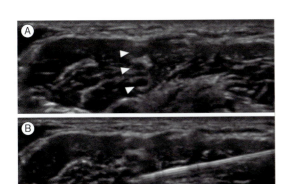
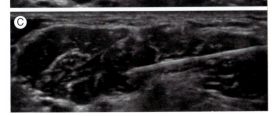

図6 腕神経叢ブロック（斜角筋間アプローチ）
A：穿刺前．
B：穿刺後（C7神経根近傍を目標に穿刺）．
C：薬液注入中．
矢印：腕神経叢．

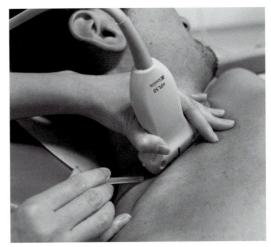

図7 鎖骨上アプローチの体位と穿刺イメージ

注入しても神経周囲に薬液の広がりが確認できないなど，なにか異常があればすぐに注入を止め，針先の位置を再確認し，調整する．薬液を注入後，針を抜去し，薬液の広がりを腕神経叢に沿って中枢側，末梢側方向に確認する．

合併症[4]

1. 血管穿刺, 血腫

穿刺の前にかならずカラー・ドップラーを用いて血管の有無とその位置を評価し，問題があるようであれば頭尾側方向に少し位置をずらして安全に穿刺できる経路を探す．しかし，すべての血管がかならず確認できるわけではないため，つねに針はゆっくりと慎重に進める．血管を穿刺すると周囲に血腫が広がる像が確認できることがある．血管穿刺が起こった場合には圧迫止血を行い，血腫を超音波装置で経時的に評価する．血腫の評価に超音波装置は非常に有用である．斜角筋間から鎖骨上の間では頸横動脈，肩甲上動脈が腕神経叢の前方を横切って走行しているため注意を払う．

2. 血管内注入, 局所麻酔薬中毒

吸引テストが陰性であっても血管内注入は生じうる．また，超音波装置では血管内注入を確実に否定することはできない．薬液注入は患者の様子を観察しながらゆっくりと行う．

3. 横隔神経麻痺

横隔神経はおもにC4から起こり，C3, C5の頸神経からの補助枝からなり，前斜角筋の前方を走行する．よって斜角筋間アプローチでは横隔神経麻痺を起こしやすく，鎖骨上アプローチでも発生しうる．高齢者や呼吸機能が低下した患者では酸素飽和度をモニターする．両側同時のブロックは行うべきではない．横隔神経麻痺の有無は超音波で診断できる．

4. 神経損傷

針自体で神経を損傷する，あるいは神経周膜内に薬液が注入されると血行障害による神経損傷が生じる可能性がある[5]．神経と穿刺針をしっかりと描出して針先が神経内に進まないよう注意することがもっとも重要である．注入時には注入圧が高くないこと，放散痛がないこと，神経の膨隆がみられないことを確認しながらゆっくりと注入する．

5. 気胸

鎖骨上アプローチ，鎖骨下アプローチで起こりうるが，超音波ガイド下に確実に針先を描出しながら施行すれば防ぐことができる合併症である．

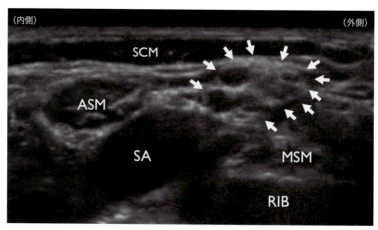

図8 鎖骨上レベルでの神経叢の描出
矢印：腕神経叢，MSM：中斜角筋，ASM：前斜角筋，SCM：胸鎖乳突筋，SA：鎖骨下動脈，RIB：第一肋骨．

また，超音波装置は気胸の有無の診断にも有用である．

おわりに

頸部は血管が多く，そのどれもが解剖学的にさまざまに変異して走行していることがある．神経自体の走行にも変異がある．超音波機器の進歩により，現在では通常腕神経叢ブロックを施行するのに必要な深さまで，これらの変異を含めて非常によく，きれいに観察できる．つまり従来法と比べて，まずターゲットである神経自体が見えるため，効果はより確実であり，さらに合併症の原因となる血管や胸膜などが確認できるため，より安全であるといえる．おまけに合併症の評価にも有用であるとくれば，これはもうこのブロックに超音波を利用しない手はないのである．

文献

1) Sites BD et al. Ultrasound guidance improves the success rate of a perivascular axillary plexus block. Acta Anaesthesiol Scand 2006;50(6):678-84.
2) Kapral S et al. Ultrasonographic guidance improves the success rate of interscalene brachial plexus blockade. Reg Anesth Pain Med 2008;33(3):253-8.
3) 日本ペインクリニック学会治療指針検討委員会編．腕神経叢ブロック．ペインクリニック治療指針改訂第5版．真興交易医書出版部；2013．p.34-6．
4) 新堀博展，中川美里．腕神経叢ブロック．大瀬戸清茂．透視下神経ブロック法．医学書院；2009．p.274-6．
5) Hadzic A et al. Combination of intraneural injection and high injection pressure leads to fascicular injury and neurologic deficits in dogs. Reg Anesth Pain Med 2004;29(5):417-23.

* * *

神経ブロック療法

25. パルス高周波治療の基礎と臨床 update

Keyword
パルス高周波治療(PRF)
神経障害性疼痛
神経根症
関節痛

植松弘進

◎パルス高周波治療(PRF)とは，高周波電流を間欠的に通電することで，生体組織を変性させない安全な温度(42℃以下)を保ちながらも，針先から発生する電場により神経に影響を与える鎮痛法である．その最大の特徴は，一度の施行により長期間鎮痛効果が持続することにあり，神経障害性疼痛や関節痛に対しすくなくとも12週間以上鎮痛効果が持続することが報告されている．また，従来の神経破壊的な高周波熱凝固法と異なりPRFでは神経の変性が生じにくく，知覚の異常や筋力低下をきたしにくいことも特徴としてあげられる．従来，PRFはおもに(頸部)神経根症に対して適応とされてきたが，近年その安全性の高さからさまざまな慢性疼痛疾患を対象としたPRFの有効性に関する臨床研究が多数行われており，今後さらに適応が拡大することが予想される．

近年，一度の施行で長期間鎮痛効果が得られることや，その安全性の高さから，さまざまな慢性痛におけるあらたな低侵襲痛み治療法としてパルス高周波治療(pulsed radiofrequency：PRF)が注目されている．本稿では最新の知見を参考に，PRFの有効性とその適応，および鎮痛メカニズムについて概説する．

● PRFの有効性と適応

従来，長期的な鎮痛効果を得る神経破壊的な方法のひとつとして，高周波熱凝固法(radiofrequency thermocoagulation：RF)を用いた神経ブロックが行われてきた．RFとは，電極を通した針先端に高周波電流を流し，生じる熱(80～90℃)によって対象となる神経を破壊する方法である．したがって，知覚異常は必発であり，運動繊維を含む神経に施行した際には筋力低下や麻痺をきたす可能性が高いため，適応は限られてきた．この点を考慮して開発されたのがPRFであり，高周波電流を間欠的(パルス状)に通電することで，針先の温度は生体に安全な42℃以下に保ったまま，強い電場を発生させることが可能となっている[1]

(図1)．したがって，PRFでは知覚異常や筋力低下，運動麻痺を生じる危険性がきわめて低く，神経根や脊髄後根神経節(dorsal root ganglion：DRG)，運動繊維を含む末梢神経にも安全に施行することができる[2]．このような経緯から当初PRFは，頸部や腰部の神経根症を対象に神経根やDRGに対して行われることや，RFの代替療法として特発性三叉神経痛や椎間関節由来の腰痛を対象に行われることが多かった[3]．PRFの有効性に関する臨床試験も神経根症や椎間関節症を対象としたものがもっとも多く，これまでに多数の無作為化比較試験(randomized controlled trial：RCT)や前向き試験がある．とくに頸部神経根症に関してはプラセボを対照とした二重盲検RCTがあり，PRF群ではプラセボ群に比べて自覚的改善度や痛みの強度(visual analogue scale：VAS)を6カ月間有意に軽減したことが報告されている[4]．腰部神経根症に関しても，プラセボを対照とした二重盲検RCTがあるが，PRFとプラセボで効果に有意差はなかったことが報告されている[5]．また，2016年に行われたPRFの脊椎疾患に対する有効性について検討したシステマティックレビューでは，頸部神経根症に対し神経根(DRG)PRFは有効であるが，腰部神経根症に関してはさらなる検討が必要であることが論じられてい

Hironobu UEMATSU
大阪大学大学院医学系研究科生体統御医学講座麻酔集中治療医学教室

133

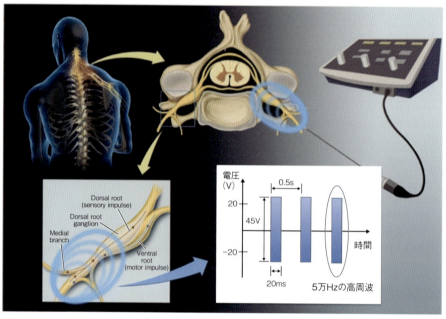

図1 パルス高周波療法(PRF)[1]
　間欠的に通電を行うため、オフ時に熱が低下し針先は42℃以下に保ったまま高圧で通電することが可能である．したがって，神経破壊による知覚低下や運動麻痺が生じにくく，安全性が高い．

る[6]．したがって，海外では頸部神経根症に関しては神経根(DRG)PRFの施行が強く推奨されているが，腰部神経根症に関しては弱い推奨にとどまっている[3]．また，椎間関節由来の痛みや特発性三叉神経痛に関しては，従来のRFを用いた神経ブロックに比べて，PRFの効果は少ないことが直接比較によって示されており，従来のRFを優先すべきとされている[3]．

近年，神経根(DRG)だけではなく末梢神経に対してPRFを施行してもさまざまな病態において長期的な鎮痛効果が得られることが報告されている．とくに，帯状疱疹後神経痛(post herpetic neuralgia：PHN)に関してはプラセボを対象とした二重盲検RCTがある．Keら[7]は，胸部PHN患者を対象に肋間神経に対してPRFを行った群とSham刺激を行った群とで6カ月間の比較検討を行い，PRF群ではVASの軽減や身体機能・QOLの改善について有意差があったことを報告している．さらに，神経障害性疼痛に関する12のRCTについて行われたメタアナリシス[8]でも，PRFのPHNに対する長期的安全性と有効性が示されている．また，慢性肩関節痛に関してもPRFの有効

表1　PRFの適応と施行部位(括弧内)

適応となる疾患
・頸部神経根症(神経根・DRG)
・PHN(肋間神経)
・慢性肩関節痛(肩甲上神経)
今後適応となりうる疾患
・腰部神経根症(神経根・DRG)
・慢性膝関節痛(関節枝・伏在神経)
・後頭神経痛(後頭神経)
・頸原性頭痛(後枝内側枝)
RFが優先されるべき疾患
・三叉神経痛(ガッセル神経節)
・椎間関節症(後枝内側枝)

PRF：パルス高周波治療，DRG：脊髄後根神経節，
PHN：帯状疱疹後神経痛，RF：高周波熱凝固法．

性を示す5つのRCTがあり，肩甲上神経に対するPRFは肩関節周囲炎などの慢性肩関節痛患者においてすくなくとも12週以上痛みの軽減と関節可動域制限の改善が期待できることが示されている[9]．

頸部神経根症，PHN，慢性肩関節痛に関して，現時点でわが国におけるPRFの推奨度は低いものの[10]，これまで述べたとおり有効性と安全性を示す質の高いエビデンスがあることから，近い将来より強く推奨されるようになることが予想され

表2 PRFの鎮痛メカニズム

①神経修飾(neuromodulation)作用
・神経障害後の脊髄後角におけるミクログリア増加を抑制
・神経障害後の炎症性サイトカイン発現を抑制
・下降性疼痛抑制系を介した作用
・脊髄後角における長期抑制作用
②神経の微細な破壊(neurodestraction)による抗侵害受容刺激作用
・C線維優位に軸索内微細構造の破壊
・C線維由来の誘発電位を抑制
③神経再生(neuranagenesis)作用
・障害された神経の再生を促進
・障害部位におけるGDNFの増加

PRF：パルス高周波治療，GDNF：グリア株由来神経栄養因子.

る．また，現時点ではRFを優先すべきとする病態においても，RFに併用してPRFを施行することで，RF後の痛みや知覚異常の発生を抑える効果が報告されていることや[11,12]，上記病態以外にもPRFの有効性を報告する臨床研究[13]は多数あることから，PRFの適応は今後さらに拡大することが予想される(表1)．

PRFの鎮痛メカニズム

PRFにおいて，針先から発生した電場が神経系に対してどのような作用を及ぼし，どのような機序で鎮痛作用が得られるのかについては，いまだ明らかとなってはいない．最近のエビデンスを参考に，現時点で考えられるおもなメカニズムを以下に示す(表2)．

1. 神経修飾作用

PRFの鎮痛メカニズムに関する研究のほとんどはラットの神経障害性疼痛モデルを用いており，神経修飾(neuromodulation)作用を示唆するものが多い．障害したラットの坐骨神経にPRFを施行し，蛍光染色法を用いて脊髄後角における神経障害後のミクログリア増加を電子顕微鏡下に観察した研究では，PRFはシャム刺激に比べてミクログリア増加を有意に抑制したことを報告している[14]．また，神経障害性疼痛モデルラットにノルアドレナリン・セロトニン拮抗薬を髄注すると，PRFの鎮痛効果を抑制することが報告されており，PRFの鎮痛作用には下行性疼痛抑制系が介在すると考えられている[15]．そのほか，神経障害後の炎症性サイトカインの発現を抑制する作用[16]や，脊髄後角における長期抑制作用を示唆する報告[17]もあり，PRFでは発生した電場が，神経障害に伴う神経系の変化(可塑性)に対して複数の機序によって影響を及ぼすことで，鎮痛作用を示す可能性が示唆される．

2. 神経の微細な破壊による抗侵害受容刺激作用

ラットの坐骨神経に対してPRFを施行すると，電子顕微鏡下に軸索内微細構造(ミトコンドリアや微小管，微小繊維)の破壊が観察され，その変化はAβ線維に比べて，より細いAδ線維やC線維に顕著であることが報告されている[18]．また，電気生理学的手法を用いた研究でも，PRFはA繊維よりもC線維由来の誘発電位を有意に抑えることが示されている[16]．これらの知見は，PRFでは運動や触覚にかかわる太い神経線維には影響を与えず，細い侵害受容線維のみを破壊することで，筋力低下や知覚異常をきたさずに長期的な鎮痛効果を示す，いわば神経破壊(neurodestruction)的なメカニズムが関与する可能性を示唆している．

3. 神経の再生を促進

Jiaら[19]は，神経障害性疼痛モデルラットでは機械的刺激・熱刺激に対する痛み閾値が14日後まで低下するのに対して，神経障害部位にPRFを施行した群では14日後までかけて徐々に痛み閾値が改善すること，電子顕微鏡で観察すると障害された神経の再生促進が観察されることを報告し，さらにこのPRFによる神経の再生促進にグリア株由来神経栄養因子(glial-cell derived neurotrophic factor：GDNF)が関与することを示している．この研究では，神経障害後にシャム刺激を加えた群とPRF群との比較も行い，痛みの閾値改善および神経再生に明らかな差があったことも報

告しており，PRF鎮痛のあらたな鎮痛メカニズムとして，神経再生の促進が関与することを示唆している．

PRFの今後の課題

PRFの施行時間については，2～8分までと研究ごとに異なり，また臨床の現場でも統一がなされていない．しかし，施行時間が長くなると鎮痛効果が強くなることを示す臨床[20]および基礎研究[21]があることや，長い施行時間を採用した臨床研究でも知覚異常や筋力低下といった有害事象の報告はないことから，可能なかぎり長い時間PRFを施行することが望ましいと考えられる．しかし，前述のとおりPRFには神経破壊的な鎮痛メカニズムも関与するという研究結果もあり，過度に長い時間施行することでなんらかの有害事象が発生する可能性は完全には否定できない．また，発生した電場は針から距離が離れるにつれて著しく減衰するため[5]，可能なかぎり針と目的とする神経を近づけることが望ましい．しかし，これまでのPRFに関するほとんどの報告で採用されている，盲目的あるいは透視下に針を神経に近づける方法では，物理的に神経を損傷する危険性や，周囲に隣接する血管を障害する危険性がある．PRFを施行する部位にはよるが，安全性の高い方法として，超音波下に神経と針の位置を確認しながら行う方法が望ましいと考えられる．

PRFの至適な施行時間や安全性の高い穿刺の方法については，今後，部位やパラメータごとに比較検討する研究が必要である．

文献

1) Chua NH et al. Pulsed radiofrequency treatment in interventional pain management:mechanisms and potential indications-a review. Acta Neurochir (Wien) 2011;153(4):763-71.
2) Cosman ER Jr and Cosman ER Sr. Electric and thermal field effects in tissue around radiofrequency electrodes. Pain Med 2005;6(6):405-24.
3) Van Zundert J et al. Evidence-based interventional pain medicine according to clinical diagnoses. Pain Pract 2011;11(5):423-9.
4) Van Zundert J et al. Pulsed radiofrequency adjacent to the cervical dorsal root ganglion in chronic cervical radicular pain:a double blind sham controlled randomized clinical trial. Pain 2007;127(1-2):173-82.
5) Shanthanna H et al. Pulsed radiofrequency treatment of the lumbar dorsal root ganglion in patients with chronic lumbar radicular pain:a randomized, placebo-controlled pilot study. J Pain Res 2014;7:47-55.
6) Facchini G et al. A comprehensive review of pulsed radiofrequency in the treatment of pain associated with different spinal conditions. Br J Radiol 2017;90(1073):20150406.
7) Ke M et al. Efficacy of pulsed radiofrequency in the treatment of thoracic postherpetic neuralgia from the angulus costae:a randomized, double-blinded, controlled trial. Pain Physician 2013;16(1):15-25.
8) Shi Y and Wu W. Treatment of neuropathic pain using pulsed radiofrequency:a meta-analysis. Pain Physician 2016;19(7):429-44.
9) Liu A et al. Evidence-based status of pulsed radiofrequency treatment for patients with shoulder pain:a systematic review of randomized controlled trials. Pain Pract 2016;16(4):518-25.
10) 日本ペインクリニック学会，インターベンショナル痛み治療ガイドライン作成チーム編集．インターベンショナル痛み治療ガイドライン．真興交易医書出版部；2014．p.71-6.
11) Arsanious D et al. Pulsed dose radiofrequency before ablation of medial branch of the lumbar dorsal ramus for zygapophyseal joint pain reduces post-procedural pain. Pain Physician 2016;19(7):477-84.
12) Yao P et al. Efficacy and safety of continuous radiofrequency thermocoagulation plus pulsed radiofrequency for treatment of V1 trigeminal neuralgia:a prospective cohort study. Medicine (Baltimore) 2016;95(44):e5247.
13) Vanneste T et al. Pulsed radiofrequency in chronic pain. Curr Opin Anaesthesiol. 2017;30(5):577-582.
14) Park HW et al. Pulsed radiofrequency application reduced mechanical hypersensitivity and microglial expression in neuropathic pain model. Pain Med 2012;13(9):1227-34.
15) Hagiwara S et al. Mechanisms of analgesic action of pulsed radiofrequency on adjuvant-induced pain in the rat:roles of descending adrenergic and serotonergic systems. Eur J Pain 2009;3(3):249-52.
16) Vallejo R et al. Pulsed radiofrequency modulates pain regulatory gene expression along the nociceptive pathway. Pain Physician 2013;16(5):E601-13.
17) Huang RY et al. Rapid and delayed effects of pulsed radiofrequency on neuropathic pain:electrophysiological, molecular, and behavioral evidence supporting long-term depression. Pain Physician 2017;20(2):E269-83.
18) Erdine S et al. Ultrastructural changes in axons following exposure to pulsed radiofrequency fields. Pain Pract 2009;9(6):407-17.
19) Jia Z et al. Pulsed radiofrequency reduced neuropathic pain behavior in rats associated with upregulation of GDNF expression. Pain Physician 2016;19(2):49-58.
20) 山上裕章，塩見由紀代．頸椎症性神経根症に対する神経根パルス高周波療法の評価（第2報）．ペインクリニック 2012；33(12)：1709-14.
21) Tanaka N et al. The effect of pulsed radiofrequency current on mechanical allodynia induced with resiniferatoxin in rats. Anesth Analg 2010;111(3):784-90.

＊　　＊　　＊

神経ブロック療法

26. 脊髄刺激療法 update

Keyword
椎弓切除後疼痛症候群
神経障害性疼痛
虚血性疼痛

森山萬秀

◎脊髄刺激療法(SCS)は，疾患にではなく"難治性慢性疼痛"に対する治療法として1992年にわが国で保険医療の適応となった．SCSは種々の難治性疼痛に試みられてきたが，2018年に作成された『慢性疼痛治療ガイドライン』で，推奨度が高い疾患は椎弓切除後疼痛症候群(failed back surgery syndrome：FBSS)と末梢血行障害のみであった．しかし推奨度の低い疾患群にもSCSが奏効する病態は多く存在し，診断的ブロックから適応患者を抽出することが重要と考えている．本稿では，FBSSと末梢血行障害に対するSCSに関して症例を通じて紹介し，ガイドラインにはあげられていないが奏効する新しいSCSについても紹介する．欧米と比べてわが国はSCS後進国であったが，近年，SCSデバイスは急速に進歩し，鎮痛効果は高まりMRI対応型のデバイスが開発されたことも手伝い，これからわが国で広まっていく可能性が高い治療方法である．

脊髄刺激療法(spinal cord stimulation：SCS)は1967年に転移性脊椎腫瘍による侵害受容性疼痛に対して施行[1]されたのがはじまりで，その鎮痛機序はゲートコントロール理論説であった．その後の研究における下行性抑制系の賦活や血管拡張作用説と臨床経験から，諸説が複合し鎮痛効果が得られていると推察されているが，侵害受容性疼痛よりも神経障害性疼痛と虚血性疼痛に奏効する治療とされている．わが国におけるSCSの適応は，神経ブロックに抵抗する"難治性慢性疼痛"とされてきた．神経ブロックに抵抗することが，"鎮痛効果がない"か"一過性の鎮痛効果はある"の解釈が統一されていなかったため，適切な治療指針や位置づけは定まっていない．本稿では，"一過性の鎮痛効果はあるが収束しない慢性疼痛"に対するSCS[2]と，慢性疼痛を作らない新しいSCSに関して紹介する．

FBSSに対するSCS

[症例1] 80代女性
診断名：FBSS
主訴：両下肢痛

現病歴：

X-4年10月：L4/5腰部脊柱管狭窄症による左下肢痛，間欠跛行に対し椎弓切除術が施行されいったん軽快した．同年12月に誘因なく右下肢痛が出現し，精査を受けるも原因の同定には至らなかった．その後は複数のペインクリニックで神経根ブロック，硬膜外ブロック，硬膜外洗浄による癒着剥離まで試みられたが，痛みが収束せず同様の処置は相当回数施行された．

X年10月：踵骨骨折に対し当院整形で骨接合術

column　SCSの歴史と展望

わが国におけるSCSは定電圧刺激がはじまりで，刺激感覚(stimulation paresthesia：SP)を疼痛部位に重ねることが最重要と考えられていた．デバイスの開発は急速に進み，定電流と定電圧の優劣が議論されてきたが，現在はほぼ定電流の製品で統一されている．従来のSPを重ねるトニック刺激と異なり，SPを感じないバースト刺激の有効性に関する研究がはじまっている．侵害受容性疼痛へも鎮痛効果が発現するとする研究があり，オピオイドの減薬に役立つかもしれない．トニック刺激より耐性が生じにくい可能性も示唆され，無効になり抜去に至る患者の減少につながるかもしれない．

Kazuhide MORIYAMA
中谷整形外科病院

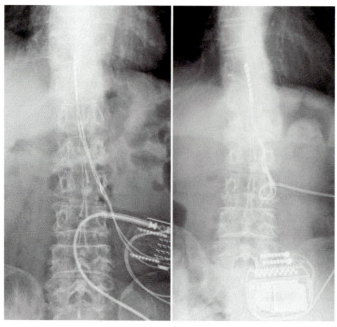

図1 経皮的トライアル(A)および全植込み術後状態(B)
A：リード線は体外に露出されているためトライアル後は抜去する．
B：リード線を固定し側腹部をトンネリングし下腹部でジェネレーターと接続している．

となったことが当科治療開始のきっかけとなった．

初診時現症：安静時痛なし，間欠跛行500 m下肢痛は座位の持続でも増強．

治療経過

診断的ブロックは1％リドカイン1 mLのくも膜下ブロックを計3回施行し，いずれも5～6時間程度の除痛効果であった．脊髄刺激療法を説明し希望されたため11月に経皮的SCSトライアル(図1-A)3日間入院，4日間通院で施行したところ著効したが，2～3週間で痛みはリバウンドし，12月に脊髄刺激装置の全植込み術(図1-B)を施行した．術後3年以上経過しているが，弱オピオイドは不要となり，痛みは半減以下を維持し間欠跛行は消失している．

まとめ

FBSSでは硬膜外ブロック不能例が多いことと，根性痛で神経根ブロックが奏効しても痛みが収束する可能性は低い．そのため，くも膜下ブロックが低侵襲かつ簡便で，無痛時の患者の満足度が評価しやすい．運動ブロックの不快感より除痛効果が上まわることさえ確認できれば，末梢神経障害性疼痛の関与が強いと診断できる．慢性疼痛患者では神経ブロック効果の再現性が得られないケースもあるため，3回程度の再現性確認も重要である．本症例は過去に施行されたインターベンショナル治療と比べて，くも膜下ブロックがもっとも有効であった．経皮的トライアルを選択した理由は，①診断的ブロックの効果持続時間が短いためSCSが無効な可能性，②無効な場合にはリード抜去時にも負担となる患者へのストレス，③間欠跛行は500 m程度で外出も可能なため，普段の生活環境下での有効性の確認などであった．腰部脊柱管狭窄症に対する外科的治療がなくならないかぎりFBSSはなくならない．外科的治療が成功しても変性は進行するが，外科的治療は回数を重ねる程侵襲は増大し，成功率は低下する傾向がある．2回目の治療に対する外科的治療とSCSを比較した報告[3]ではSCSの有効性が確認されており，脊椎外科領域でも低侵襲治療として認知されつつある．SCSはFBSSに奏効するがタイミングを逸すると無効にもなるため，心理社会的な関与が強くなければ早期から検討すべき治療である．

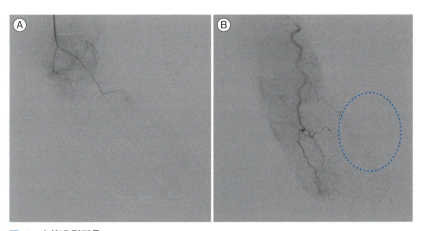

図 2 血管造影所見
A：足背動脈の閉塞．
B：第 1，2 趾の血流低下．

末梢血行障害に対する SCS

[症例 2] 50 代女性

　診断名：Raynaud 症候群，有痛性難治性潰瘍
　主訴：右第 1 趾痛
　現病歴：

X-4 年：右第 4 趾に原因不明の血管炎によると思われる潰瘍が出現し，プロスタグランジンの点滴と内服加療で改善した．

X 年 1 月：Raynaud 症状と右第 1 趾びらんが出現し，プロスタグランジンの点滴と内服加療行ったが改善せず，入院下で長期間創傷処置を継続したが症状は悪化した．

6 月：循環器専門病院へ転院となった．血管造影検査では右足背動脈の閉塞と第 1, 2 趾への血流低下 (図 2) を認め，skin perfusion pressure (SPP) は足底 84 mmhg に対し足背で 34 mmhg と著明に低下していた．バイパス手術やステント治療の適応外でフェンタニルの持続静脈注入やプロスタグランジン動脈内注入も施行したが改善せず，6 月 27 日に SCS 目的で紹介受診となった．

　既往歴：X-7，8 年：原因不明の足底血管炎はプレドニゾロンで軽快．

　初診時現症：フェンタニル投与下での安静時の Numerical Rating Scale (NRS) は 2，荷重時 NRS は 8 に上昇するため歩行困難の状態が続いていた．

治療経過

診断的ブロックはフェンタニル中断 2 時間後に 1% リドカイン 1 mL のくも膜下ブロックを施行したところ，NRS は 0 となり安静解除後の歩行時痛も著明に軽減することが確認できた．7 月 3 日に当院へ転院し，フェンタニル中止の状態で SCS の外科的トライアル (図 3-A) を施行し著効したため，7 月 10 日にジェネレーター植込み術 (図 3-B) となった．術後はトラマドール 25〜50 mg の併用で歩行が可能となり，術後 4 カ月で潰瘍 (図 4) は治癒しトラマドールも不要となり，その効果は 3 年以上維持できている．

まとめ

末梢血行障害では，バイパス手術やステント治療が適応とならないため，潰瘍が出現し疼痛コントロールに難渋すると足趾（または手指）切断に至るケースも少なくない．切断術を施行し潰瘍の問題が解決しても Raynaud 症状は残存し，つねに再発のリスクがつきまとうため，SCS が奏効する病態であれば早期から試みる価値は高い．本症例では診断的ブロック後，感覚低下に先んじて自覚する温感上昇時に安静時痛が消失したことから，交感神経依存性疼痛であることが推察できた．診断的ブロックの安静解除後に歩行時の痛みも一過性に改善したことから，侵害受容性疼痛よりも神経障害性疼痛の関与が強く，SCS が奏効しやすい病態であると判断できた．本症例は，①他のあらゆ

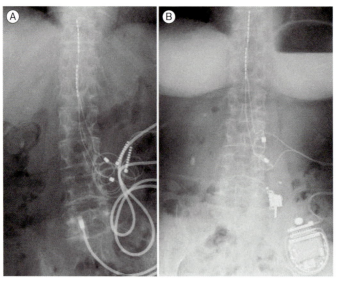

図3 外科的トライアル(A)およびジェネレーター植込み術後(B)

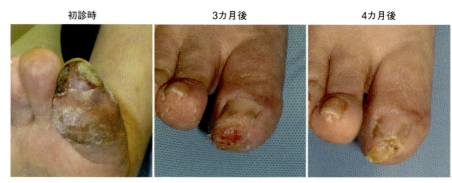

図4 潰瘍部の治癒経過

る治療に抵抗し行き詰まっていること，②持続硬膜外ブロックや交感神経ブロックで一時改善しても再発を繰り返す可能性が高いこと，③SCSが奏効する可能性が高いことから，外科的トライアルを選択した．近年のステント治療の進歩はめざましいが，ステントが挿入できても残存する末梢血行障害も少なくない．末梢血行障害に対するSCSは循環器内科でも周知されてきており，今後可及的な患肢・指・趾に有用な治療として広がっていくと期待している．

難治性慢性疼痛をつくらないSCS

[症例3] 70代男性

診断名：帯状疱疹後遷延性疼痛
主訴：右胸背部痛

現病歴：

X年3月：右Th6領域に帯状疱疹を発症し，近医の皮膚科で抗ウイルス薬，NSIADs，プレギャバリンを投与されたが，激痛が持続し他院ペインクリニックに紹介された．硬膜外ブロック，神経根ブロックをうけたが，痛みは半減にとどまり効果の持続時間は8時間程度であった．

4月：入院による治療目的で当院に紹介となった．

初診時現症：右Th6領域の安静時痛NRS7で感覚低下を伴い，痛みによる中途覚醒が続いていた．

治療経過

X線透視下で右Th6に硬膜外カテーテルを留置し，持続硬膜外ブロック療法を開始した．7日間継続し，アミトリプチリン，プレギャバリン，リ

ン酸コデインなども投与したが，NRS5 の痛みが残存したため硬膜外ブロックによる収束は困難と判断し，脊髄刺激リードを挿入して SCS を開始した．SCS 開始直後から NRS は 2 まで低下し，硬膜外カテーテルは不要となった．SCS 5 日目の NRS は 0 で，刺激を中止しても痛みが消失していることを確認し，リードを抜去した．退院後は投薬も不要で終診となった．

まとめ

帯状疱疹後神経痛に移行したケースに対する SCS の推奨度は低いが，慢性疼痛に移行する前状態に対する SCS は，硬膜外ブロックや神経根ブロックより著効し，短期間で痛みの収束が得られることを報告[4]した．帯状疱疹後遷延性疼痛に対する一時的 SCS はわが国から広がりをみせつつある．ジェネレーター植込みに至らない SCS は保険適応ではなかったが，2018 年 4 月より経皮的トライアルが保険で適応となったため，今後さらに広がり帯状疱疹後神経痛患者の減少につながればと期待している．

おわりに

わが国における SCS は保険適応後 20 年以上が経過しても欧米のようには広がらなかった．しかし近年，新しい鎮痛薬の開発や心理社会的な痛みへの取組み，リハビリテーションも組み合わせた集学的治療の必要性が周知されるようになり，神経ブロック療法が適切に位置づけされることで，わが国においても SCS は今後普及していくものと期待している．

文献

1) Shealy CN et al. Electrical inhibition of pain by stimulation of the dorsal columns:preliminary clinical report. Anesth Analg 1967;46(4):489-91.
2) 村川和重・他．兵庫医科大学病院ペインクリニック部での経験からの適応基準．森本昌宏．脊髄電気刺激療法．克誠堂出版；2008．p.167-77.
3) North RB et al. Spinal cord stimulation versus repeated lumbosacral spine surgery for chronic pain:a randomized, controlled trial. Neurosurgery 2005;56(1):98-106.
4) Moriyama K. Effect of temporary spinal cord stimulation on postherpetic neuralgia in the thoracic nerve area. Neuromodulation 2009;12(1):39-43.

* * *

神経ブロック療法

27. 椎間板内治療 update

Keyword
椎間板内治療
経皮的髄核摘出術
椎間板性腰痛

福井 聖　佐田蓉子

◎椎間板内治療は，椎間板ヘルニアによる神経根症，椎間板性腰痛に対して，X線透視下に経皮的に椎間板内にカニューレを穿刺して操作を行うインターベンションである．質の高いRCTが少ないため限定的にしか有効性が示されていない．
◎椎間板ヘルニアによる神経根症に対する椎間板内治療は，対照研究が難しく，エビデンスは十分ではない．contained typeのヘルニアで他の保存的治療が不十分な症例に対しては，術前に心理社会的評価，機能的評価，神経根ブロックや椎間板造影，ブロックなどの診断的ブロックの施行のうえ，適応をよく吟味して施行を考慮すればよい．
◎椎間板性腰痛では，一部に他の治療が効果のない難治性の患者が存在する．椎間板腰痛に対する椎間板内治療は，器質的評価のみならず，機能的評価，心理社会的評価，集学的評価のもと，難治性疼痛患者に対して，チーム治療の一環として施行することが望ましい．

　椎間板腰痛に対する椎間板内治療は，器質的評価のみならず，機能的評価，心理社会的評価，集学的評価のもと，チーム治療の一環として施行することが望ましい．本稿では，椎間板ヘルニアによる神経根症，椎間板腰痛に対する椎間板内治療について文献的考察を加えて概説する．

診断を目的とした腰椎椎間板造影，ブロック（ステロイド薬注入）

　腰椎椎間板造影，ブロックは，椎間板性腰痛の診断に有用とされ，注入時の痛み誘発を陽性であり，局所麻酔により鎮痛効果があり，妥当な時間継続すれば診断的価値が高い[1]．診断の正確性についてはさまざまな議論があり，椎間板変性を進行させる可能性も示唆されているため，慎重に適応を吟味する必要がある．
　腰椎椎間板ステロイド薬注入は，有効性を否定するレビューがある一方，MRIで椎体の輝度変化（Modic change）を伴う椎間板性腰痛に対して短期的に有効性を示すRCTがある[2]．終板の炎症を伴うような活動期の椎間板性腰痛に限定的に施行を考慮すればよいと考える．

経皮的髄核摘出術（PN）

　椎間板ヘルニアによる神経根症に対する経皮的髄核摘出術（percutaneous nucleotomy：PN）は，髄核を摘出し椎間板内圧を減少させ，後縦靱帯などによりヘルニア塊が硬膜外腔に脱出していないcontained type（protrusion と subligamentous extrusion）の腰椎椎間板ヘルニアに対して治療効果を示す．
　新しいインターベンション治療として，ラジオ波による annulo-nucleoplasty と称されている Disc-FX® システムによる手技がある．1本のカニューレを利用して，鉗子による髄核摘出と，先端の曲がるプローブによる髄核の高周波熱凝固と線維輪へのモデュレーションを行う治療である．Contained type の椎間板ヘルニアに加えて，変性椎間板による腰痛にも有効性を示すと考えられ，治療から1年後にも有効性を示した観察研究がある[3]．
　Disc-FX® システム（column 参照）とは，PNのデバイスのひとつであり（図1），鉗子による椎間

Sei FUKUI[1] and Yoko SADA[2]
滋賀医科大学医学部附属病院ペインクリニック科／学際的痛み治療センター[1]，同麻酔科[2]

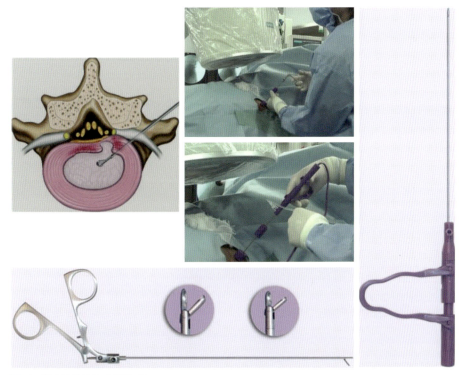

図 1　経皮的髄核摘出術（PN）
経皮的髄核摘出術のシェーマと実際．パンチで椎間板および髄核の摘出を行う．Disc-FX® システムデバイス（下），椎間板内を熱凝固して髄核を収縮させるデバイス（右）．

板内髄核摘出，椎間板内髄核を焼灼（アブレーション）して蒸散させ椎間板内減圧させること，線維輪を熱凝固することで線維輪の収縮および椎間板を安定化することが可能である．さらに椎間板内の生理食塩水などの薬液を灌流することで椎間板内の洗浄を行うことができる．

経皮的椎間板摘出術の適応はヘルニアが後縦靱帯を穿破していない膨隆型であるが，椎間板変性のある高齢者でも有効なことが多い．これは，摘出術中に椎間板内に生理食塩水を灌流させるため，椎間板の内圧の減少以外に硬膜外洗浄術同様に発痛物質の洗浄効果もあると推測される．

現在の Disc-FX® システムは，鉗子による従来の経皮的椎間板治療の後，カニューレから Trigger-Flex® Bipolar を椎間板内に挿入し，高周波による髄核の蒸散や線維輪の収縮を行う．

従来の経皮的椎間板摘出術より椎間板変性の強い高齢者の椎間板治療に有効なことが多い．治療のポイントは，線維輪を収縮する位置にバイポーラを持っていくように，従来より外側からカ

> **column**
> ### Disc-FX®システムの熱凝固装置（Trigger-Flex® Bipolar System, Surgi-Max® Plus）
>
> Trigger-Flex® Bipolar System を Surgi-Max® Plus に接続し，アブレーションおよび熱凝固を行う．1.7 MHz バイポーラ仕様の高周波電流を発振する高周波ラジオ波で2つのモードがある．
>
> BIPOLAR TURBO：髄核を約76～80℃の熱でアブレーションして髄核を蒸散させる．BIPOLAR TURBOは周辺組織への熱による影響は最小限にとどめており術後の終板損傷，骨壊死は生じにくいと考えられる．
>
> BIPOLAR HEMO：約65～70℃で熱凝固して線維輪を収縮させ，椎間板を安定化させる．温度が低いため，周辺組織への熱影響を最小限に抑えることが可能である．Surgi-Max® を使った cadaver study では椎間板終板の温度が40℃を超えておらず，また30秒間の連続したエネルギー放出した後でも脊柱管内の温度は42℃を超えていなかったと報告されている[8]．

ニューレ（外筒）を挿入することである．

PNでは，現在までにさまざまなデバイスが考案されており，アルキメデスのねじを利用し髄核を摘出するDekompressor®では，カニューレ外径が1.5 mmと細く手技が容易となった．しかし髄核の摘出量は少量で，椎間板内減圧が不十分な場合もあり，RCTを含まない3件の観察研究のレビューでは短期・長期効果を認めるが，エビデンスは限定的である[4]．

経皮的レーザー椎間板髄核減圧術（percutaneous laser disc decompression：PLDD）は，レーザー光照射により髄核水分を蒸散させて体積を減らすことにより，椎間板内圧を減少させる手技である．RCTはなく限定的なエビデンスであり，カテーテルの先端温度が数百℃になるため椎体終板損傷，隣接椎体の骨壊死など隣接組織への副作用，合併症が報告されている．

椎間板性腰痛に対する治療

椎間板性腰痛は診断が難しいため，MRIでの椎間板変性所見に加え，椎間板造影により責任病変を明らかにし，他の要因も十分鑑別する必要がある．椎間板性腰痛の原因は，線維輪に加重が加わり痛覚繊維が刺激されること，NGF，TNF-α，IL-6などのサイトカインの関与する化学的因子などが考えられている．慢性腰痛症のうち，原因が特定できない腰痛は85％あるといわれるようになって久しいが，山口県でSuzukiらが施行した「山口県腰痛スタディ」[5]から得られた最新の知見によると，理学所見を適切に施行し，診断的神経ブロックなどの手技を組み合わせれば，実は正確な診断・治療を行うことは可能であると考えられている[5]．なかでも椎間板性腰痛は若年者から50歳までの年齢層で多く起こり，慢性腰痛の40％程度に関与しているといわれている[5]．

椎間板内高周波熱凝固法（IDET）

椎間板内高周波熱凝固法（intradiscal electrothermal treatment：IDET）では，カニューレを通してカテーテルを椎間板内に線維輪に沿うように円形に挿入し，カテーテルのコイル部分を病変部の背側線維輪部に位置させる．コイルを通して高周波熱凝固を行って，線維輪の神経に変性をもたらし，疼痛を軽減する治療である．有効性についていまだに議論のある治療で[6]，施行方法が難しいという欠点がある．

椎間板内パルス高周波法（PRF）

近年，パルス高周波法（pulsed radiofrequency：PRF）を応用し，椎間板への侵襲が少ない椎間板パルス高周波法（椎間板PRF）が開発され，椎間板造影で診断した椎間板性腰痛に対して，低侵襲で手技的にも簡単な椎間板内PRFが試みられ，12カ月後にも鎮痛効果を示すことが報告されている[1]．

椎間板内PRF治療は，椎間板内中央にactive tipを位置させ，パルス高周波を加えることにより鎮痛効果をもたらす手技である（図2）．PRF針の先端が20 mm露出した電極針を椎間板内に刺入し，40℃で15分間パルス高周波（電圧60 V，パルス頻度5 ppm，パルス幅5 msec）を通電する方法である．パルス高周波では針先に生じる電場が鎮痛効果に重要な役割を果たしていることが示唆されている[7]．これらの手技については，今後，パルス高周波装置（トップ社）の普及とエビデンスの蓄積が望まれる．

椎間板性腰痛に対する椎間板内PRFの奏効機序はいまだ明確に解明されていないが，電場が炎症性サイトカインを抑制すること[1,7]，PRFの電場が免疫修飾に影響を及ぼすことが実証されており，インターロイキン（IL）-1βやTNF-α，IL-6などの炎症性サイトカインの活性を弱め，抗炎症効果が鎮痛に関与していることが考えられている[7]．

椎間板内PRFは，治療後早期から効果が出現し，1回の治療で長期の鎮痛効果が得られるため，リハビリテーションを施行しやすくして，身体機能，活動性，QOLを高める一環の治療と位置づけられる．

難治性椎間板性腰痛は，椎間板への過度な負荷からくる椎間板への刺激のためか，スポーツ選手の慢性腰痛で多く認められる．これまで，理学療法，薬物療法，脊椎固定術しか選択肢がなかったが，1回の治療で劇的に効果を上げて，スポーツ

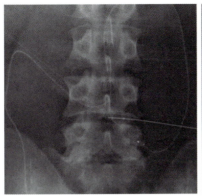
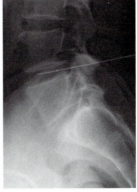

図 2 椎間板内パルス高周波法の X 線透視画像
椎間板 PRF 施行時の X 線正面像，側面像，腹臥位，X 線透視下に椎間板へ 20 mm 露出，長さ 12 cm の高周波電極針（八光社）を刺入，椎間板中央までもっていく．

に復帰することが多くなっている．椎間板内パルス高周波法は，アスリートの慢性腰痛治療など，ペインクリニックの新しい分野の開拓につながるとも考えられる．

椎間板性腰痛に対する椎間板内治療は，器質的評価のみならず，機能的評価，心理社会的評価，集学的評価のもと，チーム治療の一環として施行することが望ましい．

文献

1) Fukui S et al. Intradiscal pulsed radiofrequency for chronic lumbar discogenic low back pain:a one year prospective outcome study using discoblock for diagnosis. Pain Physician 2013;16(4):E435-42.
2) Cao P et al. Intradiscal injection therapy for degenerative chronic discogenic low back pain with end plate Modic changes. Spine J 2011;11(2):100-6.
3) Kumar N et al. Annulo-nucleoplasty using Disc-FX in the management of lumbar disc pathology:early results. Int J Spine Surg 2014;8:18.
4) Manchikanti L et al. Percutaneous lumbar mechanical disc decompression utilizing Dekompressor®:an update of current evidence. Pain Physician 2013;16(2 Suppl):SE1-24.
5) Suzuki H et al. Diagnosis and characters of non-specific low back pain in Japan:the Yamaguchi low back pain study. PLoS One 2016;11(8):e0160454.
6) Singh V et al. Percutaneous lumbar laser disc decompression:an update of current evidence. Pain Physician 2013;16(2 Suppl):SE229-60.
7) Chua NH et al. Pulsed radiofrequency treatment in interventional pain management:mechanisms and potential indications-a review. Acta Neurochir(Wien) 2011;153(4):763-71.
8) Helm Ii S et al. Effectiveness of thermal annular procedures in treating discogenic low back pain. Pain Physician 2012;15(3):E279-304.

*　　*　　*

リハビリテーション

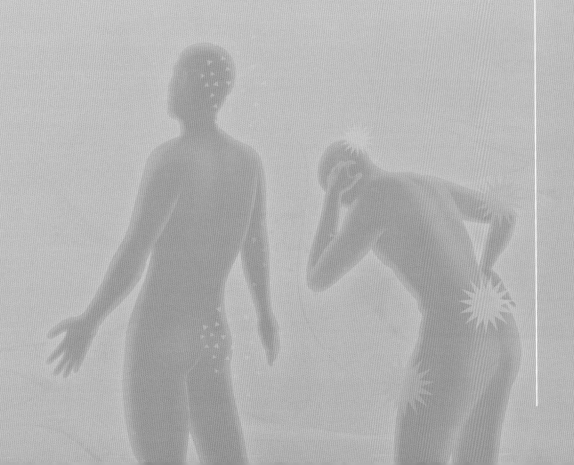

リハビリテーション

28. ペインクリニックに必要なリハビリテーションの知識

Keyword
リハビリテーション
評価
運動療法
行動科学

松原貴子

◎リハビリテーション(以下,リハ)は個人の身体構造・機能または心理的機能・能力を改善・発達させるもので,疼痛医療にマッチした手法であり,ペインクリニックにも有用と考えられる.主観的評価と分析科学的(客観的)評価を統合し,適合するリハ手法を選定する.各疾病・病態の急性痛リハで共通する狙いは,損傷した組織の治癒促進と疼痛の慢性化予防である.一方,慢性疼痛に対しては,"脳トレ"とでもいうべく,教育や認知行動療法理論など行動科学的・心理学的アプローチを取り入れた次世代の運動療法が推奨される.脳トレ運動療法では,身体活動性を向上し社会参加とQOLを改善する(行動の変容)とともに,またはその後に,疼痛や関連事象の捉え方が変化し,相対的に疼痛とその苦痛が減じる(認知の変容)ことをめざす.このようなリハによって,身体機能・日常生活や疼痛の改善のみならず,睡眠や疲労感,抑うつ・不安,不快な気分などの改善,自己効力感や対処能力の強化などが期待される.ペインクリニックとリハの連携によって相乗的な疼痛マネジメント効果が生まれるものと期待される.

リハビリテーション(以下,リハ)とは,個人の身体機能的または心理的な機能・能力を改善・発達させる一連の医療であり,それによって対象者が自立し活動的な人生・生活を送ることができるようにする医学的ケアプロセスとされている〔世界保健機関(WHO)等〕.1981年国際障害者年以降,世界的にリハは大きな変革の時代を迎え,これまでの医療者主導の"医学モデル"から,対象者の主体性を尊重した"生活・社会モデル"へ,そして医療界全体でも,後述する"Patient-Centered(患者参加型)"アプローチへと変遷してきた.この変革は疼痛医療においても同様である."痛みの10年"宣言(the Decade of Pain Control and Research,アメリカ議会,2001〜2010年)を受け,欧米各国で慢性疼痛への対応が急がれ,医療は"生物医学的モデル"から"生物心理社会的モデル"へとパラダイムシフトが起きた.現在,わが国においても慢性疼痛医療領域に大きな変革がもたらされようとしており,集学的診療システムの構築が推進されようとしている.本稿では,集学的診療システム内のペインクリニックで活用・導入していただきたいリハについて,必要な知識を整理し紹介する.

疼痛に対するリハビリテーションの基礎

リハでは,WHOが定める国際生活機能分類(International Classification of Functioning, Disability and Health:ICF)の"機能・構造障害(impairments)","活動制限(activity limitations)","参加制約(participation restrictions)"に加え,個人や環境因子を治療対象とする(column

Takako MATSUBARA
神戸学院大学総合リハビリテーション学部理学療法学科

---

column 国際生活機能分類(ICF)

従来の"医学モデル"では,国際生活機能分類(ICF)〔旧:国際障害分類(ICIDH)〕の"身体機能・構造障害(impairments)〔機能障害(impairment)〕","活動制限(activity limitations)〔能力障害(disability)〕","参加制約(participation restrictions)〔社会的不利(handicap)〕"をターゲットにしていたが,現在では,個人因子や環境因子が個人の障害に広く影響することから,"生活・社会的モデル"による医療的アプローチが広く容認されるようになった.

参照). 疼痛患者は, 疼痛(感覚的側面)のみならず, 抑うつ, 不安, 恐怖, 怒りなどの情動的側面, カタストロファイジング(catastrophizing), 疼痛に対する独自の信念(pain belief), 恐怖回避思考(fear-avoidance belief), 運動恐怖(kinesiophobia), 自己効力感(self-efficacy)や対処方略・能力(coping strategy/skill)の低下といった認知的側面が複雑に影響しあって病態を持続・増悪させている. さらに, そのような状態がもとで, 疼痛患者は, 休職や失職, 休学・退学, 家庭内や社会での役割喪失, 趣味や楽しみの喪失など, 活動制限や参加制約へと至り, quality of life(QOL)を著しく低下させている. そのような慢性化した疼痛患者のリハは, 疼痛そのものの軽減はもとより, 疼痛に伴う身体・心理的機能障害と社会参加制約を改善し, QOLと満足度の向上をめざすことを原則とする.

最近, 患者をつねに中心にすえて患者に焦点をあてた対応を行い, 最終的に患者本人の判断を最大限に尊重するという考え方, すなわち"Patient-Centered(患者参加型)"アプローチが社会的に容認されはじめている. 集学的疼痛診療ではPatient-Centeredの概念が必須であり, 患者の意見, 希望, 満足度を優先すべく, 上記のリハ原則をチーム全体の共通目標とし, 各専門職が情報を共有しながらそれぞれの専門的手法をもって集学的に治療にあたることで相乗的な効果が期待される.

知っておきたいリハ評価

疼痛はきわめて主観的なものであり, かつ多面性を有するため, 病態の診断や治療アウトカムの判断には多面的評価が必要となる. これまで, 疼痛のように適切な客観的評価基準が乏しい疾病や病態においては, いわば消極的理由で主観的評価が行われてきた. しかし疼痛領域においても, もれなく, Patient-Centeredアプローチにあっては, 治療は患者のためにあり, その患者の主観的評価を積極的に取り入れていくという考え方が欧米で普及した背景に伴い, 患者報告アウトカム(patient-reported outcome: PRO)が発展してきた. 主観的評価であるPROに普遍性や科学性をもたせるために並行して, 特性や程度などを定量化し科学的評価に転換する分析科学的評価(≒客観的評価)が必要なことは言うまでもない. 主観的評価と客観的評価は相関を示しやすく, それらの総合評価を診断や効果判定に活かす.

疼痛患者は「痛みが困る, この痛みをなんとかしてほしい」と訴えるが, "本当に困っていること"は疼痛そのものだけでなく, 疼痛による身体機能, 社会的役割, 楽しみや希望などの損失であり, この損失がQOLを著しく低下させる. 医療者は疼痛によって損なわれた個々の身体機能や社会参加の制限, QOLの低下を評価し, その評価結果によって治療介入やマネジメントを選定, 変更していく. ここでは, 疼痛に関連する"身体機能"と"社会参加・QOL"ならびにそれらに影響する"疼痛情動・認知"のPROと定量評価について, Initiative on Methods, Measurement, and Pain Assessment in Clinical Trials(IMMPACT)とOutcome Measures in Rheumatology Clinical Trials(OMERACT)が推奨する評価法[1]を参考に概説する(表1)[2]. 身体機能(ADL含む)の多くと社会参加・QOL, 疼痛情動・認知の評価にはPRO評価法が用いられることが多い.

身体パフォーマンスは実測値で示されるものが多い. Timed Up and Go(TUG)や6分間歩行テスト(6MWT)は世界的にも広く使用される機能的指標である. また, 活動量の記録は, アクチグラフ(高感度の身体活動量計), アクセレロメータ(加速度計), 歩数計, 携帯電話アプリなどを使用して活動(立位, 歩行, 階段・坂道昇降, 自転車など)の回数, 歩数, 距離, 時間, カロリー等を実測するとともに, 患者に記録させた"痛み—行動日誌"[3]の情報と合わせ, 運動処方やフィードバック時に活用する. その他, 身体機能検査として, 腰痛には前方リーチテスト, 関節痛には関節可動域(range of motion: ROM)テストのほか, 筋力テスト, 握力検査, 片脚立位テスト, バランステストなども使用される.

一方で, 分析科学的に疼痛を定量化する評価は, 疼痛の結果生じている症状を分析する上記とは違い, 疼痛の発生・持続メカニズムを分析し, 治療に結びつけることが可能となる. 最新の

表 1 身体機能（ADL 含む），社会参加・QOL，情動・認知に関する評価法

身体機能に関する患者報告アウトカム（PRO）評価法	
疼痛関連の身体機能・ADL	The Pain Disability Index (PDI) The Multidimensional Pain Inventory (MPI) The Brief Pain Inventory (BPI) 疼痛生活機能障害尺度 Pain Disability Assessment Scale (PDAS)
一般的身体機能	MOS 36-Item Short Form Health Survey (SF-36) 国際標準化身体活動質問表 Impact on Participation and Autonomy Questionnaire (IPAQ) The Sickness Impact Profile (SIP)
疾患・部位特異的身体機能	Neck Disability Index (NDI) 日本整形外科学会頚部脊髄症評価質問票 JOA Cervical Myelopathy Evaluation Questionnaire (JOACMEC) Western Ontario Rotator Cuff Index (WORC) ボストン手根管症候群質問票 Boston Carpal Tunnel Questionnaire (BCTQ) DASH 日手会版 Disabilities of the Arm, Shoulder and Head (DASH) Quick DASH 日手会版 Quick DASH ローランドモリス機能障害質問票 Roland Morris Disability Questionnaire (RDQ) オズウェストリー腰痛障害質問票 Oswestry Disability Index (ODI) 日本整形外科学会腰痛疾患質問票 JOA Back Pain Evaluation Questionnaire (JOABPEQ) Hip Injury and Osteoarthritis Outcome Score (HOOS) 日本整形外科学会股関節疾患評価質問票 JOA Hip-Disease Evaluation Questionnaire (JHEQ) Knee Injury and Osteoarthritis Outcome Score (KOOS) Western Ontario and McMaster Universities Osteoarthritis Index (WOMAC) 日本語版変形性膝関節機能評価尺度 Japanese Knee Osteoarthritis Measure (JKOM) 線維筋痛症質問票 Fibromyalgia Impact Questionnaire (FIQ)
身体パフォーマンスに関する補助評価としての臨床，観察，実験用ツール	
身体活動性	Timed Up and Go (TUG) 6 minutes walk test (6MWT) Walk：Fast paced, Self-paced, Multi paced Actigraphy
一般的身体機能	Stair climb test Chair stand test：5 times in a row (timed), Number of times in 30 sec Balance：One legged hop, Standing stork
部位特異的機能	Loaded forward-reach test for chronic low back pain Range of motion Hand grip strength test Single leg hop test
社会参加に関するアウトカム測定法	
社会参加	WHO Disability Assessment Schedule ver. 2.0 (WHODAS 2.0) 日本語版 Work Limitations Questionnaire (WLQ-J)
健康観・QOL 評価	日本語版 EuroQol 5 Dimension (EQ-5D) 日本語版 SF-36v2 The 36-item short form of the medical outcomes study questionnaire (SF-36®) 日本語版 WHO Quality of Life (WHOQOL)
身体機能を制限・障害し，運動導入の障壁となる痛みの情動・認知評価法	
情動・認知	Pain Catastrophizing Scale (PCS) Hospital Anxiety and Depression Scale (HADS) Tampa Scale of Kinesiophobia (TSK) Fear Avoidance Belief Questionnaire (FABQ) Profile of Mood States (POMS) Pain Self-Efficacy Questionnaire (PSEQ)

IMMPACT/OMERACT が推奨する評価法[1]を参考に，わが国で使用可能なリハ評価法を記載した．

「IASP Interprofessional Pain Curriculum Outline：Ⅱ．Assessment and Measurement of Pain」に主要項目として①History，②Physical examination，③Clinical records，④Investigations が掲げられており，そのうちリハで把握すべき② Physical examination（身体検査）は"神経学的・筋骨格系評価，姿勢と ROM の測定"が明記されている[4]．わが国の医療体制のなかではいまだ普及していないが，さまざまな感覚刺激に対する痛覚の感受性や制御機能の指標となる定量的感覚試験

(quantitative sensory testing)，姿勢のような身体構造・機能検査は治療に直結する非常に重要なパラメータである．

急性痛に対するリハ

急性痛は，組織損傷のような客観化または視認できる原因が明確にある．急性痛の場合，原因となる損傷部に対する物理療法（寒冷療法，レーザー療法，超音波療法，電気刺激療法など）や徒手療法，感覚刺激入力ならびに運動療法のような手段を用いて，局所の治癒を促進するとともに，疼痛を長引かせないよう最少最短にとどめることを目的とする．治療のポイントは，生物医学的アプローチに基づく損傷部位の治癒促進は言うまでもなく，安静を最小限にとどめできるだけ早期に身体活動を再開・始動することである[5]．

急性期においては，旧来，組織の安静を担保し組織修復を邪魔しない，また，"傷が治れば痛みも取れる"との考え方であった．安静を重んじるばかりに，その後に難治性の疼痛が残存することに対する措置は軽視されていた傾向がある．そもそも，急性期の不必要な療養や安静による不活動が痛覚過敏を招き（不活動性疼痛），疼痛を遷延化させやすいことについての理解がいまだ十分でないことも理由のひとつであろう．たとえば，脊椎圧迫骨折患者において，受傷後入院初期に身体活動が鈍化することでその後の退院や機能回復を遅延させたり，疼痛が残存しやすいこと[6]，また，急性腰痛発症後3日以内に身体活動を再開すれば，半年〜1年後の疼痛による機能障害が改善し効果が維持されることがわかっている[7]．そこにはもちろん，組織損傷や疼痛に対する不安や恐怖，抑うつのような情動，不適切な考え方や誤った情報に基づく思い込み，捉え方のような認知が関与する．このような恐怖回避思考は，疼痛を増悪・慢性化する悪循環を生み，その後のリハや日常生活活動（activities of daily living：ADL）の阻害因子になるとともに，社会参加を遅延・阻害させQOLを著しく低下させる．つまり，急性痛への対応は慢性疼痛予防の観点からも非常に重要といえる．

現在，急性期であっても，身体活動ならびにADLをできるだけ早期に再開，維持し，低負荷な運動療法を導入することが推奨される．そのためには，急性痛患者に対し適切な情報を丁寧に説明・教育するなかでreassuranceを獲得することが重要になる[2]．わが国で頻繁に処方される不必要な固定や安静，さらにはマッサージや物理療法などの"受動的治療（hands-on rehabilitation）"は，病態のステージやクラス分けに応じて適切に選定されるべきであり，漫然と継続すべきではない．

慢性疼痛に対するリハ

慢性疼痛の場合には，局所の二次的な機能不全に対する対症的な対応だけでは奏効せず，心理社会的問題ならびに中枢感作など神経系の機能不全への対応が求められる．

慢性腰痛や慢性関節痛のような代表的な慢性疼痛の診療に関する最近のガイドラインやシステマティックレビューによると，まずは非薬物療法として運動療法を核とするリハが推奨されている[8-13]．変形性関節症による慢性関節痛の治療アルゴリズム（図1）では，運動療法と患者教育は第一選択治療としてすべての患者に適用することが掲げられている．それでも難しい一部の患者に第二選択治療として薬物療法やセラピストによる補助的・受動的治療を追加し，最終段階の第三選択治療として手術の適応が検討されることになっている[8,11]．すなわち，運動療法のような，患者が主体的に取り組み参加する能動的なリハがすべての患者に適用され，さまざまな疼痛治療の最初から終了時まで継続すべきとの強いメッセージが示されている．

ただし，慢性疼痛の場合，筋力増強や持久力向上，柔軟性改善などをねらった従来の一般的な運動療法（"筋トレ"とよばれていたもの）だけでは，十分な鎮痛効果，機能改善効果が期待されないことが示されるようになった．一方，認知行動療法（cognitive-behavioral therapy：CBT）やマインドフルネス，各種のストレス低減法など行動科学的・心理学的アプローチの鎮痛効果が明らかにされ始めているが，半面，身体機能面への効果には疑問が残る．そこで，教育やCBT理論など行動科学的・心理学的アプローチを取り入れた次世代

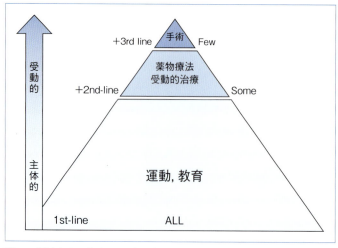

図1 慢性疼痛の治療アルゴリズム

の運動療法とでもいうべき"脳トレ"運動療法（exercise therapy to train the brain）[14]への変換が迫られている[15,16].

このような慢性疼痛に対する次世代のモダン・リハは，身体機能や炎症・関連所見，ADLの改善のほか，睡眠や疲労感，抑うつ・不安・気分などの改善，自己効力感や対処能力の強化をもたらし，疼痛情動・認知の好転をともなってQOLを向上させる[17]．そのため，慢性疼痛に対するモダン・リハは，疼痛に関する認知再構成のために疼痛について丁寧に説明すること，慎重かつ意図的に疼痛患者を観察すること，安全であることを戦略的かつ継続して説明するreassuranceなど，疼痛と機能をともに軽減させる知識，理解，スキルを提供するため，CBTや教育のような生物心理社会的アプローチに重点がおかれるようになっている[18]．"脳トレ"運動療法は，CBTや教育理論を取り入れることで，行動科学的・心理学的アプローチと同様のメカニズムによって同等の精神心理状態の改善効果を得られる[19]．また，理学療法と心理的・社会的アプローチで構成された集学的な生物心理社会的リハは，一般的ケアや理学療法（有酸素運動，筋力増強トレーニング，ストレッチングのような運動療法のほか，物理療法，徒手療法，教育介入）を単独で実施するよりも，慢性疼痛患者の疼痛と機能の改善効果が高いことが示されている[20]．疼痛が一気に解消するということではないけれども，疼痛の相対的な軽減に気づく，または捉え方の変化によって疼痛が気にならなくなることが期待される．

次世代運動療法の処方箋については次稿で述べる．

おわりに

リハはペインクリニックにおけるさまざまな手法の有効性を高め，そして効果の持続性を引き延ばす可能性を秘めている．疼痛の治療効果は，疼痛と身体機能さらに患者満足度によって判定される．多くの手法を擁するペインクリニックにおいて導入されるリハが，それらの治療効果を少しでもステップアップする一助になることを期待する．そのためにも，今後，臨床におけるペインクリニックとリハのさらなる連携の深化とその成果検証が待たれる．

文献

1) Taylor AM et al. Pain 2016;157(9):1836-50.
2) 松原貴子. 痛みのリハビリテーション. 日本疼痛学会痛みの教育コアカリキュラム編集委員会. 痛みの集学的診療：痛みの教育コアカリキュラム. 真興交易医書出版部；2016. p.153-168.
3) 松原貴子・他. ペインリハビリテーション. 三輪書店；2011. p.363-86.
4) Watt-Watson J et al. IASP Interprofessional Pain Curriculum Outline. https://www.iasp-pain.org/Education/CurriculumDetail.aspx?ItemNumber=2057
5) 松原貴子・他. ペインリハビリテーション. 三輪書店；2011. p.305-26.

6) Kataoka H et al. Eur J Phys Rehabil Med 2017;53(3):366-76.
7) Verbunt JA et al. Eur J Pain 2008;12(4):508-16.
8) Meeus M et al. Moving on to movement in patients with chronic joint pain. IASP Pain Clinical Updates 24. 2016. http://iasp.files.cms-plus.com/AM/Images/PCU/PCU%2024-1.Meeus.WebFINAL.pdf.
9) Geneen LJ et al. Physical activity and exercise for chronic pain in adults:an overview of Cochrane Reviews. Cochrane Database Syst Rev. 2017.
10) Nicholas MK et al. Pain 2017;158(1):86-95.
11) Skou ST et al. Exercise therapy:an important pain reliever in knee osteoarthritis. In:Arendt-Nielsen L and Perrot S, eds.:Pain in the Joints. Wolters Kluwer;2016. p.153-66.
12) Qaseem A et al. Ann Intern Med 2017;166(7):514-30.
13) International Association for the Study of Pain:Fact Sheets on Joint Pain. 2016 Global Year Against Pain in the Joints. http://www.iasp-pain.org/GlobalYear/JointPain. 2016.
14) Papandony MC et al. Osteoarthritis Cartilage 2017;25(7):1010-25.
15) 松原貴子. 慢性疼痛のリハビリテーションと理学療法. 医薬品医療機器レギュラトリーサイエンス財団. 日本は慢性疼痛にどう挑戦していくのか. 薬事日報社;2017. p.69-77.
16) 松原貴子. 慢性疼痛に対するリハビリテーションの潮流. ペインクリニック別冊春号 2018;39:S75-S82.
17) Ambrose KR and Golightly YM. Best Pract Res Clin Rheumatol 2015;29(1):120-30.
18) Lotze M and Moseley GL. Phys Ther 2015;95(9):1316-20.
19) Sluka KA. Pain Manag 2013;3(2):103-7.
20) Bement MH and Sluka KA. Exercise-induced hypoalgesia:an evidence-based review. In:Sluka KA, ed.:Mechanisms and management of pain for the physical therapist. 2nd ed. Wolters Kluwer;2016. p.177-201.

* * *

リハビリテーション

29. 今日からはじめる！腰・頸肩・膝の痛みに対する運動療法のABC

Keyword
common chronic pain
運動療法
教育
ペーシング
運動アドヒアランス

松原貴子

◎運動療法は，腰，頸肩，膝の痛みのようなcommon chronic painに対し有効性が高い治療法のひとつである．運動療法は，患者の主体的かつ能動的な活動・行動を促進すると同時に，精神心理的健康も向上するmind-body therapyとして期待される．運動療法に併用される教育は，患者本人のdecision-makingの材料となる知識やスキル，さらにreassuranceを提供する重要な治療プロセスである．運動処方箋としては，運動の種類は問わず，まずはいまより少しでも"からだを動かす"ことをめざし，低負荷で可能な運動や身体活動からはじめ，段階的に漸増する．運動療法では，患者のdecision-makingに基づき，医療者とともに設定したゴールに向け，運動のペーシングとアドヒアランスを維持することが必要である．

　腰，頸肩，膝の痛みは，国民の多くが訴えるcommon chronic painであり，厚生労働省「国民生活基礎調査―有訴者率」の報告でこの10年以上，男女ともに上位を占め続け，疼痛医療が奏効していないことがうかがえる．世界的な医療変革の潮流は，医療者主導の医療から患者本人の判断を最大限に尊重し，患者が主体的・能動的に参加する"Patient-Centered(患者参加型)"アプローチに変遷しており，腰痛や関節痛などcommon chronic painに対する診療も同じ視点が必要である．そんな中，近年，慢性疼痛の治療アルゴリズムのfirst-lineに運動療法と教育が位置づけられるようになった．Patient-Centeredアプローチの遂行には，患者本人の判断やdecision-makingの材料となる知識やスキルを説明し，reassuranceを提供する教育が重要であり，教育に基づき疼痛行動と認知を是正するよう運動療法を確実に履行すること(アドヒアランスの維持)が必須となる．本稿では，今日からはじめられるcommon chronic painに対する運動療法の処方箋について，根拠とともに概説する．

Takako MATSUBARA
神戸学院大学総合リハビリテーション学部理学療法学科

運動療法とは

　慢性疼痛に対する現代のリハビリテーション(以下，リハ)は，患者の主体的かつ能動的な活動・行動を促進すると同時に，精神心理的健康を向上することが期待され，mind-body therapy/interventionsとも称される．そのなかで，教育や認知行動療法(cognitive-behavioral therapy：CBT)など行動科学的・心理学的な手法を取り入れた運動療法が推奨されている．従来の筋力増強や柔軟性向上など単一目的のための"筋トレ"運動療法では十分な効果は得られない．教育をもとにした患者のdecision-makingに基づき，ペーシングやアドヒアランスを良好に維持した運動や活動を継続する，いわば"脳トレ"運動療法(exercise therapy to train the brain)[1]へと概念変化が起こっている．

どのような運動が効く？

　短期間の運動が侵害刺激に対する痛覚の低下，つまりhypoalgesiaまたはanalgesia反応を誘起する"運動による鎮痛(exercise-induced hypoalgesia：EIH)"(column1参照)は，"Runner's high"現象としても知られ，慢性疼痛治療に導入されは

じめている[2-5]．

運動のタイプは，有酸素運動やアイソメトリック運動，持久力運動など，どのような運動であっても効果に差はない[2,4]．

運動の強度や量，時間などの負荷量については，一定した見解は得られていない[4]が，10分間の快適歩行のような軽い運動であっても，教育だけを行うより，疼痛と身体機能の双方を改善する[6]．慢性腰痛，頸肩痛，線維筋痛症，変形性関節症など慢性疼痛患者においては，ウォーキング，サイクリング，ストレッチング，軽い抵抗運動，太極拳など，低強度で短時間の運動でも，高強度運動と同等にEIHが確認されており，さらに，いまより少しでも活動性を上げるだけでEIH効果が期待できるといわれている[7-10]．

運動する部位について，運動部位でもっとも強力な効果を発揮するが，運動部位以外の対側や遠隔部にも効果（上肢運動による下肢の鎮痛効果など）を認めるとする報告が多く，EIH効果は全身広範囲に及ぶと考えられている[2,11]．また，疼痛部位（有痛部）に限った運動でなく，さまざまな身体部位を動かす方が疼痛を緩和し精神的健康を改善する[12]．

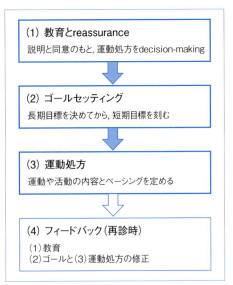

図1 診察室で処方する運動療法のABC

最近の慢性腰痛リハ診療ガイドライン[13,14]によると，従来の一般的な運動療法単独では，疼痛や身体機能，長期効果に関する効果量は以前より低いとされる一方，就労障害の軽減（復職）に有効であり，運動療法の種類による効果差は従来通りないとされている．加えて，モーターコントロールエクササイズ（MCE），ヨガ，太極拳などの運動療法，さらに第三世代のCBTを含む行動科学的アプローチの台頭が目立つ．よって，有効性の高い治療理論を運動療法に組み合わせるmind-body therapy/interventionsの必要性がうかがわれる．慢性関節痛については，治療に難渋する変形性関節症（OA）痛についてのメカニズム解明が進み，末梢の力学的因子（バイオメカニクス，アライメント異常）や炎症因子に加え，末梢・中枢感作や内因性疼痛修飾系の変調，心理社会的因子の関与が示されている[1,15,16]．関節痛に対する中心的治療としては，陸上・水中運動，筋力増強トレーニング，セルフマネジメント・教育，体重管理などがあげられ，運動療法の効果量は総じて高く，教育を通したマネジメントの重要性がうかがえる．また，超音波やTENSなどの物理療法の有効性も高いことから併用も検討する．

運動処方箋——運動療法のABC

Common chronic painを有する患者は，極端な

---

column1 "Runner's high"と運動による鎮痛（EIH）

長時間のランニングなどの運動によって気分が高揚する"Runner's high"現象は，EIH効果を一般に体験できる身近な生理的現象のひとつである．Runner's high現象には，"high"を意味づける高揚感や多幸感，不安軽減と，逆に，鎮静，ストレス低減，イライラ感の緩和のような"sedation"効果，そして鎮痛効果まで含まれる．これらの効果は慢性疼痛患者に対する運動療法で期待されるEIH効果と気分改善効果と類似している．EIHは，運動中または運動後に疼痛強度の減少ならびに痛覚閾値や耐性値の増加を特徴とする．運動のタイプにより効果に差はなく，運動部の対側や遠隔部にも広く認められる．このEIHメカニズムとしては，βエンドルフィンのようなオピオイド，内因性カンナビノイド，GABA，ドパミン，セロトニンやノルアドレナリンなど多様なニューロトランスミッターにより，脳報酬系や下行性疼痛抑制系などさまざまな中枢性疼痛修飾系が関与すると考えられており，気分改善にも作用することが理解できる．

表 1 慢性疼痛患者に対する運動処方の指針（文献[18]より引用改変，文献[19]より引用）

運動のデザイン	運動のペーシング
運動の内容 ・運動デザインは楽しく，害のないものとすること ・運動プロトコルは患者のニーズと要求に合わせて患者と検討すること ・モーターコントロールトレーニングとともにエアロビック運動を用いること ・遠心性運動に注意すること ・無痛部の運動を含めること **疼痛と運動プロトコル調整** ・疼痛が運動中・後の短時間増悪するのはいいが，疼痛増悪がずっと持続することは避けること（その場合，運動を修正すること） ・適切なベースライン強度で時間を条件にしてプログラムを設定すること ・ベースラインを設定する時には保護・保守的，すなわち患者の体力の範囲内で安全が保障される低めのベースラインを選ぶこと ・運動と運動の間に複数回，長めの回復休憩をとること ・とくに運動を導入するときや負荷量を段階的に増大するときには症状の増悪をモニターし，それに応じて運動様式を適宜変更・採用すること ・症状のわずかな増悪は運動療法の導入段階では自然なことだが，いったん運動のルーチンが確立されたならば症状増悪はあってはならない ・著しく症状が増悪した場合には運動の負荷量を増加させないこと	・患者が成功できる身体機能のベースラインレベルを見極めること ・安全で達成しうるペースを確定すること ・調子が良いと感じても運動量を一気に増やさず，悪いと感じたならば減らして，その日に予定されたものだけを実行すること ・活動レベルは，疼痛次第ではなく，あらかじめ決められたその日の割当（ペース）に基づくこと ・患者が進行予定から遅れた場合，達成できるレベルに戻ってプログラムを再開すること ・目標は，疼痛を取り除くことと，適切な活動レベルを維持しながら疼痛を制御できるようになること

思考パターンを示すことが多く，"動きすぎ，やりすぎ"で疼痛が増すと一転して"まったく動かない"といったように，運動や活動のペース（pacing）がつかめず失敗体験を繰り返すうちに，自己効力感が低下している[17]．したがって，運動処方箋は，教育（徹底した説明と同意）と漸増運動療法，ペーシング遵守，アドヒアランス維持が原則となる．

診察室にて数分で処方できる運動療法のABCは，以下のことを医療者が確認するとともに，患者の自己決定decision-makingをサポートすることである（図1）．

1. 教育と reassurance——説明と同意のもとに，運動処方を decision-making

"動いても大丈夫"であること，運動の意義と期待できる効果，運動のリスク等を説明し，reassurance を確保したうえで患者が運動療法の導入を決定する．この decision-making が患者の主体性，能動性，モチベーションを担保することになる．

2. ゴールセッティング
——長期目標を決めてから短期目標を刻む

まずは長期目標を決める．半年〜1年後に"痛みが軽減していたとしたらどうありたいか？ どのようなことがしたいか？"をいくつかあげてもらう．第一に社会参加や社会的役割の復権（復職など），第二に趣味活動の復活，その両方を設定する．非現実的で無謀すぎる実現困難なものは避ける．

長期目標が設定できれば，半年〜1年間の期間を短期で刻み，長期目標を達成するために1カ月ごとに"できるようになっておくべき活動や行動"を短期目標として決める．

3. 運動処方
——運動や活動の内容とペーシングを定める

表1[18,19]に運動処方（運動のデザインとペーシング）の指針を示す．1カ月後の短期目標に据えた活動や行動を達成するために，患者ができそうな運動や活動をあげてもらう．表2[17,20]はさまざまな活動と運動の強度を示したもので，患者が迷えば提案材料とする．身体活動とは生活活動と運動を合わせたものであり，日常生活のなかには食事の準備や洗濯など，ストレッチングと同じ程度の活動も多数含まれる．低負荷の活動も複数組み合わせられる（追加していける）ようになれば，活動量は総じて向上することになる．

4. 再診時のフィードバックと
ゴール・運動処方の修正

ホームエクササイズの結果を検証し，できたこととできなかったことを分け，できたことは漸増を検討し，できなかったことは方法の修正を加える．疼痛の程度ではなく，できたことが増えていることに着目し，行動変容を促す．

表 2 活動と運動の強度(文献[17,20]を参考に作成)

身体活動(=生活活動*+運動**) ポイント：いまより少しでも増やすこと！ (例：10 分多く歩く)	運動 ポイント：運動習慣をもつようにすること！ (例：30 分以上の運動を週 2 日以上)
3 メッツ未満の強度の身体活動： ・皿洗いをする(1.8 メッツ) ・洗濯をする(2.0 メッツ) ・立って食事の支度をする(2.0 メッツ) ・子どもと軽く遊ぶ(2.2 メッツ) ・時々立ち止まりながら買い物や散歩をする(2.0〜3.0 メッツ) ・ストレッチングをする(2.3 メッツ) ・ガーデニングや水やりをする(2.3 メッツ) ・動物の世話をする(2.3 メッツ) ・座ってラジオ体操をする(2.8 メッツ) ・ゆっくりと平地を歩く(2.8 メッツ)	—
3 メッツ以上の強度の身体活動： ・普通歩行(3.0 メッツ) ・犬の散歩をする(3.0 メッツ) ・そうじをする(3.3 メッツ) ・自転車に乗る(3.5〜6.8 メッツ) ・速歩きをする(4.3〜5.0 メッツ) ・子どもと活発に遊ぶ(5.8 メッツ) ・農作業をする(7.8 メッツ) ・階段を速く上る(8.8 メッツ)	3 メッツ以上の強度の運動： ・ボウリング，社交ダンス(3.0 メッツ) ・自体重を使った軽い筋力トレーニング(3.5 メッツ) ・ゴルフ(3.5〜4.3 メッツ) ・ラジオ体操第一(4.0 メッツ) ・卓球(4.0 メッツ) ・ウォーキング(4.3 メッツ) ・野球(5.0 メッツ) ・ゆっくりとした平泳ぎ(5.3 メッツ) ・バドミントン(5.5 メッツ) ・バーベルやマシーンを使った強い筋力トレーニング(6.0 メッツ) ・ゆっくりとしたジョギング(6.0 メッツ) ・ハイキング(6.5 メッツ) ・サッカー，スキー，スケート(7.0 メッツ) ・テニスのシングルス(7.3 メッツ)

*生活活動：日常生活における労働，家事，通勤などの身体活動を指す．
**運動：スポーツなど，とくに体力の維持・向上を目的として計画的・意図的に実施し，継続性のある身体活動を指す．

運動処方の注意点

1. 運動導入時の前置き

慢性疼痛患者は，前述のとおり非常に極端な思考特性を示すものが多い．運動導入時には，"疼痛ゼロ"(疼痛がすぐに消失すること)を主目標としない，"一気に全部を改善する"ことから"小さな成果をたくさん集める"ことに考え方を変える，対処スキルを多数体験することで気づきと自己効力感を強化することを目標とし，それらのことを繰り返し教育する．"早くたくさん運動するほど，早くよくなる"と思い込んでいる患者が多いため，低負荷高頻度で(すぐに運動処方を増量せず)継続できること，そのペーシングが効果につながることを十分理解させる．

線維筋痛症，むち打ち関連障害，慢性疲労症候群など難治性の慢性疼痛患者では，運動によって疼痛閾値が減少し，痛覚過敏や疼痛が生じる場合がある(column2 参照)．慢性疼痛患者では，中枢感作や下行性疼痛抑制系の機能不全により中枢神経系の侵害受容ニューロンの反応性が高まっているため，運動が刺激となって痛覚過敏を誘発する

---

column2　運動のリスク──運動による痛覚過敏

慢性疼痛患者では，健常人と異なり，運動によって疼痛閾値が減少し，痛覚過敏や疼痛を生じることがある．無痛部の運動により全身性の鎮痛効果をもたらす一方，有痛部を運動すると全身性に鎮痛効果が得られなくなることも示されており，線維筋痛症など全身多部位の疼痛有訴者では注意を要する．これは，慢性疼痛では中枢感作や下行性疼痛抑制系の機能不全により中枢神経系の侵害受容ニューロンの反応性が高まっていることが原因のひとつとされる．中枢感作状態の侵害受容シグナリングは身体活動性に依存して亢進することから，運動が刺激となって反応性の高まった侵害受容ニューロンのシグナリングを増強し，痛覚感受性の亢進とその維持に作用し痛覚過敏を誘起すると考えられている．

と考えられている．よって，運動導入当初はまず無痛部の運動または有痛部に影響の少ない全身性の軽い運動からはじめ，有痛部の疼痛緩和が得られてくれば，徐々に有痛部にも低負荷運動を取り入れていき，その負荷を漸増させていく．慢性疼痛患者の運動療法においては，症状の増悪・再燃を予防することに重点をおくべきである．また，"運動をすれば誰でも筋肉痛や疲労を生じる可能性があるが，そのような痛みは本来数日で治まる"ことを導入時にあらかじめ伝えることで，運動恐怖への対処やリスク管理を教育する．

2. 運動をドロップアウトしないために

ひとつは，運動アドヒアランスを維持することとその障壁を知っておくことである．運動アドヒアランス維持のポイントはレギュラー運動を一定期間継続することである．動物モデルによる研究では，一定頻度で数週間〜数ヵ月間運動を継続することで鎮痛効果や慢性疼痛予防効果が示されている[5,17,21]が，ヒトでは数週間〜数ヵ月後に主観的症状の改善を自覚するといった報告が散見される程度で，今後，ヒトでの効果検証が待たれる．運動の障壁としては，過去の運動による疼痛の悪化・再燃体験による自己効力感の低下がおもなものである．さらに①患者要因（中枢で修飾された疼痛，内因性疼痛修飾系の機能異常，恐怖回避思考やカタストロファイジング等の疼痛信念（思考），過度のデコンディション，疼痛や中枢感作についての教育不足，運動が有害であるという強い信念，抑うつ，自己効力感の低下），②環境要因（運動するためのアクセス・時間・指導者の不足），③医療者要因（生物医学的モデルへの固執，疼痛に関する心理的・中枢神経系への注意不足，医師ーセラピスト間の協調不足，医療者ー患者間のコミュニケーション不足，疼痛の意味に関する患者への教育不足，患者が安全を感じ，運動漸増戦略を理解できるのに十分な管理不足）などがある[22]．

次に，適切なペーシング・タイプを遵守することである．ペーシングは運動療法，さらに行動科学においても非常に重要となる．運動処方の際に，疼痛への固執が強い症例には運動の内容よりも負荷量をある範囲内に徹底して収めるペーシングに徹し，一方で，行動回避傾向が強い症例には極低負荷から段階的に運動・活動を体験させていく[18]．いまより少しでも身体活動量を増やし，運動習慣をもたせるためには慎重かつ丁寧なペーシングが重要である．

おわりに

運動療法は，身体機能を高めるだけでなく，疼痛を緩和し，精神心理的健康を改善する可能性をもつ．慢性疼痛患者への導入時にはいくつかの注意を要するが，いまより少しでも"からだを動かす"機会を増やすことを目標に，可能な運動や活動を1日何度にも分けて実施することで運動のペーシングとアドヒアランスの維持を体験・学習するようにする．重要なのは，患者が主体性をもって積極的に治療に参加し，decision-makingに基づき運動処方と治療方針を決定し，セルフマネジメントを習得することである．

文献/URL

1) Papandony MC et al. Patients'perceived health service needs for osteoarthritis(OA)care:a scoping systematic review. Osteoarthritis Cartilage 2017;25(7):1010-25.
2) Naugle KM et al. A meta-analytic review of the hypoalgesic effects of exercise. J Pain 2012;13(12):1139-50.
3) Koltyn KF et al. Mechanisms of exercise-induced hypoalgesia. J Pain 2014;15(12):1294-304.
4) 松原貴子．EIHについて：ペインリハビリテーションの観点から．ペインクリニック 2017；38(5)：601-8.
5) 松原貴子．運動による疼痛抑制の神経メカニズム．ペインクリニック 2014；35(12)：1655-61.
6) McDonough SM et al. Pedometer-driven walking for chronic low back pain:a feasibility randomized controlled trial. Clin J Pain 2013;29(11):972-81.
7) Bement MH and Sluka KA. Exercise-induced hypoalgesia:an evidence-based review. In:Sluka KA(Ed). Mechanisms and management of pain for the physical therapist 2nd ed. Wolters Kluwer Health;2016. p.177-201.
8) Sluka KA. Peripheral and central mechanisms of chronic musculoskeletal pain. Pain Manage 2013;3(2):103-7.
9) Meeus M et al. Reduced pressure pain thresholds in response to exercise in chronic fatigue syndrome but not in chronic low back pain:an experimental study. J Rehabil Med 2010;42(9):884-90.
10) Meeus M et al. Endogenous pain modulation in response to exercise in patients with rheumatoid arthritis, patients with chronic fatigue syndrome and comorbid fibromyalgia, and healthy controls:a double-blind randomized controlled trial. Pain Pract 2015;15(2):98-106.
11) Vaegter HB et al. Similarities between exercise-induced hypoalgesia and conditioned pain modulation in humans. Pain 2014;155(1):158-67.
12) Hurwitz EL et al. Effects of recreational physical activity and back exercises on low back pain and psychological distress:findings from the UCLA Low Back Pain Study. Am J Public Health 2005;95(10):1817-24.

13) Qaseem A et al. Noninvasive treatments for acute, subacute, and chronic low back pain:a clinical practice guideline from the American College of Physicians. Ann Intern Med 2017;166(7):514-30.
14) Chou R et al. Nonpharmacologic therapies for low back pain:a systematic review for an American College of Physicians Clinical Practice Guideline. Ann Intern Med 2017;166(7):493-505.
15) Skou ST et al. Exercise therapy:an important pain reliever in knee osteoarthritis. Arendt-Nielsen L and Perrot S, eds. In:Pain in the Joints. Wolters Kluwer;2016. p.153-166.
16) International Association for the Study of Pain. Fact Sheets on Joint Pain. 2016 Global Year Against Pain in the Joints. http://www.iasp-pain.org/GlobalYear/JointPain
17) 松原貴子. 慢性痛患者への具体的な運動指導法. 池本竜則. 慢性疼痛診療ハンドブック. 中外医学社；2016. p.244-63.
18) Meeus M et al. Moving on to movement in patients with chronic joint pain. Pain:Clinical Updates 2016;24(1). https://s3.amazonaws.com/rdcms-iasp/files/production/public/Content/ContentFolders/Publications2/PainClinicalUpdates/PCU%2024-1.Meeus.WebFINAL.pdf
19) 松原貴子. 痛みのリハビリテーション. 日本疼痛学会痛みの教育コアカリキュラム編集委員会. 痛みの集学的診療：痛みの教育コアカリキュラム. 真興交易医書出版部；2016. p.153-68.
20) 厚生労働省. 健康づくりのための身体活動基準 2013. http://www.mhlw.go.jp/stf/houdou/2r9852000002xple-att/2r9852000002xpqt.pdf
21) Sluka KA et al. Regular physical activity prevents development of chronic pain and activation of central neurons. J Appl Physiol (1985) 2013;114(6):725-33.
22) Kroll HR. Exercise therapy for chronic pain. Phys Med Rehabil Clin N Am 2015;26(2):263-81.

* * *

心理療法

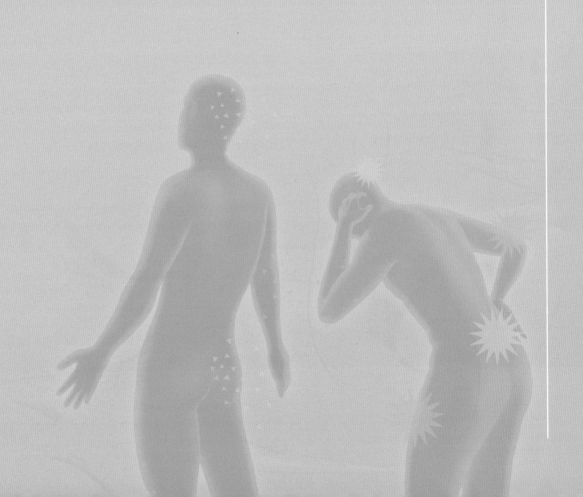

心理療法

30. ペインクリニックに必要な心理療法の知識

Keyword
催眠
ブリーフセラピー
精神分析
来談者中心療法
認知行動療法

水野泰行

◎心理療法とは専門家によって行われる意識的かつ計画的なコミュニケーションで，対象者に変化を引き起こすものである．そのはじまりといえる催眠は精神分析の台頭により一時期廃れたが，現在そのコミュニケーションの技法が数々の心理療法にいかされている．一方，精神分析は時代を席巻したが，その権威的関係に反する形で来談者中心療法が生まれた．目に見えないものを対象とする両者への批判からは行動療法が提唱され，認知行動療法として発展を遂げた．今日では第三世代の認知行動療法とよばれる新しい形に変貌しつつある．またわが国にも古くから独自の優れた心理療法が継承されているが，あまり広まっているとはいい難い．多くの心理療法が存在し技法や理論面ではそれぞれに異なるが，患者治療者関係が重要となるのはいずれにも共通する．心理療法を手がけるにあたっては，表面的な技法で患者を変えようとするのではなく，患者との関係性をつねに意識しておくべきである．

● 心理療法の定義

心理療法とは何かというと，その定義からして曖昧である．しかしすくなくとも次の3つの要素を含んでいることが必要条件とされる．

① 対象者に変化を起こすもの
② 施行者のコントロールを受けるもの
③ 対象者と施行者とのコミュニケーションを通じて行われるもの

すなわち，ただ話を聞いていたら患者の問題が解決したというのは，②の理由から心理療法とはよばない．

心理療法に近い言葉に，精神療法やカウンセリングがある．

精神療法は心理療法とほとんど同義と理解して差し支えないが，精神科医が行うものに限って精神療法とよび，心理士（師）が行う心理療法と区別しようとする立場の人もいる．本稿では両者を区別せず心理療法とよぶこととする．

カウンセリングとは広義には専門知識に基づいた相談業務全般を指すが，狭義には積極的な指示や介入を行わずに傾聴や受容，支持といった基本技術を用いて話を聴くことで，対象者の悩みごとの解決や内的な変容を目標とするものを指すことが多い．

そしてもうひとつ重要なことだが，"療法"という言葉でよぶからには，専門的なトレーニングを受けて経験や知識を身につけた，責任を負うべき

---

column1　心理療法以前

太古の医学は呪術や宗教と一体のものであった．たとえば古代ギリシア・ローマのアスクレピオス信仰では，癒しを求めて神殿を訪れた嘆願者が至聖所で眠りについている間に夢に神が現れて治療を施し，めざめたときには治癒していたと伝えられている[1]．こういった類いの伝承の多くは神殿当局による創作かもしれないが，暗示効果による治癒と考えれば説明がつく．同様の報告が他にも多くの碑文・文献にもみられていることから，当時は多くの人びとに事実と信じられていたと考えられる．特別な空間で特別な手続きを経て眠ることで，被暗示性の高い状態が生み出され，そうすれば治ると信じる気持ちが暗示として作用し，実際に一部の疾患を改善させた可能性は十分にある．ただ当時の人びとはその効果を神の力と考えていたであろうから，心理療法とよぶのは適切ではない．

Yasuyuki MIZUNO
関西医科大学心療内科学講座

立場の専門家が行うものという条件も必要であろう．心理療法は適応や方法を誤れば，効果がないばかりか害をなすこともある．そのため適切な心理療法を適切な患者に適切な方法で用い，不測の事態にも対応できることが，専門家の心得として不可欠である．

代表的な心理療法の歴史

1．催眠/ブリーフセラピー

18世紀後半にメスメルは動物磁気説というものを提唱し，ある程度の治療成績をおさめた．しかし国王の調査委員会により動物磁気の存在は否定され，治療効果は空想によるものとされた．その結果メスメルは失脚したが，この報告はむしろ心理的な治療の可能性を承認するものでもあった．空想（＝暗示）による治癒現象は，19世紀半ばにブレイドによりHypnotism（催眠）と命名され発展したが，19世紀末にフロイトが放棄したことで，催眠は素人の娯楽に落ちることとなった．

20世紀に入って，アメリカでの実証的研究の進歩と，臨床におけるミルトン・エリクソンの登場によって催眠は息を吹き返した．彼の治療コミュニケーションから得られた知見は催眠以外にも広く応用され，家族療法やMRI（mental research institute）によるアプローチ，解決志向アプローチ，神経言語プログラミングなどに応用されていった．これらの心理療法はブリーフセラピーとよばれ，問題の原因を個人に帰するのでなくコミュニケーションによって生み出されるものと捉え，それを変化させることで解決をはかるのが特徴である．なおブリーフ・サイコセラピーという言葉もあるが，これは後述の精神分析や来談者中心療法がメジャー・サイコセラピーとよばれ長期間の治療を前提としているのに対し，限定した問題を短期間で解決することを目的にした心理療法全般を指す言葉である．

同時期にドイツでは，シュルツによって，緊張緩和を目的とした自己訓練法である自律訓練法が催眠を源流として開発された．

2．精神分析療法

はじめは催眠を使っていたフロイトは，20世紀初頭に催眠を捨て，自由連想法を用いた精神分析を提唱した．その理論的骨子は，幼少期の経験が人の性格を形づくることと，無意識が人の行動の原動力になることである．その前提に基づいた精神分析療法の目的は無意識に抑圧された幼少期の葛藤体験を，意識化して克服することである．フロイトの精神分析は医師が行うべきものとされ，権威的で治療者と患者を縦の関係におく治療法であった．フロイトの影響を強く受けつつも，彼と袂をわかった者も多い．わが国では，河合隼雄の功績によりユングの分析心理学がとくに有名である．長く知られていなかったアドラー心理学（個人心理学）も，最近一般向けの書籍のヒットにより広く知られるようになった．

精神分析から派生したブリーフ・サイコセラピーとして交流分析がある．精神分析が過去をターゲットとした他者分析であるのに対し，これは"いま，ここで"の対人交流パターンを自己分析し，変容させようとするのが大きな違いである．

3．来談者中心療法

フロイトから40年ほど遅れて，ロジャーズが自己理論に基づいて提唱した来談者中心療法は精神分析と違い，彼自身がそうであったように非医師である心理学者でも行うことができ，対象者をクライエントとよんで横の関係に位置づけるものであった．両者が大きく違うのは精神分析では本能は望ましくないもので，コントロールできないと問題を生じると考えるのに対し，自己理論では人間には本来望ましい知恵が備わっていると考えるところである．

来談者中心療法の目標は，現実の自分と自己概念（セルフ・コンセプト）の不一致（自己不一致）を自己一致の状態に変化させることである．その手段として受容，繰り返し，明確化，支持などの技法を用いた面接を行い，治療者自身にも共感的理解や無条件の好意といった態度を求めた．その後ロジャーズは治療関係における意識的な技術ではなく，たがいのあるがままの人間関係が人を癒すという方向へシフトしていった．今日ではこれらの技法は心理面談の基本として広く受け入れられている．

4．行動療法（BT）

精神分析や来談者中心療法が無意識やセルフ・

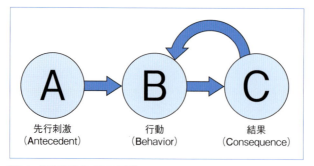

図 1　行動療法の ABC モデル
　きっかけとなる先行刺激に対してある行動をとる．その結果として生じる環境の変化によって，その行動が促進されたり抑制されたりといった影響を受ける．結果としての反応を制御することで，行動をコントロールすることができると考える．

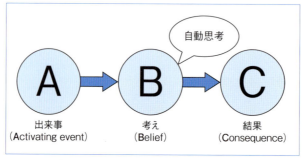

図 2　認知療法の ABC モデル
　きっかけとなる出来事に対してある考えがうかぶ．その考えの内容によって感情が惹起される．非合理的な考えを，より合理的なものへ変えることで，感情をコントロールすることができると考える．

コンセプトといった，目に見えないものを対象としているため検証できないという批判から，20世紀半ばに生まれたのが行動療法（behavior therapy：BT）である．これは刺激や行動といった目に見える現象を変化のターゲットとすることが特徴である．BT は図1に示すような ABC モデルに基づき，結果（C）によって行動（B）がどのような影響を受けているかを評価し，条件付けとよばれる学習原理を利用してこのパターンを変化させるものである．たとえば系統的脱感作法は簡単にいうと苦手なものに慣れる方法で，運動恐怖のある慢性疼痛患者に少しずつ体を動かすように促すようなものである．強化法は望ましい行動に対しその行動が増えるような刺激（正の強化子）を与えるもので，たとえば計画通りに運動を行った患者を褒めるというようなものである．

5. 認知療法（CT）

　BT が扱う行動には思考や感情も含むとされていたが，客観的に観察しにくいこともあり治療的介入のターゲットとするのは難しかった．そこでベックはエリスが創始した論理療法の ABC モデルを用いて，20世紀後半に認知療法（cognitive therapy：CT）を提唱した．これは図2に示すように，感情は出来事をどのように解釈するか（認知）によって引き起こされるという，認知モデルを前提としている．出来事（A）の解釈である考え（B）は，場面に応じてパターン化されていて，自動的に浮かぶため自動思考とよばれる．この自動思考のパターンやそのひな形となっている信念（ビリーフ）を検証し，より合理的なものに変えていくのが CT の骨子である．

　BT と CT は，行動と認知という違いはあれアセスメントや技法に共通した部分があることか

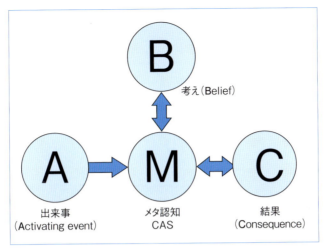

図3 メタ認知療法のAMCモデル
きっかけとなる出来事に対して，メタ認知をもとに認知注意症候群（CAS）とよばれる認知が生じる．その内容によってある種の考えや感情が引き起こされ，それに対する認知がまた考えや感情に影響を与えると考える．

ら，たがいに他方の考えを取り入れるようになり，今日では認知行動療法(cognitive behavioral therapy：CBT)として両者を区別せずに用いられることが多くなっている．

6. メタ認知療法（MCT）

ウェルズらは自動思考がかならずしもその後の感情に一貫した影響を及ぼさないことから，自動思考などの認知ではなく，認知に対する認知スタイルである認知注意症候群(cognitive attentional syndrome：CAS)(column 2参照)と，CASを制御する認知(メタ認知)が重要だと想定した．そしてそこに介入するメタ認知療法(metacognitive therapy：MCT)を提唱した．MCTではCTの自動思考(B)や感情(C)が，メタ認知(M)と影響を与え合う双方向の関係を想定している(図3)．たとえば病気になれば原因を追究すべきだというメタ認知をもった患者の場合，痛みを感じたときに原因や脅威への過剰注意，反復思考，不安や恐怖，回避行動などのCASを生じ，疼痛部位の過剰な保護，不適切な薬剤使用や受療行動，絶望感や無力感などと悪循環を形成する．

7. マインドフルネス／ACT

20世紀後半にはカバットジンが仏教の考えをヒントに，マインドフルネスストレス低減法(mindfulness-based stress reduction：MBSR)を開発した．これは心理療法ではなく健康維持能力を高めてストレスと上手く付き合っていく方法だったが，慢性疼痛をはじめとする医学的状態に効果が認められたため心理療法に応用されることになった．

---

column 2　認知注意症候群（CAS）[2]

MCTにおいて，メタ認知とともに介入の対象とされる認知スタイル．メタ認知は一貫して持ち続けているほとんど意識に上らない信念や価値観を指すが，CASは思考や行動をコントロールする意識的かつ病的な情報処理過程を指す．脅威への過剰注意，心配や反芻といった反復思考，回避や思考抑制といった非機能的な対処行動の3つからなる．

慢性疼痛の持続する構造モデルのひとつに図4に示す恐怖回避モデル[3]がある．これは痛みを感じたときにその脅威を過剰評価して無力感を抱きたえず痛みについて考えるという破局化が起こると，痛みに過剰な注意を向けたり痛みの部位を保護しようとしたりして回避行動をとることで生活機能の低下や抑うつが引き起こされ，さらに痛みを強く感じるようになるという悪循環の過程である．CASはこの恐怖回避モデルの構成要素といえる．CASはメタ認知によりコントロールされると考えられており，MCTではメタ認知に働きかけてCASの持続を止めて適切な情報処理をできるようにするのが大きな目的である．

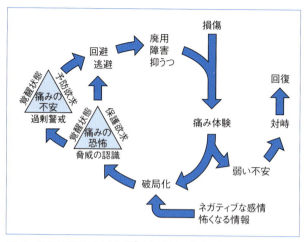

図4 恐怖回避モデル（文献[3]より引用；著者訳）
痛みを体験したときに生じる不安レベルが低ければそれに囚われることなく自然に回復するが，破局化によって痛みに対する恐怖や不安が強まると回避行動をとるようになる．その結果，心身や生活上の障害が起こりさらに痛みが増強するという悪循環をきたす．

認知療法によるうつ病再発予防の研究からは，ネガティブな認知を変えるのではなくそこから距離をとることが効果的であるという知見が得られ，認知療法にMBSRを組み込んだマインドフルネス認知療法（mindfulness-based cognitive therapy：MBCT）がティーズデールらにより提唱された．

ACT（acceptance and commitment therapy）は症状をあるがままに受け入れ（アクセプタンス），不快な体験の回避を減らし，その人にとって価値ある行動を選ぶ（コミットメント）ことでよりよい生活を達成しようとするものである．それまでのCBTと大きく違うのは，目標が症状の軽減ではなく，症状に囚われずに行動することにあるというところである．こういった新しい考えが取り入れられるに伴い，行動療法は第一世代，認知療法と融合したものは第二世代，MBCTやACTは第三世代のCBTともよばれている．ちなみにACTは自ら行動（act）することを重視するという点から，読み方も"エー・シー・ティー"ではなく"アクト"である．

8．日本の心理療法

心理療法の発展は欧米が牽引しているように思われがちだが，わが国でも20世紀初頭にはすでに森田正馬が神経症に対する森田療法を提唱している．その原則は不安に対する"とらわれ"や"はからい"をやめ，"あるがまま"に"生の欲求"に基づく行動を行うことにあり，基本的な概念はMBCTやACTとほとんど同じものといえる．

浄土真宗の"身調べ"をもとにして吉本伊信が考案したのが内観法である．これは周囲から遮断された空間で独り，かかわりの深い他者に"していただいたこと""して返したこと""迷惑をかけたこと"を見つめ直し，面接士に聴いてもらう精神修養法である．心理療法として用いられるときは内観療法とよばれることが多い．

20世紀半ばには成瀬吾策が脳性まひ児・者の動作改善の研究を発端として，面接場面で言葉の代わりに動作を主たるコミュニケーション手段として用いる臨床動作法を開発した．これは治療セッションにおける動作体験を通して，クライエントの心身に望ましい変化を生じさせようとする心理療法である[4]．

このように，日本でも古くから現代に通用する心理療法があったのだが，治療を定式化し，初心者でも取り組みやすくすることにおいては欧米に一日の長があるのであろう．心理療法の世界で日本発祥のものが日本のなかでさえ広く知られていないのは残念なことである．

心理療法の心構え

多くのペインクリニシャンにとって，心理の専門家ではないという面と保険点数が低いという面から，なんらかの心理療法にしっかりと習熟して施行するというのは現実的ではないであろう．そのため比較的マニュアル化しやすい心理療法の，技法の部分をつなぎ合わせたような形を心理療法として実践するのが精一杯かも知れない．

しかし実際には技法が患者を変えるのではなく，患者と治療者の関係が患者を癒すのだということは肝に銘じておくべきだ．つまり心理療法を有効にするのは，何をするか以上に，患者と治療者がそれをどのような理解をもってどのようにするのかが重要なのである．

文献

1) 土屋睦廣．ガレノスとアスクレピオス．地中海研究所紀要 2008；(6)：33-43．
2) 熊野宏昭．第6章 メタ認知療法(1)．新世代の認知行動療法．日本評論社；2012．p.71-81．
3) Leeuw M et al. The fear-avoidance model of musculoskeletal pain:current state of scientific evidence. J Behav Med 2007;30(1):77-94.
4) 日本臨床動作学会．第1章臨床動作法の理論．1．臨床動作法の基本原理(3)臨床動作法の定義．臨床動作法の基礎と展開．コレール社；2000．p.17．

* * *

心理療法

31. ペインクリニック+α：心理療法のエッセンス

水野泰行

Keyword
慢性疼痛
心理療法
コミュニケーション
家族療法
ACT(acceptance and commitment therapy)

◎心理の専門家ではないペインクリニシャンにとって，心理療法はハードルの高いもののようである．しかし心理療法でもっとも重要なのは患者をよく観察して理解することと，個々の患者に合わせたコミュニケーションを構築することである．そういった治療関係を通して患者の関心事を察知し，患者に積極的に受け入れられるような働きかけを行い，患者にとって問題とされていることに変化を引き起こすのが目標である．慢性疼痛の心理療法においては家族療法で扱われるコンテクストという概念で患者や関係者，さらには治療者自身を理解することが有益である．また慢性疼痛を難治化させる破局化や不安，恐怖，抑うつ，回避といった，認知や感情，行動面に注目するACT(acceptance and commitment therapy)の考え方や技術も役立つ．とはいえ，患者を変化させるのは，心理療法の技法そのものよりも，それをどのようなコンテクストに基づいて，どのように利用するかが重要であることを忘れてはならない．

ペインクリニシャンと話をすると，かならず訊かれるのが「どうやって心理的な問題を聴き出したらいいのですか」である．そんなトレーニングを受けていないから方法がわからない，患者も心の問題を話すつもりで来ていないので嫌がられるのではないかということらしい．もっともな心配だが，一方でとても残念でもある．心療内科の患者には，ペインクリニックで治療を受けたがよくならなかったので来た，という人が少なくない．そういった患者の前医への不満では，"痛みがよくならなかった"よりも"あまり話を聴いてくれなかった"の方が圧倒的に多い．つまり心療内科にくる慢性疼痛患者は，ペインクリニシャンに話を聴いてもらいたいのだ．

1. 問題とされるもの

冒頭の"心理的な問題を聴き出す"という表現には2つの誤りがある．ひとつは"問題"で，もうひとつは"聴き出す"である．まず問題というものはそもそも，ある事象とそれを問題とみなす人とがあってはじめて問題となりうるのである．つまり問題とは誰かの判断であって，その判断が変われば問題とされている事象が何も変わっていなくても，もはや問題とはならないということもあるのである．これは家族療法の考え方と同様である．これについては後述する．

2. 聴き出さずに語ってもらう

次に"聴き出す"であるが，この表現には患者が話し渋ることをどうにかして喋らせるという印象がある．実際には患者が喋りたいことに耳を傾けるのであって，そのために必要なのは話を聴き出す能力ではなくて患者が何を話したいかを察知する能力ともいえる．もちろん何でも好き勝手に喋ってもらえばよいわけではなく，その会話をコントロールして治療に役立つ話題を患者自身の口から語ってもらえるように促す能力が聴く力ということになる．とはいえそれは特殊なことではなくて，普段の臨床で当然のように行っている患者との会話を，より意識的に方向性と目的をもって行うことにほかならない．

たとえば話が拡散して早口で喋る患者の場合，その内容よりもむしろ声の大きさやトーン，喋る速さ，表情や仕草を観察して，患者にとって重要な意味をもつと思われる話題を見抜き，積極的に相槌や繰り返しを用いて詳しく語るように促す．それはたとえば早口な患者が急にゆっくり喋った

Yasuyuki MIZUNO
関西医科大学心療内科学講座

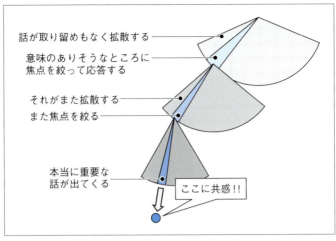

図1 傾聴による話題のコントロール

り，視線が虚ろになり自分の内面に意識が向いていそうに見えたりするところなどである．そして語られた話がまた拡散するがまた意味がありそうなところに積極的に反応するということを繰り返して，外的な事実ではなく患者自身の気持ちが語られたところで共感の言葉をかけるのである（図1）．

家族療法の視点

1. 家族療法とは

　家族療法とは，対象がかならずしも家族に限定されるわけではなく，職場の人や医療者など複数の人，あるいは社会などとの相互関係を扱う心理療法である．その特徴の一つは，問題を"問題とされているもの"という視点で捉え，患者もIP（identified patient＝患者とされている人）とよぶところである．家族療法は単一の心理療法ではなく，さまざまな理論に基づいたものがある．そのひとつにシステム論的家族療法がある．これは何らかのパターンをもった環境単位（たとえば患者と家族）をシステムとよび，複数のシステムが相互に関連しあっていると想定して，そのパターンを変化させることで患者の問題を解消しようとするものである．そこでは"～とされる"のような，情報に対する見解をコンテクスト（文脈，考え，状況）とよんでいる（column1 参照）．

2. コンテクスト

　もう少し具体的に説明するために，慢性の非器質的な腰下肢痛をもった患者の診療を想定しよう．このような患者に対し一昔前の医療では，NSAIDsを処方しコルセットの装着と安静を指示した．これは医師が，慢性疼痛に対しても急性の侵害受容性の痛みに対する治療が効果的とのコンテクストをもっていたからにほかならない．近年では慢性疼痛をよく理解した医師なら，このような患者に対しては，安静をやめて痛みを恐れずに徐々に動いていくように指示するであろう．これ

> **column1　コンテクストとエビデンス**
>
> 　医師のもつコンテクストは今日，統計学的手法によって得られたエビデンスに大きく影響され信頼感を寄せている．これはエビデンスに基づく医療行為こそが最良の医療であるといったコンテクストを医師（そして医療政策）がもっているからである．しかしエビデンスの根拠となる研究のほとんどは事例研究ではなく，集団を対象としたRCTおよびそのメタアナリシスである．これは有機体としての人体を対象とした生物医学的モデルに基づき薬剤や処置などの効果を見るには優れた方法である．しかし心理療法は患者の心理や環境など個別の要素を考慮する身体心理社会的モデルを基本とするため，集団や介入の均一性が担保されず，同じような研究は難しい．症例研究も低いレベルとはいえエビデンスのひとつなのだが，そのようにみなされることは少ない．医師は自分がどういったコンテクストをもっているのかとともに，何をその妥当性の根拠としているのかを自覚すべきであろう．

は非器質的な腰下肢痛では，過剰な安静はむしろ遷延化因子であり，計画的・段階的な運動を行っていくほうが有効であるというコンテクストをもっているからである．

医療における細小単位のシステムは患者と医師の関係であろう．ここで医師のコンテクストが患者と共有できている場合は問題がないが，しばしば医師は医学的な正しさに拘泥して，<u>患者のコンテクストを理解する努力を怠りがちである</u>．つまり正しい治療をしようと思うあまり，患者の希望や意向を軽視あるいは無視してしまうことがあるが，その関係性では治療が奏効しないのは明白である．

● 何を聴くのか

1. 利用主義

慢性疼痛患者の痛みの訴えは疼痛顕示行動の一環だから，あまり聴いてはいけないといわれたことがある人もいるかも知れない．これは間違いとはいえないが，「痛みの話は聴きません，それ以外の話をしてください」と単刀直入に患者にいってはいけない．ペインクリニックを受診する患者の一番の関心事は，何といっても痛みである．患者に変化を求めるときに真っ向から勝負を挑むような作戦では，激しい抵抗にあって治療関係を破壊してしまいかねない．したがって，すくなくとも<u>最初の段階では，患者が訴える痛みについて傾聴するのは重要なことである</u>．患者が提示しているものを利用して少しずつ変化を促すのである．イメージとしては治療者が車の助手席に座ったナビゲーターで，運転手である患者に横からアドバイスをしつつ，気づかれないほどに少しだけハンドルを回し，いつの間にかまったく違う方向に進んでいるというのが理想である．

2. 選択的注意

心理療法的介入が必要な患者の多くは訴えが抽象的で漠然としているため，具体的な体験をイメージしにくい．そこを質問によって具体的に，患者が痛みをどのように受け取りどのように障害されているのかを探る必要がある．その際，注目すべきは<u>患者の注意の対象や想起される記憶</u>である．

たとえば痛みのために外出ができないという患者がいたとしよう．しかし病院に来ている時点でこれは間違いだとわかるし，他にも例外があるかも知れない．多くの患者は悪い面に注意が向きがちであり，それが次から次へと他の悪い部分や記憶を意識にのぼらせ汎化してしまうために，本当はできていることに気づけない場合も多い（図2）．「できない」といわれたときには，<u>どのようにできないのかを，より詳しい質問によって明らかにすべきである</u>．それによって例外を探しだすのは解決志向アプローチ（solution-focused approach：SFA）で頻用される技術である．

歩くと痛みが強くなるから外出できないのか(a)，外出先で痛みが強くなると帰れなくなるという不安から外出できないのか(b)，そもそも外出しようという意欲が湧かない(c)のか．これらは同じ"外出が（あまり）できない"という現象であっても，介入すべきターゲットは異なる．aでは痛みがあっても動いた方がよいという知識や痛みからの注意拡散，ストレッチ，活動ペースの調整などが必要になるし，bでは予測の精度を検討することや，不安体験を回避せず挑戦することが必要になる．cでは痛みによる喪失感や無力感が関与していると想定し，健康な頃の自分とは違ってしまった現在の自分をいったんは受け入れるための援助が必要であろう．

● 患者は何をするのか

慢性疼痛の治療では投薬や処置よりも，患者自身が能動的に取り組む治療が主となる．そのため患者に何をさせるか，どのようにやる気にさせるかが重要である．患者の行動を抑制する大きな要因に，痛みに関連した不安や抑うつがある．不安は未来に向いた意識による危険の予測によって起こり，抑うつは過去に向いた意識による喪失感によって引き起こされるといわれている．

1. 不安/恐怖への対処

慢性疼痛の悪循環を形成する概念には<u>破局化やキネシオフォビア（column2参照）</u>といった不安や恐怖がある．不安とは本来，危険を事前に察知して逃れ自分を守るのに役立つ感情なのであるが，人間は想像力が豊かなために実際には存在しない

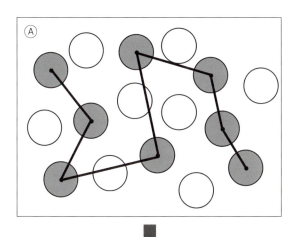
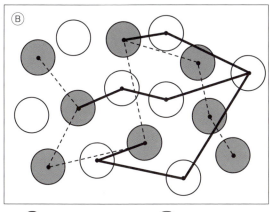

○:悪い体験・記憶　　○:良い体験・記憶

図2　注意・記憶のネットワーク
A:患者は選択的注意によって，多様な体験や記憶のうち，無意識のうちに悪いもののネットワークを構築してしまっている．この状態ではひとつの悪いところに気づくと次々と悪いことが自覚され，すべての体験が悪いものに思われる．
B:セッション中の治療者からのフィードバックや，生活のなかでの注意の対象を変える訓練によってよいところに気づけるようになると，悪いネットワークが切断されあらたなネットワークが構築される．

危険までも想像することができるようになってしまった．危険を伴う不安と危険のない不安とを区別できなければ，すべてを回避することになり，予測が正しかったかどうかを検証する機会が失われる．すると危険は現実のものと記憶されることになり，患者にとって環境は現実以上に危険に溢れたものとなる．その結果どんどん活動範囲が狭まり不安の対象が広がっていく．このように思考（＝実在しない危険）に囚われた状態をACT（acceptance and commitment therapy）[1]では"認知的フュージョン"とよび，それによって回避行動をとることを"体験の回避"とよぶ．そして思考に飲み込まれずにそれを観察して，その考えが自分に役立たないときには自分の価値観に基づいて行動を選択するのを"脱フュージョン"とよぶ．

体験の回避をしている患者には，できないと思うことは実際どのくらいできないか確かめることをお勧めする．たとえば痛くて外を歩けないという患者に，靴を履いて外にでて歩けないことを確かめることを勧め，患者も同意したとする．次の外来で「できなかった」と報告されたら，「どうできなかったのか」を詳しく確認する必要がある．靴を履いて外には出たが数分歩いただけで戻ってしまったのか，靴も履けなかったのか，そもそも外にでる気にならなかったのかなどである．そしてできなかったことと表裏一体であるできたこと（数分は歩けた，靴は履けたなど）をできたこととしてきちんと評価・承認し，称賛することで印象づけつつ動機づけを強めるのである．

これはもちろん少しはできるという体験をしてもらうのが目的だが，患者の提示する"できない"というコンテクストを利用する形で，できないこ

との証明を求めるというコミュニケーションをとっているのである．また予期不安の強い患者はしばしば痛みだけでなく簡単な挑戦の失敗も恐れているので，"できなかった"＝"成功"となるような指示を与えているという<u>ダブルバインド（二重拘束）</u>を仕掛けている面もある．つまりやってみてできなければ検証は成功だし，もしも"失敗"して予想以上にできてしまったらそれはそれで望ましいことという，どちらに転んでもよい結果になる枠組みを作り上げているのである．

2. 抑うつへの対処

抑うつ傾向の原因として多いのは，健康な頃のように考え行動できなくなった自分を悲観することである．そういった患者は何かができても，"この程度のこと"と過小評価することが多い．過去の自分を基準（＝ゼロ）にして現在をマイナスと捉えているため，いくら努力してもマイナスが少し減るだけでまだ大きなマイナス状態ということになる．するとつねに不全感につきまとわれることになる．そういった患者が現状を受け入れて，そこをスタート地点すなわちゼロとみなし，今の自分にできる意義あることに取り組むと，少しのよい変化をプラスと受け止めることができる．<u>マイナスを減らすのではなくプラスを積み上げるほう</u>が，明らかに患者の気分やモチベーションは改善するのである．当然だが治療者もまだ残っている悪いところではなく，すでに起こっているよい変化に目を向けるという態度が不可欠なのはいうまでもない．

患者が痛みをもった状態やその辛さを受け入れて，あるがままにおいておくことを<u>アクセプタンス</u>といい，脱フュージョンとともにACTの基本的な望ましい対応である．ただしこれを"あきらめる"とか"我慢する"と受け取られると患者を絶望させることになるので，むしろ「よくなるまでは痛いのだからそれまではそのままおいておく」というニュアンスで伝える方がよい．そして上手にアクセプタンスができるようになった患者からは，「よい意味であきらめました」といわれることが多い．

おわりに

本稿では特定の心理療法の理論や技法について詳しく説明することはしなかった．それはどのような心理療法でもそれを有効にするためのコミュニケーションがなければ小手先の技法に成り下がって，ときには患者を傷つけることにもなりかねないからである．そのため実際の治療場面を想定して，患者をどう理解しどうコミュニケーションをとるかを主眼に紹介したつもりである．ところどころに特定の心理療法や技法の名前を紹介したので，関心のある方は成書にあたっていただければ，詳しく知ることができるであろう．繰り返しになるが，心理療法は何をするかよりも，どうするかのほうが重要だと考える．そしてそれを教えてくれるのは目の前の患者なのである．

column2 破局化/キネシオフォビア

痛みを感じたときに，その脅威を過剰評価したり対処できる可能性を低く見積もったりして，痛みが頭から離れない状態になることを破局化という．キネシオフォビアは運動器の慢性疼痛で重要な概念で，運動によって痛みが増悪するという考えや恐怖，回避傾向を指す．これらは慢性疼痛を増悪，遷延化させる典型的な認知，思考，感情の特徴であり，治療における介入の主たるターゲットでもある．それぞれ Pain Catastrophizing Scale(PCS)，Tampa Scale for Kinesiophobia(TSK)という質問紙で評価可能であり，日本語版も作成されている[2,3]．臨床ではこういった質問紙を利用して，患者の特徴を把握して介入のターゲットを選択したり，治療効果を評価・フィードバックすることで患者自身に変化の自覚を促したりするのも有用な手段である．

文献

1) スティーブン・C・ヘイズ・他．第1章 人間の苦悩をめぐるジレンマ．武藤 崇・他(監訳)．アクセプタンス＆コミットメント・セラピー(ACT)第2版．星和書店；2014．p.3-40．
2) 松岡紘史，坂野雄二．痛みの認知面の評価：Pain Catastrophizing Scale日本語版の作成と信頼性および妥当性の検討．心身医学 2007；47(2)：95-102．
3) 松平 浩・他．日本語版 Tampa Scale for Kinesiophobia (TSK-J)の開発：言語的妥当性を担保した翻訳版の作成．臨床整形外科 2013；48(1)：13-9．

集学的治療

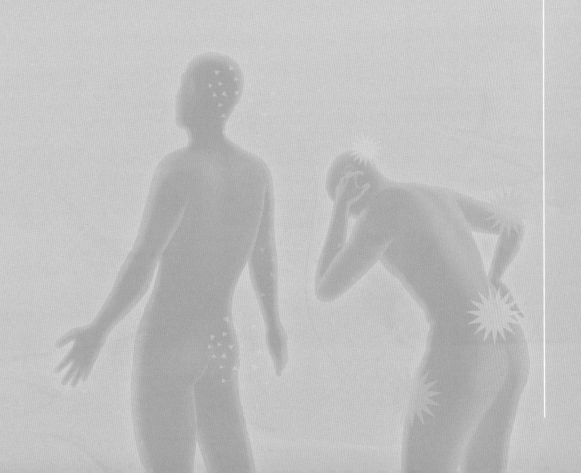

集学的治療

32. 慢性疼痛に対する集学的診療の実際

Keyword
集学的診療
生物心理社会モデル
Red Flag
ペインマネージメントプログラム

西須大徳　牛田享宏

◎慢性疼痛は生物心理社会的モデルで捉えることが重要であるとともに，重大疾患を見落とさないことが必須となる．そのため，慢性疼痛においては，共通認識を構築したうえで，多角的な治療を進める集学的診療体制が求められる．実際の診療においては，複数の専門職が在籍し，それぞれの視点から意見を出し合い診療にあたる．著者らの施設においては，当センター用の複数の質問紙を記入した後に，看護師による医療面接を経て医師や依頼内容から適切と考えられる理学療法士などによる診察・評価を行う．それらの情報をもとに包括的な面から集学的カンファレンスを行い，方針が決定される．痛みの治療には運動療法や薬物療法のほか，当センター独自のペインマネージメントプログラムも行っている．このように，集学的アプローチをするとともに，今後は地域医療機関も含めた慢性疼痛の地域診療ネットワークの構築が重要であると考える．

慢性疼痛における集学的診療とは，ひとりの患者について複数の職種や異なる専門医師が協同し，患者背景，痛みの病態，治療目標をチームカンファレンスなどで分析して共通認識を構築したうえで，多角的な治療を進めるチーム医療である．ここでの多角的治療とは，①痛みによるQOL低下を減弱させる介入，②認知行動療法（CBT）に基づくトレーニング，③段階的な運動療法，④薬物療法，⑤インターベンショナル治療という5つの要素に沿って行われる[1]．

本稿では，集学的治療が慢性疼痛で必要とされる理由やどのように治療が行われているか実践的に概説する．

慢性疼痛に集学的治療が必要な理由

慢性疼痛に対する集学的治療のエビデンスは高く[1]，高齢者や小児でも報告されている[2,3]．ではなぜ，高いエビデンスとなりうるのか．

痛みには急性痛と慢性疼痛があり，両者はメカニズムが大きく異なる．痛みの原因が明らかである急性痛は，痛みの罹患期間が短く生物学的要因だけで治療を進めることができる．一方で，慢性疼痛は，3～6カ月以上持続する痛みと定義されており，患者はさまざまな治療を受けるものの，十分な効果を得られることなく経過していることがほとんどである．

また，痛みの生物学的な説明ができない場合，"心因性の痛み"として医療者が判断することも少なくない．このような経過の中にある患者が，痛みそのものに加えて，不安や，抑うつ状態，痛みへのとらわれなどを抱くことは容易に想像できるであろう．こうなると，患者は痛みを警戒したり回避したりする行動を選ぶ傾向になり，結果として廃用症候群や機能障害といった二次的な痛みを引き起こす悪循環に陥る（図1）．われわれ医療者は，患者のこのような心理背景も考慮したうえで治療に臨むことが必須となる．すなわち，慢性疼痛は生物心理社会モデルで捉えることが重要である（図2）[4]．

生物心理社会モデルで捉えるなかでも，慢性疼痛にとってもう1つの重要な点は，重大疾患を見落とさないこと，器質病変への分析対応を適切に行うことである．ほとんどの患者は，さまざまな検査や治療を行ってきており，それらの結果や見解がすべて正しいと信じてしまう（anchoring bias）とRed Flagなどに気づかず診断エラーを引き起こす．これらのことから，慢性疼痛治療には，

Hironori SAISU and Takahiro USHIDA
愛知医科大学痛みセンター

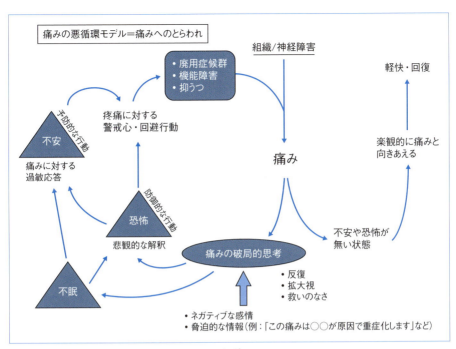

図 1　慢性疼痛の悪循環：fear-avoidance モデル[7]

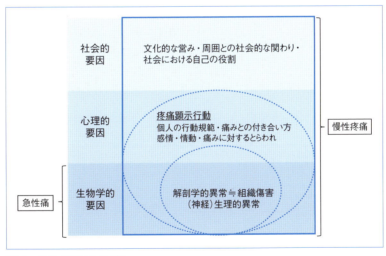

図 2　生物心理社会モデル

慢性疼痛の知識を有した各分野の専門家が必須であり，それぞれの知見を出し合って診療を進めることが治療の質を上げることにつながる理由である．

愛知医科大学病院痛みセンターにおける集学的慢性疼痛治療

著者らの施設には身体科医師（整形外科，麻酔科，内科，歯科）と精神科医師，看護師，理学療法士，臨床心理士などのスタッフが在籍し，それぞれの専門分野と慢性疼痛について十分な知識と経験をもって診療にあたっている．

まず患者は，初診予約時の依頼内容から適切と考えられる専門科医師に振り分けられる．次に初回来院時，患者はいくつかの質問票に答える．これには一般的な質問に加え，痛みの程度，痛みに

顔写真

氏名
年齢 歳 性別 女 生年月日
身長 cm 体重 kg
結婚 未婚 子供 いない
最終学歴 高校 仕事 正社員
世帯年収 401~600万 (個人の収入
カルテID
施設 愛知医科大学病院 痛みセンター
付添 あり ZARIT 11/88
満足度 -/7

NRS							
最高	最低	平均	今	臥位	座位	立位	動作時
10/10	8/10	10/10	8/10	8/10	8/10	8/10	10/10

PDAS	HADS 不安	HADS 抑うつ	PCS	PSEQ	AIS	EQ-5D	ロコモ25
17/60	4/21	4/21	39/52	28/60	11/24	0.661	18/100

IPAQ 合計	(強い運動	中等度の運動	歩行)	座・寝転ぶ時間
0.0 MET・min/week	0.0	0.0	0.0	5 時間

仕事上のストレス・トラブル ない　　休業 2日~5日 日/過去1ヵ月
家族のトラブル・ストレス ない
過去に訪れた診療所数 4施設
麻薬系鎮痛薬の治療経験 そのような治療は受けてない
歯の問題 はい　　噛み締め はい
天気が悪くなると痛みが強くなる はい　　寒い日に痛みが強くなる いいえ
保険 健康保険　　裁判 裁判はない
備考

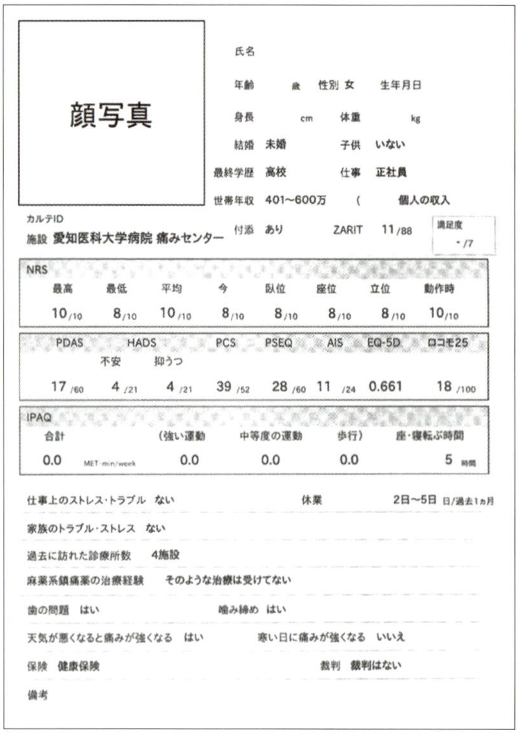

図 3　電子記入式質問票

ポータブルの電子媒体上で，ひとつひとつ質問に答える形式で作成される質問票．

よる生活障害度，不安や抑うつ状況，痛みの破局的思考，生活の状況，家族構成，自己評価などが含まれている．これらの項目は，fear avoidance modelに準じた悪循環の程度と，心理社会的背景がどのように関連しているかなどをおおまかに抽出する目的で行われている(**図1**)．それらの記載をもとに，看護師による医療面接が行われ，バイタルサインや病歴聴取といった基本的なもの以外に，患者の悩みの傾聴やライフスタイルなどの情報を追加・補正していく(**図3**)．その後初診医が，検査や診察により身体所見を収集し，その段階で可能な治療介入を行う．また，それらの情報をもとに，集学的カンファレンスでスタッフと情報を共有する．それにより，治療指針を決めると同時に介入すべき専門スタッフを選定し，各専門分野からさらなる評価・診断し治療を行っていく．また必要に応じて，当センター独自のペインマネージメントプログラム(慢性痛教室，ペインキャンプ)や入院による検査・加療(インターベンション治療)プログラムを適応する．治療の経過については3カ月/6カ月時点で再度カンファレンスにより評価され，治療の方向性の確認と修正を行っていく(**図4**)．

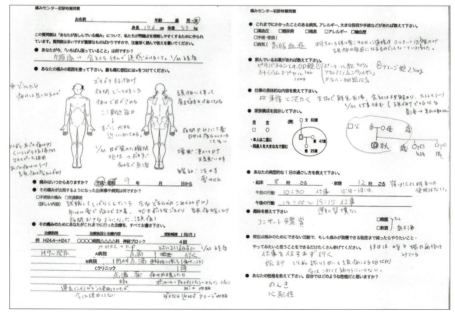

図 4　自己記入式質問票

看護師によって，自己記入したものに追加の情報を加える．

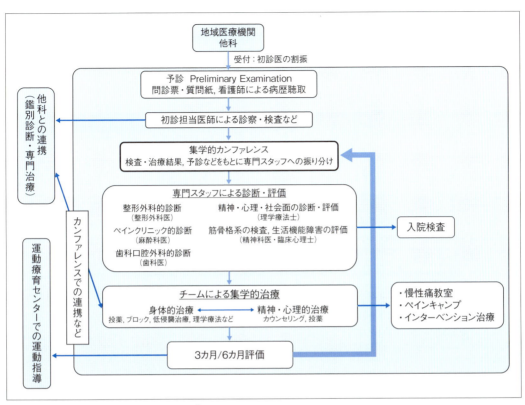

図5 当センターの集学的治療体制(文献[8]より一部改変)

実際の症例における診療の流れ

40代女性，頭痛治療を目的に当センター紹介．

初診時問診前に，電子媒体と自己記入式の質問票を実施し，それをもとに看護師が医療面接(問診)を行った．

初期面接で得られた情報：20年前から側頭部の頭痛を自覚し，4年前から増悪した．片頭痛診断のもと，複数の医療機関で薬物療法を行うも改善しなかった．頭痛は夜間生じることが多く，月に1度は点滴を受け仕事を休むほどであった．不定期ではあるが肩こりや嘔吐，光・音過敏を伴っていた．中学時代から脊椎変性側弯症の既往をもち，長期間にわたりコルセットによる保存治療を受けていた．両親との3人暮らしで，父親に片頭痛の既往があった．痛みによる旅行の制限などの回避行動もみられた．

質問紙票データ：痛みの強さを表すNumerical Rating Scale(NRS)の平均が10，疼痛生活障害評価尺度(Pain Disability Assessment Score：PDAS)は17，痛みの破局的思考尺度(Pain Catastrophizing Scale：PCS)は合計39，アテネ不眠尺度(Athens Insomnia Scale：AIS)は11と高値で，痛みに対する自己効力感評価(Pain Self-Efficacy Questionnaire：PSEQ)は28，EuroQol 5 Dimention(EQ-5D)は0.661と低値であった．一方で，Hospital Anxiety and Depression Score(HADS)は不安・抑うつともに4，ロコモ25は18と高くない値であった．

医師の診察：頸部や顎顔面部の筋緊張がみられた．片頭痛の併存も考えられた．歯科医師評価：右側咀嚼筋の触診時の圧痛と関連痛などの筋性障害と，日常的なclenchingと左側咬合異常による慢性的右咀嚼を認めた．

理学療法士の評価：頸部・上背部を中心とした身体評価を行った．

集学的チームカンファレンス：顎関節症の評価をこれらから，筋性の頭痛(緊張型頭痛と顎関節症による頭痛)が併発することで片頭痛症状をより悪化させていると考えられた．またそれら筋性

の頭痛は、運動習慣がないことや側彎症による姿勢補正が発症要因のひとつになっている可能が示唆された．また不安や抑うつ傾向は低く，日常動作は可能であるものの，痛みの拡大解釈や反芻，痛みによる無力感といった破局的な思考があり，かつ痛みにより不眠や軽度の日常生活への支障をきたしていると考えた．そこで，まず患者教育を行い，片頭痛に対する薬物療法を継続したまま，理学療法士は上肢ストレッチングを中心とした筋障害の是正を，歯科医師は顎関節症の治療を並行して進めた．1カ月後，片頭痛強度は軽度改善するも頻度は不変であった．しかし5カ月後には，強い片頭痛発作は2カ月に1度，夜間発作は週に1〜2回となり，8カ月後にはNRSが5，PDASが2と，著明な改善を認めた．また，全身運動による痛みの軽減を実感したという発言があった．しかし一方で，片頭痛発作へのとらわれや恐怖があり，PCSも34とやや高値であった．そこで慢性痛教室への参加を促し，痛みとの付き合い方を学びながら運動療法を行っている．

このように，それぞれの専門職が同じ目標・目的で治療介入を行うことで，方向性が明確となり症状の改善が見込まれるものと考えられる．この症例で行った慢性痛教室というものは，集団治療プログラムのひとつであり，海外では10年以上前から行われている．当センターでは全9週にわたって1週間に1度，3時間ほどを使って，愛知医科大学運動療育センター内で実施される．内容は参加者の身体機能を評価したうえで，痛みについての講義やグループミーティングと運動（有酸素運動，筋力強化，リラクゼーションなど）を組み合わせて進められる．過去の報告では，教室終了後の6カ月評価として，痛みの強さ，認知の歪み，不安，抑うつ，自己効力感，QOL，ADLなどの改善が維持できていたことが明らかになっている[5,6]．そのため，運動恐怖や痛みへの囚われなどが強い患者においては，非常に有用な方法であると考えられる．

慢性疼痛治療の課題と展望

これまで述べてきたように，集学的アプローチは慢性疼痛治療において非常に有用である．しかし，慢性疼痛患者は日本全国に患者がいる一方で，集学的治療を推進しようとしている施設は非常に少ないのが実情である．これから，集学的痛みセンターの数が増えることを期待するにしても，点在する患者をすべて集学的痛みセンターが引き受けることは現実的ではない．そのため今後は，地域連携を利用した慢性疼痛治療ネットワークを構築し，地域から慢性疼痛治療を行っていくことが重要であると考えられる．

文献

1) 慢性疼痛治療ガイドライン作成ワーキンググループ．慢性疼痛治療ガイドライン．真興交易医書出版部；2018．
2) Wickson-Griffiths A et al. Interdisciplinary approaches to managing pain in older adults. Clin Geriatr Med 2016;32(4):693-704.
3) Hechler T et al. Systematic review on intensive interdisciplinary pain treatment of children with chronic pain. Pediatrics 2015;136(1):115-27.
4) 日本疼痛学会痛みの教育コアカリキュラム編集委員会．痛みの集学的診療：痛みの教育コアカリキュラム．真興交易医書出版部；2016．
5) Inoue M et al. The efficacy of a multidisciplinary group program for patients with refractory chronic pain. Pain Res Manag 2014;19(6):302-8.
6) Inoue M et al. Analysis of follow-up data from an outpatient pain management program for refractory chronic pain. J Orthop Sci 2017;22(6):1132-7.
7) Vlaeyen JW and Linton SJ. Pain 2000;85(3):317-32.
8) 小川節郎（編）．jmedmook33 あなたも名医！患者さんを苦しめる慢性痛にアタック！ 日本医事新報社；2014．

* * *

がん疼痛

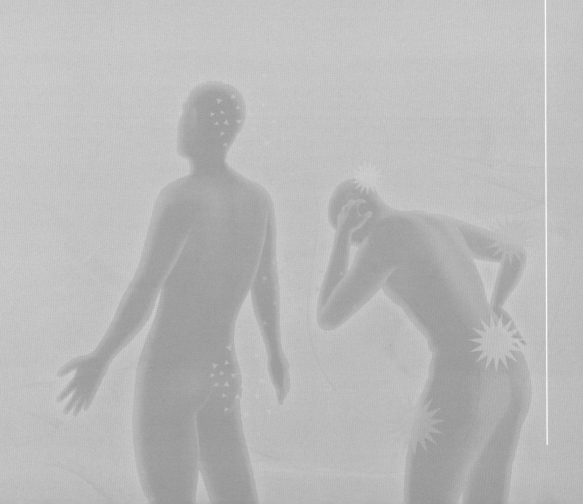

33. がん疼痛治療の長期化とその問題点

山代亜紀子　細川豊史

Keyword
がんサバイバー
10年生存率
がん疼痛
非がん性慢性疼痛
オピオイド鎮痛薬

◎抗がん治療の進歩から，がん患者の生存期間は飛躍的に改善している．その結果，抗がん治療を行いながら日常生活を送るがんサバイバーの数は著明に増加している．長期がんサバイバーの痛み診療を行う際には，就労などの社会的状況やADL(activities of daily living)を，より慎重に見据えた治療を考える必要がある．また患者の生涯においては，がんそのものを原因とするがん疼痛だけでなく，別の疾患による持続する痛み（がん患者の非がん性慢性疼痛）を生じることも多くあるため，痛みの鑑別が重要であり，その場合はがん疼痛とは異なる対応を行う必要がある．オピオイド鎮痛薬の長期使用に伴う合併症も問題となる．痛みの状態に応じてオピオイド鎮痛薬の減量も考慮するべきである．寛解したがん患者の非がん性慢性疼痛に，オピオイド鎮痛薬のレスキューが使われつづけて依存を呈した症例の報告も多くあり，注意が必要である．

● がん患者の治療の長期化とがんサバイバー

がんは日本人の死因の第1位であり，男性の60％，女性の48％が生涯のうちに"がん"に罹患し，3人に1人が"がん"で亡くなる時代である．一方で，手術手技や化学療法，放射線治療，緩和ケアなどのがん患者を取り巻く医療技術の進歩により，がん患者の5年生存率は飛躍的に改善し，10年生存率という指標も示されつつある（図1）[1]．これは，長期生存する"がんサバイバー"の増加を意味している．

誤解が多いのでここで言及しておくが，"Survivor"とは"生存者"という意味であるが，がんが治癒して生存している人のことを指すのではない．がんと診断された瞬間から患者は，がんサバイバーとなり，抗がん治療を行っている間も，がん治療が終了した後もがんサバイバーでありつづける[2]．

現在日本には約300万人のがんサバイバーが存在すると推定されている．がんサバイバーの抱える問題はさまざまである（表1）[3,4]．表にあげた項目以外にも，がんサバイバーの高齢化や，就労などの社会的問題も生じている．長期化するがんサバイバーの生涯のなかでより"がんとどう付き合い，生活していくか"を患者も医療者も考えていく必要がある．

● がん疼痛治療の長期化とその問題点

本稿ではとくに，長期生存するがんサバイバーの疼痛管理をどのように行うかに焦点を当てる．

がんの痛みは，がんの病期に関係なく，どの時期にも起こりうる．放射線治療や化学療法の多くが外来で可能となり，以前よりもいっそう自宅での家事や仕事，会社での仕事など，日常生活と治療を両立させることが，がんサバイバーにとっての重要課題となっている．がん疼痛の治療においては，オピオイド鎮痛薬の種類や投与経路が多様になり，コントロールの幅が増えている．たとえば体動時の痛みに対するレスキュー薬の選択や使用法を患者の日常生活を聴取したうえで一緒に考えることや，しばしば問題となる眠気などの副作用に対し"仕事ができるように"などの目標を共有し，鎮痛薬や神経ブロックなどの治療を調整していくことが，よりQOL(quality of life)を高めることにつながる．社会的状況やADLを重視した細かいコントロールを，患者・家族とともに考え

Akiko YAMASHIRO[1] and Toyoshi HOSOKAWA[2]
京都府立医科大学疼痛・緩和医療学教室[1]，
洛和会丸太町病院院長[2]

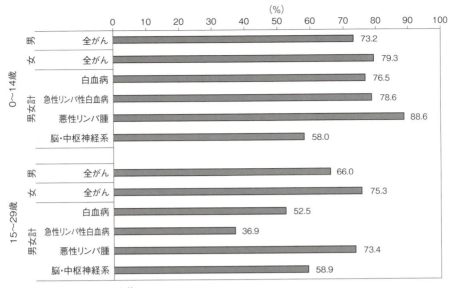

図1 部位別10年生存率[1]
0～29歳，2002～2006年追跡例（ピリオド法）．

表1 がんサバイバーの抱える問題[3,4]

- 抗がん薬の心毒性
- 不安，うつ，悲嘆
- 認知機能障害
- 倦怠感
- 月経閉止（閉経）
- 痛み
- 性機能障害
- 不眠
- 康的生活の阻害
- 免疫機能低下と感染

ていく必要がある．

次に，がん患者の基本的な痛みの診断と治療方針について整理しておく．がん患者に起こる痛みが，かならずしも"がん"自体を原因とする痛みとは限らない．がん患者に起こる痛みは大きく分けて3つに分類される．①がん自体が原因となる痛み，②がんの治療が原因となる痛み，③がんの病態とは直接関係のない痛み，である．①のがん自体が原因となる痛みは，腫瘍そのものの浸潤による内臓痛や骨転移による体性痛，神経圧迫や神経浸潤による神経障害性疼痛などであり，一般的にがん疼痛とはこれを指す．②のがんの治療が原因となる痛みは，術後の創部痛や化学療法，放射線療法に伴う粘膜障害や末梢神経障害などで，がんの治療期のみでなく，がんが治癒した後にも長期にわたり残存する場合がある．③のがんの病態とは直接関係のない痛みは，長期臥床に伴う筋・筋膜性疼痛や低栄養による褥瘡痛，免疫力の低下に伴って起こる帯状疱疹痛，患者にもともとある腰痛や変形性膝関節・股関節症の痛みなどである．

がん患者では，これらの痛みを評価して分類する必要がある．WHOがん疼痛鎮痛ラダーの適応となるのは，通常①のがん自体が原因となる痛みのみであり，②がんの治療が原因となる痛み，③その他の原因によるがんの病態とは直接関係のない痛み，は適応にならない．がん患者でも②，③の痛みであると診断した場合には，非がん性慢性疼痛，あるいは急性痛として取り扱い，それぞれの治療法に準じた対応を行う．オピオイド鎮痛薬を処方する必要が生じた場合には『非がん性慢性[疼]痛に対するオピオイド鎮痛薬処方ガイドライン』に沿って対処し，適応を十分考慮したうえでタイトレーションを行い，通常レスキューは使用しない（図2）[5,6]．

がんサバイバーではこれらの痛みが，同時に，または時系列的に発生する．そのため，がんサバイバーを診察する際には以下のことに注意が必要である．

1. 痛みのアセスメントに注意を払う

がんサバイバーにあらたに痛みが発生した場合には，つねにがんの再発の可能性を念頭におく．

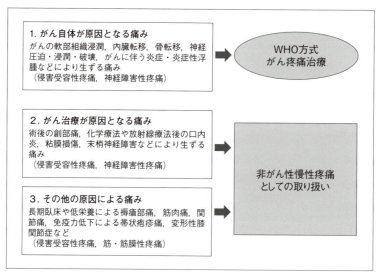

図2 がん患者に起こる痛みと対処法の違い（文献[5]より引用改変）

必要な身体所見，血液検査，画像検査などを行い，痛みの原因を同定する．痛みが先行し，時間がたってから再発病変が出現することもあるため注意が必要である．がんサバイバーはつねに再発の不安に晒されている．十分な説明と心理的ケアがきわめて重要である．生じた痛みががん疼痛かそれ以外の痛みであるかを診断し適切な治療を選択する．

また，すでにある痛みでもその変化に注意を払う必要がある．がんの進展によって痛みは変化するが，ときには治療の効果によってがん疼痛が消失，変化していることもある．悪性リンパ腫で，当初腫瘍の浸潤，炎症によるがん疼痛であったものが，化学療法の奏効により腫瘍が消失し，非がん性慢性疼痛に変化していた症例の報告がある[7]．長期におけるがん治療のなかで，患者の痛みが本当にがん疼痛であるかは定期的に確認する必要がある．

2. オピオイド鎮痛薬の使用が適切かをつねに検討する

オピオイド鎮痛薬の長期使用におけるリスクとしてあげられているものを表2に示す[8]．これは，慢性疼痛に対するデータであるが，がんサバイバーにおいてもオピオイド鎮痛薬の使用が長期化する場合には注意が必要である．もちろん，がん疼痛が存在する場合には，痛みのコントロールを

表2 オピオイド鎮痛薬の長期使用におけるリスク[8]

- 乱用・依存
- 過剰摂取
- 骨折
- 心筋梗塞
- 性腺機能障害
- 事故受傷

行うのに十分なオピオイド鎮痛薬を処方する必要がある．しかし，前述のように病気の進行や治療によって痛みの状態や原因は変化していくことがある．がん患者の慢性痛に不適切にレスキューが処方されつづけ，オピオイド鎮痛薬の乱用・依存を生じた報告がある[9]．食道癌の瘢痕の痛みにオピオイド鎮痛薬が処方されつづけた症例であるが，がんサバイバーのQOLを低下させる深刻な依存が生じていた．不適切な使用によりがんサバイバーのQOLが障害されないためにも，オピオイド鎮痛薬は漫然と継続するのではなく，その処方が適切か考え，必要に応じて減量，中止，処方の変更を考えていくべきである．

● おわりに

患者に痛みが生じた際には，がん疼痛，非がん性慢性疼痛のいずれであっても，疾患のみ，痛みのみをみるのではなく，患者の背景を踏まえた診

療が必要である．医療者にも患者にもオピオイド鎮痛薬についての理解が広まり，処方や使用に抵抗感が減りつつあるが，けっして安易な使用とならぬよう注意していくことが重要である．

文献/URL

1) 国立がん研究センター　がん情報サービス　最新がん統計　https://ganjoho.jp/reg_stat/statistics/stat/summary.html
2) NCCS- National Coalition for Cancer Survivorship　https://www.canceradvocacy.org/
3) Denlinger CS et al. Survivorship, Version 2.2017, NCCN Clinical Practice Guidelines in Oncology. J Natl Compr Canc Netw 2017;15(9):1140-63.
4) 上野博司. がん患者の非がん性疼痛. 月刊薬事 2018；60(5)．
5) 山代亜紀子・他：緩和医療を受け持つペインクリニック診療における課題と展望. ペインクリニック 2013；34(6)：760-70.
6) 日本ペインクリニック学会　非がん性慢性［疼］痛に対するオピオイド鎮痛薬処方ガイドライン作成ワーキンググループ．非がん性慢性［疼］痛に対するオピオイド鎮痛薬処方ガイドライン．真興交易医書出版部；2012.
7) 谷口綾乃・他. 痛みの原因となった腫瘍消失後も遷延する痛みをもつ患者に，オピオイド鎮痛薬の薬物関連異常行動を認めた悪性リンパ腫の1例. Pallia Care Res 2016；11(3)：548-52.
8) Chou R et al. The effectiveness and risks of long-term opioid therapy for chronic pain:a systematic review for a National Institutes of Health Pathways to Prevention Workshop. Ann Intern Med 2015;162(4):276-86.
9) 権　哲, 細川豊史. オピオイド鎮痛薬による乱用・依存の症例検討. ペインクリニック 2014；35(1)：39-48.

* 　 * 　 *

がん疼痛

34. がん疼痛の薬物療法 update

Keyword
がん疼痛
薬物療法
アップデート

塚原嘉子　間宮敬子

◎近年，がん疼痛に使用可能な薬物がつぎつぎと発売され，がん疼痛薬物療法の選択肢が広がっている．本稿では，新しく使用可能となった薬物の，がん疼痛薬物療法での位置づけや使用方法を紹介する．がん疼痛は原因，質，程度がさまざまであり，それぞれに即した鎮痛薬を選択する必要がある．また，がん疼痛の薬物療法では，がんによる機能障害（嚥下障害，腸閉塞，腎機能障害，肝機能障害）やがん治療の副作用（悪心，口内炎など）により，鎮痛薬の選択や投与経路が制限される点で注意を要する．近年，使用可能となった鎮痛薬（メサペイン®錠，タペンタ®錠，ナルサス®錠，ナルラピド®錠など）は，治療困難な痛みへの効果，代謝経路，投与経路，効果発現などでこれまでの鎮痛薬にない特徴を持つ．痛みの治療薬の選択肢が増え，より個々の患者の状態や痛みの種類に即したがん疼痛治療を行うことが可能となりつつある．

わが国では，がん疼痛に使用可能な薬物がつぎつぎと発売されている．治療困難な痛みにも効果を有する薬物，副作用が少ない薬物，剤形，投与経路の異なる薬物の登場は，臓器障害や内服困難などの合併症を有するがん患者の痛みの治療に寄与している．本稿では，新しく使用可能となった薬物の，がん疼痛薬物療法での位置づけや使用方法を紹介する．

● がん疼痛について

がん疼痛はがん患者に生じるすべての痛みの総称である．がん患者のすべての病期でがん疼痛は生じ，一部の患者で十分に緩和されていないとされる[1]．がん疼痛を適切に治療するためには，がん疼痛の分類を念頭に，病態を正確に把握する必要がある．がん疼痛の分類方法には，①痛みの病因による分類（がんによる痛み，がんの治療による痛み，がんやがん治療と直接関連のない痛み），②痛みの性質による分類（侵害受容性痛，神経障害性痛），③痛みの持続時間による分類（持続痛，突出痛）がある[2]．

2016年に，日本ペインクリニック学会『神経障害性疼痛薬物療法ガイドライン』が改訂され，トラマドールが第二選択薬となり，その他のオピオイドは第三選択薬に位置づけられている[3]．

● がん疼痛の薬物療法で考慮すべき点（表1）

1. 投与経路の制限

がん患者は，がんそのものによる機能障害（嚥下障害，腸閉塞，腎機能障害，肝機能障害）やがん治療の副作用（悪心，口内炎，食道狭窄，気管食道瘻など）により，さまざまな合併症を有することが多く，鎮痛薬の選択や投与経路に工夫が必要な場合がある．

2. 多剤併用への配慮

がん患者は，鎮痛薬以外にも抗がん剤，制酸薬，制吐薬，抗不安薬，下剤など，多くの薬物を投薬されていることが多く，これらの薬物による腎機能障害，肝機能障害などを合併する場合があるため，鎮痛薬の選択や投与量，相互作用に注意が必要である．また，嚥下障害や体力低下で内服そのものが苦痛となる場合があり，必要最小限の薬物を選択して使用する必要がある．

● 近年，日本で使用可能となった鎮痛薬

1. メサドン（メサペイン®錠）

メサペイン®錠は2012年9月に承認された．メ

Yoshiko TSUKAHARA[1] and Keiko MAMIYA[2]
信州大学医学部麻酔蘇生学教室[1]，信州大学医学部附属病院信州がんセンター緩和部門緩和ケアセンター[2]

表1 がん疼痛の薬物療法で注意すべき合併症

合併症	主な成因	必要な配慮
腎機能障害	薬剤性腎機能障害 腫瘍による尿路系の障害	腎代謝の鎮痛薬の減量や中止 腎機能障害をきたす薬物の減量や中止
肝機能障害	薬剤性肝機能障害 胆肝系のがんによる障害	肝代謝の鎮痛薬の減量や中止 被疑薬となる鎮痛薬の減量や中止
悪心, 嘔吐	がん化学療法の副作用 オピオイドの副作用 消化管機能障害	投与経路の変更(貼付薬や静注, 皮下注, 坐剤への変更) オピオイドスイッチ
腸閉塞	消化管のがん 腹膜播種 腹水	投与経路の変更(貼付薬や静注, 皮下注, 坐剤への変更) オピオイドスイッチ
口腔粘膜障害	化学療法 放射線療法	剤形の変更(細粒, OD錠, 舌下錠など) 投与経路の変更(貼付薬や静注, 皮下注, 坐剤への変更)
嚥下障害	頭頸部がん 脳腫瘍 放射線療法	剤形の変更(細粒, OD錠, 舌下錠など) 投与経路の変更(貼付薬や静注, 皮下注, 坐剤への変更)
がん悪液質	がんから発生されるサイトカインなどによる全身性の炎症	鎮痛薬の減量

サドンのほとんどが肝のCYP3A4によって不活性代謝産物となるため, 腎機能障害患者でも使用可能とされている[2]. 神経障害性痛への効果が示されているNMDA受容体拮抗作用を有するため, 神経障害性疼痛への効果が期待される[4,5].

2. タペンタドール(タペンタ® 錠)

タペンタ® 錠は, 2014年3月に承認された. おもな代謝経路がグルクロン酸抱合であるため薬物相互作用が少なく, その代謝産物に活性はないため, 腎機能障害患者にも比較的安心して使用できる[6]. ノルアドレナリン再取り込み阻害作用により神経障害性疼痛に効果を有すること[4,6], 副作用として便秘が少ないことなどの特徴がある. 他の強オピオイドは使用上限量が設定されていないが, タペンタ® 錠は500 mg/dayを超える使用は治療上の有益性が危険性を上まわる場合のみに認められている.

3. ヒドロモルフォン(ナルサス® 錠, ナルラピド® 錠)

ナルサス® 錠, ナルラピド® 錠は2017年3月に承認された. おもな代謝経路はグルクロン酸抱合であり, 薬物相互作用を生じにくい. 腎機能障害を有する患者にも減量して使用可能である[7,8]. 呼吸困難を緩和する効果の報告は散見されるが[9-11], 質の高いエビデンスの蓄積が待たれる. また, ナルサス® 錠の最小規格は2 mgであり, わが国で使用可能な強オピオイド徐放製剤のなかでもっともオピオイドとしての力価が小さいため, 少量から使用可能であり, 1日1回製剤であるということも有用である.

2018年5月には注射薬が発売される予定であり, 単位容積あたりの力価が高いことから, 高用量の持続皮下注射への有用性が期待されている.

4. プレガバリン(リリカ® OD錠)

神経障害性疼痛における鎮痛補助薬として広く使用されているリリカ® カプセルの剤形追加品として, 2017年2月に承認された. 口腔内崩壊錠であるため, 嚥下機能が低下している患者にも使用しやすい. リリカ® OD錠は柚子味で日本のみで発売されていることも特筆すべきであろう.

5. フェンタニル舌下錠(アブストラル® 舌下錠)

2013年9月に承認された. モルヒネやオキシコドンの速放製剤よりも作用発現が早く, 持続時間が短いため, 持続痛がコントロールされているがん疼痛患者の突出痛への使用に適している. 舌下粘膜から吸収されるため内服困難な患者にも使用可能である.

6. アセトアミノフェン静注液(アセリオ® 静注液)

2013年6月に承認された. 2017年2月にガラスバイアル製剤からバッグ製剤へ変更され, 医療者の利便性が向上した. 経口困難を合併している患者へも投与可能である.

表2 患者の状態や痛みの種類に合わせたがん疼痛治療薬の選択

	腎機能障害	呼吸困難への効果	内服困難時使用可能な剤形	突出痛への効果	神経障害性痛への効果
モルヒネ	×[15]	○[19]	坐剤	注射薬, 速放製剤	△[3]
オキシコドン	△[15]	△[19]	注射薬	注射薬, 速放製剤	△[3]
フェンタニル	○[15]	△[19]	注射薬, 舌下錠, バッカル錠	注射薬, 舌下錠, バッカル錠	△[3]
ヒドロモルフォン	△〜○[7,8]	△〜○[9-11]	注射薬	速放製剤	△[3]
メサドン	○[15]	×	×	×	△〜○[4,5]
タペンタドール	○[6,12]	×	×	×	△〜○[4,12]
トラマドール	△[16]	×	×	△	△〜○[20]
コデイン	×[15]	○[19]	×	△	△〜×[21]
ロキソプロフェンなどの非ステロイド鎮痛薬	×〜△[17]	×	注射薬(ロピオン®静注), 坐剤	△〜○	×[22]
Cox2選択的非ステロイド鎮痛薬	×〜△[17]	×	×	△〜○	×[22]
アセトアミノフェン	○[17]	×	静注薬(アセリオ®静注液)	○	×[22]
プレガバリン	△[18]	×	口腔内崩壊錠	×	○[3,18]

○:使用可能あるいは推奨. またはある程度のエビデンスあり. △:注意して使用可能. またはエビデンスは弱い. ×:禁忌, 推奨されない, または効果が期待できない.

痛みの種類や患者の状態に合わせたがん疼痛治療薬の選択(表2)

1. 痛みの種類に合わせたがん性治療薬の選択

痛みの治療を行ううえで, 痛みの部位, 原因, 性状, 程度を正しく評価する必要がある. たとえば, 放射線療法やゾレドロン製剤の投与を受けた患者の骨転移痛は, 治療効果を得るのに時間を有することを理解し, 適宜強オピオイドを導入, 漸減する必要がある. 骨転移痛には体動時の瞬間的な痛みが生じる場合が多く, 体動時痛への対応にフェンタニルの即効製剤が適している場合がある. 神経障害性疼痛には鎮痛補助薬, メサドンやタペンタドールの効果が期待され[4,5,12], NSAIDsやアセトアミノフェンの効果はあまり期待できない. また, 廃用症候群による筋肉痛にはオピオイドは効きにくいとされる(column1参照).

column1 オピオイドが効きにくい痛み

痛みのなかにはオピオイドが効きにくいものがある. 頭蓋内圧亢進による頭痛にはステロイドや浸透圧性利尿薬が効果を有する. 神経障害性疼痛の治療においてオピオイドは第3段階に位置づけられており, 鎮痛補助薬の併用が望ましい. 筋の痙攣や緊張による痛みには漢方薬(芍薬甘草湯)やエペリゾンなどの鎮痙剤を検討する. 廃用性の筋肉痛にはマッサージや温熱療法などを併用する. 交感神経由来の痛み, 体性感覚神経への直接浸潤に伴う痛みには神経ブロックが効果を有する場合がある.

column2 オピオイド誘発性便秘症(Opioid-induced constipation:OIC)治療にスインプロイク®錠(ナルデメジン)

OICはオピオイド継続や増量を困難とする要因のひとつとされる. スインプロイク®錠は2017年2月に承認されたOIC治療薬である. オピオイドの鎮痛作用は, おもに中枢のμオピオイド受容体を介して発現する. ナルデメジンは, 血液脳関門の透過性が低く中枢におけるオピオイド鎮痛薬の作用は阻害しにくいが, 消化管のオピオイド受容体では拮抗作用を持ちOICを緩和する. 通常, 成人では1日1回0.2 mg経口投与する. 初回投与後最初の自然排便までの効果が5時間(95%信頼区間3〜7.6時間)であるため, 夜間の排便回避のため日中の内服が望ましい[14]. 腎機能障害, 肝機能障害時に減量の必要がなく使いやすいが, 消化管閉塞の患者では消化管穿孔の危険性があるため禁忌とされている点に注意が必要である.

2. 患者の状態に合わせたがん疼痛治療薬の選択

オピオイドの種類や剤形が増えた現在では，より患者の状態に合わせた薬剤の選択が可能である．たとえば内服が困難な場合はフェンタニル注やモルヒネ注，オキシコドン注，ヒドロモルフォン注やフェンタニル貼付剤，モルヒネ坐剤を選択する．呼吸困難の訴えが強い場合はモルヒネ製剤を選択する．腎機能障害を合併している場合はフェンタニル製剤，メサドン，タペンタドール，ヒドロモルフォン，オキシコドン[13]は比較的安心して使用可能である．腎機能障害でモルヒネが使用しにくいが，呼吸困難を合併している場合はヒドロモルフォンも選択肢となるかもしれない[7-11]．

このように，それぞれの患者の状態に気を配りつつ柔軟に痛みの治療薬の選択，変更を行う必要がある．

おわりに

痛みの治療薬の選択肢が増え，より個々の患者の状態や痛みの種類に即したがん疼痛治療を行うことが可能となりつつある．これらの薬剤の恩恵を患者に届けるため，つねに薬剤への知識をupdateしていく必要があると著者らは考える．

文献

1) Breivik H et al. Cancer-related pain:a pan-European survey of prevalence, treatment, and patient attitudes. Ann Oncol 2009;20(8):1420-33.
2) 日本緩和医療学会，緩和医療ガイドライン委員会編．がん疼痛の薬物療法に関するガイドライン 2014 年版．金原出版；2014．
3) 日本ペインクリニック学会神経障害性疼痛薬物療法ガイドライン改訂版作成ワーキンググループ編．神経障害性疼痛の薬物療法．神経障害性疼痛薬物療法ガイドライン 改訂第2版．真興交易医書出版部；2016：p.48-55．
4) Connolly I et al. Management of severe neuropathic cancer pain:an illustrative case and review. Am J Hosp Palliat Care 2013;30(1):83-90.
5) Mannino R et al. Methadone for cancer-related neuropathic pain:a review of the literature. J Opioid Manag 2006;2(5):269-76.
6) Vadivelu N et al. Patient considerations in the use of tapentadol for moderate to severe pain. Drug Healthc Patient Saf 2013;5:151-9.
7) Babul N et al. Hydromorphone metabolite accumulation in renal failure. J Pain Symptom Manage 1995;10(3):184-6.
8) Lee MA et al. Retrospective study of the use of hydromorphone in palliative care patients with normal and abnormal urea and creatinine. Palliat Med 2001;15(1):26-34.
9) Charles MA et al. Relief of incident dyspnea in palliative cancer patients:a pilot, randomized, controlled trial comparing nebulized hydromorphone, systemic hydromorphone, and nebulized saline. J Pain Symptom Manage 2008;36(1):29-38.
10) Clemens KE and Klaschik E. Effect of hydromorphone on ventilation in palliative care patients with dyspnea. Support Care Cancer 2008;16(1):93-9.
11) Clemens KE and Klaschik E. Symptomatic therapy of dyspnea with strong opioids and its effect on ventilation in palliative care patients. J Pain Symptom Manage 2007;33(4):473-81.
12) Hartrick CT and Rozek RJ. Tapentadol in pain management:a μ-opioid receptor agonist and noradrenaline reuptake inhibitor. CNS Drugs 2011;25(5):359-70.
13) Kurita GP et al. Renal function and symptoms/adverse effects in opioid-treated patients with cancer. Acta Anaesthesiol Scand 2015;59:1049-59.
14) スインプロイク®錠 0.2 mg, 医薬品インタビューフォーム．塩野義製薬；2017：p.21．
15) 日本緩和医療学会，緩和医療ガイドライン委員会編．がん疼痛の薬物療法に関するガイドライン 2014 年版．金原出版；2014．P.56-57．
16) Niscola P et al. The use of major analgesics in patients with renal dysfunction. Curr Drug Targets 2010;11(6):752-8.
17) 日本緩和医療学会，緩和医療ガイドライン委員会編．がん疼痛の薬物療法に関するガイドライン 2014 年版．金原出版；2014．p.74-7．
18) リリカ®カプセル OD 錠 25 mg, 75 mg, 150 mg. 医薬品インタビューフォーム．ファイザー；2018．
19) 日本緩和医療学会，緩和医療ガイドライン委員会編．がん疼痛の薬物療法に関するガイドライン 2014 年版．金原出版；2014．p.66-72．
20) Leppert W. Tramadol as an analgesic for mild to moderate cancer pain:review. Pharmacol Rep 2009;61:978-92.
21) Wiffen PJ et al. Paracetamol(acetaminophen)with or without codeine or dihydrocodeine for neuropathic pain in adults. Cochrane Database Syst Rev 2016;12:CD012227.
22) 日本ペインクリニック学会神経障害性疼痛薬物療法ガイドライン改訂版作成ワーキンググループ編．神経障害性疼痛薬物療法ガイドライン 改訂第2版．真興交易医書出版部；2016．p.56．

* * *

がん疼痛

35. タペンタドール，ヒドロモルフォン，メサドン

Keyword
タペンタドール
ヒドロモルフォン
メサドン

橋本龍也　齊藤洋司

◎近年，わが国においてがん疼痛に対する新規の強オピオイドが使用可能となり，オピオイドの選択は欧米に引けをとらないバリエーションになった．タペンタドールは，ノルアドレナリン再取込み阻害作用を併せもつオピオイドである．消化器系副作用が弱いとされていること，薬物相互作用が少ないこと，低腎機能患者にも比較的安全に使用できること，が特徴である．速放剤と注射剤はない．ヒドロモルフォンは，世界的にモルヒネやオキシコドンと同様にがん疼痛の治療に用いる標準的薬剤とされており，オピオイドスイッチングを含めた疼痛治療に欠かせない薬剤である．徐放錠および速放錠，注射剤とフルラインナップで使用可能である．徐放剤は1日1回製剤であり，内服負担が軽減される．その他，主代謝物に薬効がない，薬物相互作用が少ないなどの特徴がある．メサドンは，他の強オピオイドで治療困難ながん疼痛に対して用いるWHO除痛ラダーの"他のステップ"に位置づけられ，オピオイド未使用患者には使用できない．他のオピオイドとは異なったプロフィールをもっており，その特性や副作用を熟知したうえで，慎重な使用が望まれる．各薬剤の特性を理解し，適切に使用することで，患者・家族のquality of life向上に役立てたい．

　がん疼痛に対する薬物療法のゴールデンスタンダードは，モルヒネに代表されるオピオイドである．日本で使用できるオピオイドは四半世紀前まではモルヒネのみであったが，オキシコドン製剤やフェンタニルの貼付剤，レスキュー薬としての口腔粘膜吸収剤，さらにはトラマドール，メサドン，タペンタドール，ヒドロモルフォンなどが加わり，オピオイドの選択は欧米に引けをとらないバリエーションになった．ここでは，近年使用可能となったタペンタドール，ヒドロモルフォン，メサドンについて，各薬剤の特徴や使用上の注意点について概説する．

● タペンタドール

　タペンタドールは，μオピオイド受容体への作用とノルアドレナリン再取込み阻害作用を併せもつdual-acting opioidである．世界保健機関（World Health Organization：WHO）三段階除痛ラダーにおける第2〜3段階の強オピオイドに位置づけられ，わが国では2014年8月に徐放錠が販売開始となった．オピオイド未使用患者に対し導入薬として投与することができる．具体的には，等鎮痛用量比は経口タペンタドール：経口オキシコドン＝5：1であり，タペンタドールを50 mg/dayで開始することで，経口オキシコドン製剤と同様，少ない用量で導入することが可能である．また，タペンタドールはμオピオイド受容体活性が他の強オピオイドと比較して弱いため，μオピオイド受容体を介した便秘，悪心・嘔吐などの消化器系副作用や眠気などの副作用が弱いとされており[1]，オピオイドの導入薬としてメリットがあると考えられる．ただし，速放製剤がないため，レスキュー薬としては他のオピオイド鎮痛薬を使用する必要がある．また，注射剤もないため，錠剤を内服できなくなれば，オピオイドスイッチングが必要になる．

　がん患者を対象とする臨床試験において，オキシコドン徐放製剤との非劣性が証明され[2,3]，その作用機序から神経障害性痛への有効性も期待されている[4,5]．しかし，タペンタドールは海外では非がん性慢性痛に使用される場合が多く，がん疼痛

Tatsuya HASHIMOTO[1] and Yoji SAITO[2]
島根大学医学部附属病院緩和ケアセンター[1]，
島根大学医学部麻酔科学教室[2]

表1 ヒトμオピオイド受容体に対するアゴニスト活性[13]

試験物質	ヒドロモルフォンを1にした場合のμオピオイド受容体に対するアゴニスト活性（EC_{50}比較）
ヒドロモルフォン	1
ヒドロモルフォン-3-グルクロニド（主代謝物）	1/2,280
ヒドロモルフォン-3-グルコシド	1/249

に対するエビデンスは限られているのが現状である[6]．

タペンタドールの代謝はグルクロン酸抱合が主であり，代謝産物に活性はない．消化管からほぼ完全に吸収され，肝で代謝された後，ほとんどが尿中に排泄される．タペンタドールはチトクロームP450（CYP）による代謝を受けないため，各CYPを阻害あるいは誘導する薬剤を使用している場合でも併用薬の影響を受けにくい．未変化体の尿中排泄率が低く，代謝物に活性がないため低腎機能患者にも比較的安全に使用可能と考えられる[7]．ただし，モノアミン酸化酵素阻害薬や抗うつ薬などのセロトニン作動薬との併用により，セロトニン症候群を生じる可能性があるため注意が必要である．さらに，高用量投与での安全性や天井効果に関して不明確な点も残されている．

ヒドロモルフォン

ヒドロモルフォンはモルヒネから誘導された半合成オピオイドである．WHOガイドライン[8]に加え，ヨーロッパ緩和ケア学会（European Association for Palliative Care：EAPC）[9]，ヨーロッパ臨床腫瘍学会（European Society for Medical Oncology：ESMO）[10]，全米総合がん情報ネットワーク（National Comprehensive Cancer Network：NCCN）[11]のガイドラインでも，モルヒネやオキシコドンと同様にがん疼痛の治療に用いる標準的薬剤とされており，オピオイドスイッチングを含めたがん疼痛緩和に欠かせない薬剤となっている．海外では80年以上販売されているが，わが国では2017年6月に経口薬（速放錠および徐放錠）が発売となり，2018年5月には注射剤が販売開始されたことで，モルヒネ製剤やオキシコドン製剤と並び，フルラインナップで使用可能となった．前述のタペンタドール同様，オピオイド未使用患者に対して導入薬として投与することができるため，ヒドロモルフォンが加わったことでオピオイド導入薬の選択肢がさらに増えた．経口薬のヒドロモルフォンとモルヒネの効力比については，添付文書上はヒドロモルフォン：モルヒネ＝1：5とされている．しかし，海外のテキストやガイドラインにおける効力比は，ヒドロモルフォン：モルヒネ＝1：2.7〜1：8までさまざまである．なお，日本人を対象にした効力比検討試験において，ヒドロモルフォン：モルヒネ＝1：5で投与した群と1：8で投与した群との間で，効果・安全性とも大きな違いを認めていない[12]．ヒドロモルフォンが内服できなくなり，ヒドロモルフォン注射剤へ変更する場合は，経口薬1日用量の1/5量を注射剤の1日用量の目安とする．また，注射剤の等鎮痛用量比については，ヒドロモルフォン注射剤：モルヒネ注射剤＝1：8とされている．

ヒドロモルフォン製剤の特徴として①主代謝経路が肝でのグルクロン酸抱合であり，CYPによって代謝を受ける薬剤との相互作用が生じない．②主代謝産物であるヒドロモルフォン-3-グルクロニドにほとんど活性がないため（表1）[13]，モルヒネと比べて腎機能低下症例に使用しやすい．③徐放製剤は1日1回服用のため内服負担の軽減ができ，安定した鎮痛効果が得られるため，夜間痛みで睡眠が妨げられる場合に使用を考慮する．④徐放製剤の最少規格は2mgであるため，経口モルヒネ換算で10mg/day相当の少ない用量から開始することが可能である．⑤速放製剤が錠剤であり，従来の速放製剤であるモルヒネの内服液やオキシコドンの散剤といった剤型が服用しにくい場合の選択肢になりうることなどがあげられる．注射は0.2％製剤と1.0％製剤の2種類があり，高用量のオピオイドを皮下投与する場合でも対応が可能である．おもな副作用は，悪心，嘔吐，便秘，

表2 ヒトμおよびκオピオイド受容体に対するKi値[13]

試験物質	μオピオイド受容体に対するKi値(nmol/L)	κオピオイド受容体に対するKi値(nmol/L)
ヒドロモルフォン	0.3654	12.9
モルヒネ	1.168	65.5
オキシコドン	25.87	5,943
フェンタニル	1.346	86.0

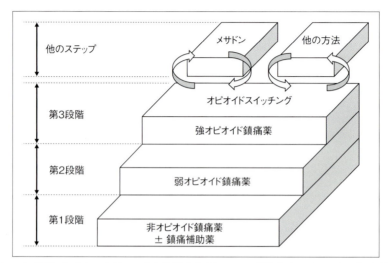

図1 わが国におけるメサドンの臨床的位置づけ(WHO三段階除痛ラダーより一部改変)[16]

眠気であり、モルヒネやオキシコドンと同様である[14,15]。

薬理学的には表2に示すとおり、ヒドロモルフォンは代表的な強オピオイドのなかでμオピオイド受容体に対する親和性がもっとも高いことに加え、κオピオイド受容体に対しても親和性が高い。このことから、他のオピオイド鎮痛薬で効果が乏しい場合でも奏功する可能性が考えられる。

メサドン

メサドンはμオピオイド受容体作動薬であり、かつ N-methyl-D-aspartate(NMDA)受容体拮抗作用を有する。海外ではWHO三段階除痛ラダーにおける第3段階の薬剤として使用されてきた。わが国では2013年3月にメサドン内服錠が発売されたが、他の強オピオイドで治療困難ながん疼痛に対して用いる"他のステップ"として位置づけられ(図1)[16]、使用にあたっては製造販売業者が提供するe-learningの受講が義務づけられている。オピオイド未使用患者への投与は認められておらず、経口モルヒネ換算60 mg/day以上の強オピオイド鎮痛薬を使用しても疼痛コントロールが不良である場合に、先行する強オピオイド鎮痛薬から切り替えて使用する。おもな切り替え方法として、先行オピオイドを中止すると同時にメサドンを開始するstop and go法(わが国の添付文書)と、先行オピオイドを1/3ずつ減量して、メサドンを1/3ずつ増量する3 days switch法があるが、優劣に差はないとされる[17]。なお、メサドンには速放製剤がなく、またわが国には注射剤もないため、切り替え時にはこれらの点に関する対応も考慮しておかなければならない。

メサドンは脂溶性の高い塩基性薬物であり、分布容積が大きく、肝、肺、腎臓、脾臓、および副腎などの臓器に移行しやすい。経口投与後のメサドンの生体内利用率は約80%と高いが、報告によって41〜99%までばらつきがある。効果発現は30分以内、作用時間は単回投与時で4〜5時間、

反復投与で8〜12時間である[18]．血中濃度が定常状態に達するまでの期間が約1週間程度と長く，血中消失半減期も12時間から150時間以上と長い．おもに肝臓チトクロームP450のCYP3A4とCYP2B6で代謝されるため，代謝酵素が同じ薬剤との薬物相互作用が問題となることがある．メサドンの代謝産物は活性をもたないため腎機能障害があっても投与可能とされる．ただし，投与されたメサドンの約20％は未変化体として尿中に排泄されるため，低腎機能患者への投与については用量に注意が必要である[19]．メサドンは分布容積が大きく，蛋白結合率が高いため，血液透析や腹膜透析ではほとんど除去されないと考えられる．血液透析前後の除去率は18％とする報告があり[20]，透析後の組織からの再分布を考えると，血液透析による血中メサドン濃度の変動はほとんどないと考えられる．

メサドンの副作用は，他のオピオイド鎮痛薬と共通しており，嘔気・嘔吐，便秘，眠気がおもなものである．対応は他のオピオイド鎮痛薬による場合と同様である．また，まれではあるが，用量依存性のQT延長やtorsades de pointes出現の報告があり注意を要する．メサドンは他のオピオイド鎮痛薬との交差耐性が不完全であるため，切り替え時に血中濃度が上昇しやすいことや薬物動態の個人差が大きいことから，過量投与による呼吸抑制を引き起こす可能性があり，慎重な使用が望まれる．

おわりに

がん疼痛に対する薬物治療として，モルヒネ，オキシコドン，フェンタニルといった既存の強オピオイドを使いこなすことが重要であることに変わりない．しかし，オピオイド導入薬やスイッチングの選択肢が増えたことで，より質の高い薬物療法を提供できるようになったことは喜ばしいことである．新規に使用できるようになった各薬剤の特性を理解し，適切に使用することで，患者・家族のquality of life向上に役立てたい．

文献

1) 今中啓一郎・他．中等度から高度のがん疼痛に対し，他のオピオイド鎮痛薬の定時投与からタペンタドール徐放錠8週間投与に切り替えた時の安全性プロファイル—便秘，悪心，嘔吐，傾眠の検討—．Palliat Care Res 2016；11(1)：116-22.
2) 今中啓一郎・他．日本人部分集団におけるタペンタドール徐放錠の中等度から高度のがん疼痛に対する有効性および安全性の解析；オキシコドン徐放錠を対照としたランダム化二重盲検試験．ペインクリニック 2014；35(5)：635-43.
3) Imanaka K et al. Efficacy and safety of oral tapentadol extended release in Japanese and Korean patients with moderate to severe, chronic malignant tumor-related pain. Curr Med Res Opin 2013;29(10):1399-409.
4) Sugiyama Y et al. Efficacy of tapentadol for first-line opioid-resistant neuropathic pain in Japan. Jpn J Clin Oncol 2018;48(4):362-6.
5) Galiè E et al. Tapentadol in neuropathic pain cancer patients:a prospective open label study. Neurol Sci 2017;38(10):1747-52.
6) Mercadante S. The role of tapentadol as a strong opioid in cancer pain management:a systematic and critical review. Curr Med Res Opin 2017;33(11):1965-9.
7) ヤンセンファーマ．医薬品インタビューフォーム．タペンタ®錠25mg, 50mg, 100mg. 2014.
8) World Health Organization. Cancer pain relief 2nd edition. Geneva, 1996.
9) Caraceni A et al. Use of opioid analgesics in the treatment of cancer pain:evidence-based recommendations from the EAPC. Lancet Oncol 2012;13(2):e58-68.
10) Ripamonti CI et al. Management of cancer pain:ESMO Clinical Practice Guidelines. Ann Oncol 2012;23 Suppl 7:vii139-54.
11) Swarm RA et al. Adult Cancer Pain. J Natl Compr Canc Netw 2013;11(8):992-1022.
12) Inoue S et al. A double-blind, randomized comparative study to investigate the morphine to hydromorphone conversion ratio in Japanese cancer patients. Jpn J Clin Oncol 2018;48(5):442-9.
13) 第一三共．医薬品インタビューフォーム．ナルラピド®錠1mg, 2mg, 4mg. 2017.
14) Inoue S et al. A randomized, double-blind study of hydromorphone hydrochloride extended-release tablets versus oxycodone hydrochloride extended-release tablets for cancer pain:efficacy and safety in Japanese cancer patients (EXHEAL:a phase III study of EXtended-release HydromorphonE for cAncer pain reLief). J Pain Res 2017;10:1953-62.
15) Bao YJ et al. Hydromorphone for cancer pain. Cochrane Database Syst Rev 2016;10:CD011108.
16) 帝国製薬メサペイン®錠 安全性評価委員会．サペイン®錠5mg メサペイン®錠10mg 適正使用ガイド第三版．2016. p.5-85.
17) Poulain P et al. Efficacy and safety of two methadone titration methods for the treatment of cancer-related pain:The EQUIMETH2 Trial (Methadone for Cancer-Related Pain). J Pain Symptom Manage 2016;52(5):626-36.
18) Twycross R and Wilcock A. Palliative Care Formulary (PCR4), fourth edition. Palliativedrugs.com Ltd;2011. p.417.
19) Davies G et al. Pharmacokinetics of opioids in renal dysfunction. Clin Pharmac okinet 1996;31(6):410-22.
20) Furlan V et al. Methadone is poorly removed by haemodialysis. Nephrol Dial Transplant 1999;14(1):254-5.

36. がん疼痛に対する神経ブロック療法

波多野貴彦

Keyword
神経ブロック
がん疼痛
腹腔神経系ブロック
（内臓神経ブロック）

◎がん疼痛の治療の基本はWHO方式を中心とした薬物療法であり，インターベンション療法は薬物療法のみでは制御困難な患者や，副作用によりQOLが損なわれている患者に推奨される．しかし，神経ブロックの適応のある患者に対しては，リスクとベネフィットを考慮し薬物療法と並行して早期から施行することで，より有効な鎮痛効果を発揮することをしばしば経験する．とくに，腫瘍の浸潤による神経障害性疼痛や胸壁や肋骨転移など単一神経の障害に起因する痛み，体動時の突出痛などは，薬物療法のみでは対応困難な場合が多く，神経ブロックのよい適応となり，迅速な鎮痛効果が期待できる．とくに膵がんに代表される上腹部内臓痛には内臓神経ブロックがきわめて有効で，がん疼痛に対する神経ブロックのなかでももっともエビデンスが高く推奨される治療法である．しかし，神経ブロックはある程度の侵襲的な治療法であるため，その施行にあたっては患者の全身状態を適切に把握し，そのベネフィットやリスクを十分に説明しておくべきである．神経ブロックはとても有効な鎮痛手段となりうるが，わが国ではさまざまな理由から神経ブロックが施行できる施設は限られているのが現状である．神経ブロックの適応があると判断できれば，比較的全身状態のよい時期から施行可能な施設に相談することが重要である．

がんの治療を受けている患者の約30％が痛みを抱えており[1]，さらにがん末期になると60～90％の患者が痛みを抱えている，あるいは経験する[2]．がん疼痛のコントロールにおいては，近年オピオイド鎮痛薬を中心とした薬物療法が急速に普及し，また，さまざまな剤形や種類のオピオイド鎮痛薬が使用可能となり，多くのがん患者がその恩恵を受けられるようになった．しかしこの状況においても，がん疼痛を有する患者の14％は，世界保健機関（World Health Organization：WHO）のガイドラインを適応しても緩和されない重大な痛みをもつと報告されている[3]．がん疼痛のコントロールの基本はWHO方式を中心とした薬物療法であるが，インターベンション療法を併用することにより，薬物療法のみでは制御困難な患者の鎮痛が可能となったり，薬物療法の副作用を減らすことによって，患者のQOLを大きく改善することができる[4,5]．しかし，すべての患者にインターベンション療法が適応になるわけではなく，また，わが国においては，緩和ケアに携わる医師のなかで神経ブロックをはじめとしたインターベンション療法が十分浸透しているとは言いがたい現状である[6]．本稿では，がん疼痛に対する神経ブロックについて紹介し，その適応や施行時期，有効性や合併症について述べる．

● がん患者に対する神経ブロック療法

神経ブロックとは，局所麻酔薬の投与や神経破壊薬，高周波熱凝固装置を用いることにより，末梢から中枢への侵害性入力の伝達を抑制または遮

Kiyohiko HATANO
京都府立医科大学疼痛・緩和医療学教室

表1 神経ブロックの利点と欠点

利点
① 薬物療法が無効な痛みにも効果が期待できる
② 薬物療法で起こる悪心・嘔吐，便秘，眠気，意識障害などの副作用がない
③ 鎮痛薬の減量が期待できる
④ 迅速な鎮痛が得られる

欠点
① 適応が限られる
② 感覚・運動障害によりADLが低下する場合がある
③ 重篤な合併症の危険性がある

がん疼痛の薬物療法に関するガイドラインより．

断することにより鎮痛効果を発揮する手技である[7]．薬物療法で制御困難とされる骨転移痛や病的骨折の痛み，腫瘍の浸潤による神経障害性疼痛などは，神経ブロックのよい適応となり，迅速な鎮痛効果が期待できる[8]．とくに膵がんに代表される上腹部内臓痛には内臓神経ブロック(腹腔神経叢ブロック)が有効で，がん疼痛に対する神経ブロックのなかでももっともエビデンスが高く，推奨される治療法である[9]．また，薬物療法による副作用(便秘，悪心，眠気，食欲不振など)でQOLが低下している症例や，オピオイド鎮痛薬が長期投与，または大量投与されている症例などにおいて，神経ブロックの効果によりオピオイド鎮痛薬の減量や中止，それに伴う副作用の軽減が期待できる[10]．

一方，神経ブロックはある程度侵襲を伴う処置であり，筋力低下や知覚低下を伴う神経ブロックでは，患者のQOLやADLに影響を及ぼす可能性もある．また出血傾向や凝固異常，刺入経路の感染巣が認められる場合は神経ブロックの禁忌となりうる．施行の際は，患者の全身状態を適切に把握し，そのベネフィットやリスクを十分に説明したうえで同意を得る必要がある．神経ブロックの利点・欠点を表1に示す．

がん疼痛に使用される代表的な神経ブロック

さまざまな部位の疾患に対して神経ブロックが施行される(表2)が，そのなかで比較的よく使用する代表的な神経ブロックについて概説する．

1. 腹腔神経叢ブロック，内臓神経叢ブロック

上腹部悪性腫瘍による，上腹部内臓痛および背部痛が適応となる．

上腹部内臓からの求心性線維は，腹腔神経叢内にある腹腔神経節に入り，内臓神経(大，小，最下内臓神経)，交感神経幹，白交通枝を通って後根に入り，脊髄後角に至り，さらに脊髄前側索を上行する(図1)．

上腹部内臓からの痛みを遮断する神経ブロック手技には，腹腔神経叢ブロックと内臓神経ブロックがある．前者はブロック針の先端が横隔膜脚の腹腔側に位置し，後者ではその内側，すなわち横隔膜脚と椎体，大動脈に囲まれたコンパートメント(retro-crural space)に位置する．内臓神経ブロックでは，コンパートメント内に薬液を充満させることで，後者の方が，より確実な効果を得ることができる．X線透視下(図2)あるいはCTガイド下で施行される．近年では，超音波内視鏡下に施行する腹腔神経叢ブロックも報告されている[11]．

上腹部がん患者の70〜90％で長期鎮痛効果が認められ，とくにretro-crural spaceへの腫瘍の浸潤が少ない早期の段階で施行することで，有効性が上がると報告されている[12]．そのため，できるだけ直近のCT画像にて腫瘍の浸潤程度を評価することが重要である．

鎮痛以外の効果としては，同時に腹腔動脈の支配を受ける内臓を支配する交感神経線維がブロックされ，副交感神経が優位となることで，消化管運動の亢進，内臓血流の増加が生じ，便秘や悪心が改善するとともに，食欲亢進も期待できる[13]．合併症には交感神経遮断による一過性の血圧低下，起立性低血圧(30〜40％)，腸管運動亢進に伴う下痢(60〜70％)がある．また薬液には比較的多量(10〜20 mL)のエタノールを使用するため，エタノール不耐症の患者では酩酊状態となり，20〜30％の患者で顔面紅潮，動悸，悪心が認められる．そのほか，血管穿刺，大血管穿刺，臓器穿刺，アルコール性神経炎，対麻痺などがあるが，いずれ

表2 がん疼痛に使用される代表的な神経ブロック

① 部位に特異的な神経ブロック
　顔：三叉神経ブロック
　上肢：腕神経叢ブロック
　胸部：肋間神経ブロック
　腹部：腹腔神経叢ブロック，下腸間動脈神経叢ブロック，
　　　　上下腹神経叢ブロック
　会陰・肛門部：不対神経節ブロック
② さまざまな部位に使用される神経ブロック
　トリガーポイントブロック
　脊髄神経根ブロック
　脊髄神経後枝内側枝ブロック
　硬膜外鎮痛法[*1]
　くも膜下鎮痛法[*1]
　くも膜下フェノールブロック[*2]

[*1]：頸部より尾側の痛みに使用される．
[*2]：合併症の危険性の少ない胸部，会陰，肛門部の痛みに適応される．
がん疼痛の薬物療法に関するガイドラインより抜粋．

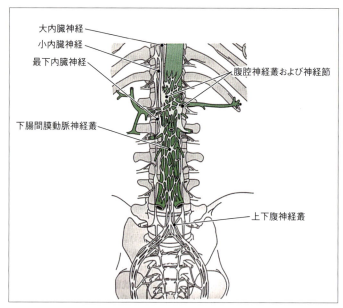

図1 内臓神経および大動脈周囲の神経叢
がん疼痛の薬物療法に関するガイドラインより．

も数％以下の発生頻度である．

本ブロックは，薬物療法に比べて鎮痛効果が優れており，がん疼痛に対する神経ブロックのなかでも，もっともエビデンスが高く推奨される治療法である．

2. 下腸間膜動脈神経叢ブロック

横行結腸左半分，下行・S状結腸，直腸からの求心性神経は，第3腰椎の高さで腹部大動脈前面，下腸間膜動脈起始部に位置する下腸間膜動脈神経叢を経由し，遠心性の交感神経と並走し脊髄に入る（図1）．

横行結腸左半分，下行・S状結腸，直腸，大動脈周囲リンパ節への転移・浸潤による下腹部痛，腰痛が適応となる．単独で施行することはまれであり，多くの症例で，腹腔神経叢ブロック（内臓神経ブロック）や後述する上下腹神経叢ブロックと併用する（図3）．本ブロックの報告は少ないが，Kitohら[14]は，35名を対象に本ブロックを施行したところ，全症例で有意なペインスコアの減少と，モルヒネ使用量の減少を認めたとしている．合併症には，低血圧（約20％），下痢（25％），急性アルコール中毒（20～30％）が認められることがあるが，内臓神経ブロックほど著明ではない．

3. 上下腹神経叢ブロック

上下腹神経叢は，第2, 3腰内臓神経が大動脈分岐部付近で左右が合して形成される神経叢であり，直腸，前立腺，精嚢，膀胱後半部，子宮頸部，腟円蓋部などの骨盤内臓器からの求心性神経線維を受けている（図1）．骨盤内臓に由来する下腹部痛および会陰部痛・肛門痛が適応となる．多くの症例で，腹腔神経叢ブロック（内臓神経ブロック）や下腸間膜動脈神経叢ブロックと併用する．本ブロックは，排尿障害などの機能障害を生じるリスクが少なく，また血圧低下も軽度であるため，比較的全身状態が不良な症例にも適応がある．

4. 硬膜外ブロック

硬膜外鎮痛法は，がん疼痛に非常に有用な方法であり，三叉神経領域以外のすべての体性痛，内臓痛に対して対処が可能である．分節性，調節性に優れ，局所麻酔薬とオピオイドの併用，あるいはオピオイドの単独投与も行われる．硬膜外鎮痛法には，穿刺針より薬液を注入する単回法とカテーテルを留置し持続的に薬液を投与する持続法がある．持続法では，モルヒネの硬膜外腔への投与量は経口投与の1/20～30，静脈内投与の1/10程度に相当し，硬膜外投与への変更によりモルヒネ投与量をかなり減量することが可能であり，副作用の軽減も期待できる[15]．カテーテル先端の位置が鎮痛効果を左右するので，がん疼痛患者ではX線透視下に施行することが推奨される[16]．長期

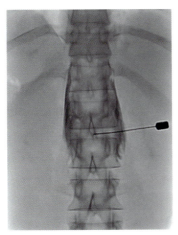

図2 内臓神経ブロック後の透視正面像
　L1/2椎間板へ右側よりアプローチし，99.5%アルコール15 mL投与した．透視正面にて，両側の良好な造影剤の広がりが確認できる．

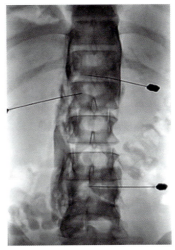

図3 内臓神経ブロックに下腸間膜動脈神経叢ブロックを併用した透視正面画像
　胃がん，腹膜播種による上腹部痛・左下腹部痛に対してTh12/L1経椎間板，L1傍椎体アプローチにて内臓神経ブロックを施行後，L3/4経椎間板アプローチにて下腸間膜動脈神経叢ブロックを施行した．それぞれ99.5%アルコール12 mL投与し，施行後良好な鎮痛効果を認めた．

留置では，感染やチューブ先端周囲の硬膜外腔の組織癒着・肉芽形成により，薬液の広がりが悪くなり，効果が得られにくくなることがある[17]．皮下トンネルを作成することで，カテーテルトラブルのリスクを軽減することができる．

5. くも膜下鎮痛法

くも膜下鎮痛法は，脊髄くも膜下腔にカテーテルを留置し，オピオイドまたは局所麻酔薬を単独，または併用し投与することで痛みの緩和を得る方法で，頸部より尾側の痛みに適応される．モルヒネのくも膜下腔への投与では，経口投与の1/200〜300，静脈内投与の1/100，硬膜外投与の1/10程度に相当し，薬液の投与量を減量できるため，副作用の軽減，経済面の点でも優れている．数週間以内の投与であれば皮下トンネルを作って通常の持続投与を行うが，長期に使用する場合は皮下ポートの作成が推奨される．薬剤調整は清潔操作で行い，地域の在宅医や訪問診療と連携することができれば在宅療養も可能である[18]．オピオイドの全身投与と同様の副作用(悪心・嘔吐，便秘，呼吸抑制など)のほかに，尿閉(19〜24%)，感染，硬膜穿刺後頭痛(0〜31%)などの報告がある(column参照)．

6. くも膜下フェノールブロック

くも膜下フェノールブロックは，くも膜下腔に神経破壊薬としてフェノールグリセリンを投与し，脊髄神経を破壊して侵害求心性入力を遮断し，鎮痛する方法である．施行によりブロック領域の感覚・運動障害が生じるため，ブロックにより機能障害が起こらない片側に限局した体幹の痛み，会陰・肛門部の痛みが適応となる．

腫瘍の脊柱管内侵入や脊椎転移が認められる場合，針の刺入経路や必要部位への薬液広がりなど，施行前に画像検査を行い検討することが重要である．

フェノールグリセリンの投与量により，合併症頻度は大きく異なるため，必要最少量のフェノールグリセリンを使用することが望ましい．サドルブロックでは高頻度に膀胱直腸障害が出現(11%)するため，十分なインフォームドコンセントが重要である[19]．

7. 三叉神経ブロック

上顎，下顎，口腔領域など三叉神経領域の顔面のがん疼痛が適応となる．

三叉神経節ブロック，各種末梢神経ブロックがあり，X線透視下，超音波下での施行となる．

適切な針先の位置が確認できれば，高周波熱凝固法や，99.5%アルコールなどの神経破壊薬を用いるが，現在は合併症の少ない高周波熱凝固法で

行うことが多い．薬物療法と神経ブロックの効果を比較した臨床研究はなく，薬物療法で鎮痛困難な症例に施行し，有効であったという症例報告は多数あり，念頭においておくべき治療法であるといえる．

合併症には髄膜炎，脳神経損傷，下顎神経損傷による咬筋麻痺，三叉神経第Ⅰ枝損傷による角膜炎・潰瘍，有痛性感覚脱出などがある．

8. 神経根ブロック

画像上または診察上，神経支配に一致する限局した神経根症が適応となる．神経根ブロックは，体性痛に対してその神経支配領域の神経伝達を遮断することで鎮痛効果を得る．比較的限局された痛みに対して施行され，単回のステロイド添加局所麻酔薬による神経根ブロックでも数カ月効果が得られるケースもあるが，不可逆的な神経遮断を目的に，神経根の高周波熱凝固，パルス高周波法やアルコールによる神経破壊術が施行されることがある．また，硬膜外ブロックやくも膜下ブロックに比べ血圧低下や尿閉などの合併症がないという利点がある．

しかし，神経根では運動神経と感覚神経が混在しているため，神経破壊薬の使用は，知覚低下・筋力低下を伴いADLの低下を起こす可能性がある．若干の運動機能を犠牲にしても疼痛緩和が求められる場合は，高周波熱凝固法を選択する．胸壁や肋骨転移による痛みなど，胸部の神経根ブロックでは運動神経障害があまり問題とならないため，よい適応となる．合併症にはくも膜下腔・硬膜外腔注入，椎間板損傷，気胸（胸部神経根ブロック）などがある．

おわりに

さまざまな鎮痛剤を駆使しても緩和されないがん疼痛患者は少なからず存在する．そこで痛みの治療をあきらめることなく，神経ブロックの適応がないか判断し，施行可能な施設と連携をとることが重要であると考える．

文献

1) Caraceni A and Portenyo RK. Pain 1999;82:263-74.
2) Foley KM. management of cancer pain. Devita VT et al, eds. In:Cancer:Principles and Practice of Oncology. Lippincott Williams & Wilkins;2005. p.2615-49.
3) Detlev FJ et al. Pain 1995;63:65-76.
4) Ripamonti CI et al. Ann oncol 2011;22:vi69-77.
5) Swarm RA et al. Injections, neural blockade, and implant therapies for pain control. Hanks G et al, eds. In:Oxford Textbook of Palliative medicine, 4th ed. Oxford University Press;2009.
6) 平川奈緒美・他. 日本ペインクリニック学会誌 2015；22：498-506.
7) Strichartz GR et al. Neural physiology and local anesthetic action. Cousins MJ et al, eds. In:Cousins & Bridenbaugh's Neural Blockade. 4th ed. Lippincott Williama & Wilkins; 2009. p.26-47.
8) 日本ペインクリニック学会がん性痛に対するインターベンショナル治療ガイドライン作成ワーキンググループ．がん性痛に対するインターベンショナル治療ガイドライン．真興交易医書出版部；2014.
9) Ischia S et al. Anesthesiology 1992;76:534-40.
10) Swarm RA et al. Injections, neural blockade, and implant therapies for pain control. Hanks G et al, eds. In:Oxford Textbook of Palliative Medicine, 4th ed. Oxford University Press;2010. p.734-54.
11) Wyse JM et al. J Clin Oncol 2011;29:3541-6.
12) Akhan O et al. AJR Am J Roentgenol 1997;168:1565-7.
13) De Olivera R et al. Pain 2004;110:400-8.
14) Kitoh T et al. J Anesth 2005;19:328-32.
15) Mercadante S. Reg Anesth Pain Med 24(1):74-83.
16) 松本真希．硬膜外ブロック．高崎眞弓．麻酔科診療プラクティス（12）ペインクリニックに必要な局所解剖．文光堂 2003；70-6.
17) Crul BJ and Delhass EM. Reg Anesth 1991;16:209-13.
18) Holmfred A et al. J Pain Symptom Manage 2006;31:568-72.
19) Charlton JE and Macrae WA. Lippincott-Raven;1998. p.663-72.
20) Van Dongon RT et al. Clin J Pain 1999;15:166-72.

---

column　くも膜下鎮痛法を用いた症例

56歳女性，膀胱がん．左S1神経根を取り囲む腫瘍による左下肢痛に対する疼痛コントロール目的で紹介となった．オピオイド鎮痛薬（経口モルヒネ換算360 mg/day），鎮痛補助剤（プレガバリン300 mg/day）にても疼痛コントロールが困難であったため，ポート埋め込みくも膜下チュービングを選択した．0.5%ブピバカイン6 mL＋モルヒネ6 mL＋生食12 mLを0.5 mL/時（0.125%ブピバカイン，モルヒネ30 mg/day）で良好な鎮痛が得られ，在宅移行が可能となった．わが国において，通常脊髄鎮痛法ではオピオイド単独ではなく溶媒を局所麻酔薬とする．ブピバカインを併用することで，モルヒネ単独投与よりモルヒネの用量を抑えることが可能であったとの報告もある[20]．

37. がん疼痛に対する放射線療法

Keyword
放射線療法
転移性骨腫瘍
がん疼痛

坪倉卓司

◎放射線療法は，緩和医療の分野でもさまざまな場面で用いられる．とくに転移性骨腫瘍に伴う疼痛を緩和する治療として広く用いられ，有効性については各種臨床試験で明らかとなっている．局所療法であるため各種画像診断により治療部位の病変を確認する必要はあるが，疼痛があれば適応になりうる．体外照射のスケジュールは，広く用いられる30 Gy/10回などの分割照射のほか，8 Gyの単回照射なども可能である．また，アイソトープを用いた内照射を用いることも可能であるほか，照射後の疼痛再燃に対する再照射も検討されることがある．さらに，骨転移以外のさまざまな病態に由来するがん疼痛にも有効である．加えて，放射線療法は総線量を増やせば抗腫瘍効果も期待できるため，疼痛緩和に加え，腫瘍の縮小をはかることで，局所病勢の抑制や圧迫症状などの軽減も合わせて期待することが可能である．がん患者の全経過にわたり，放射線療法を有効に用いることが重要である．

　緩和医療において，放射線療法は転移性骨腫瘍に伴う疼痛を緩和する治療のひとつとして広く認知されている．加えて，骨転移以外のさまざまな病態によるがん疼痛についても，放射線療法により症状緩和が得られる例がしばしばみられる．

　また放射線療法は，総線量を多くすれば抗腫瘍効果も期待できるため，終末期の症状緩和のみならず，長期予後が期待される状況において局所の病勢抑制と疼痛緩和を兼ねた治療として，さらには根治療法の一環で局所病変の消失とがん疼痛の緩和を同時にはかる治療としても有効である．がん患者の全経過にわたる治療手段として，放射線療法は十分考慮されるべきものであろう．

● 転移性骨腫瘍に対する放射線療法

1. 転移性骨腫瘍の診断

　放射線は局所療法であるため，適切な治療を行うためには，症状の把握に加え，治療部位のがん病巣の状況を確認しておく必要がある．転移性骨腫瘍の診断は，おもに各種の画像診断検査で行われ，単純X線写真，CT，MRI，骨シンチグラム，PET検査など各種検査が行われる（図1）．

　放射線療法の実施にあたり，治療計画という照射方法を決定する作業が必要となる．最近はCT画像を用いてコンピュータ上で治療計画を行うため，CTで病巣が判別できる例や直近に行われたMRIなどの検査を参照することで治療範囲が決定できる例については追加検査は不要だが，CTで病変の範囲を確定できない場合などは適宜追加検査が必要になる．また，期待予後などによって治療方針が変わる場合もあるため，当該部位だけでなく全身の状況を把握するための検査が必要になることもある．とくに比較的長期の予後が期待できる患者では，将来近接する部位へ放射線療法を再度行う可能性を考慮して，照射範囲の重なりなどを避けるため，病変の正確な広がりや近接する部位も含めたがん病巣の状況を把握しておくことが望ましい．

2. 放射線療法の適応

　転移性骨腫瘍による症状としてもっとも多いものは疼痛であり，放射線療法も疼痛の緩和が主となる．そのほか，病的骨折ないしその予防（column1参照），麻痺などの神経症状（column2参照）なども治療適応となることがある．

　転移性骨腫瘍に対する放射線療法は多くの場合

Takuji TSUBOKURA
市立福知山市民病院放射線科

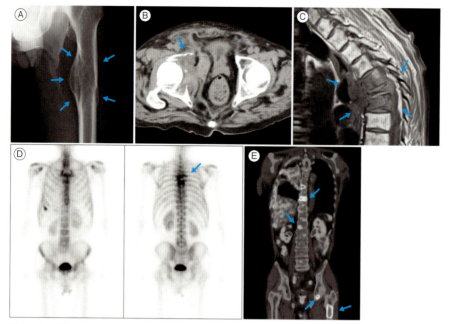

図1 転移性骨腫瘍の各種画像診断
A：左大腿骨転移例の単純X線写真．矢印部に溶骨性の転移部を認める．長管骨の粗大病変であれば，X線写真でも判別可能であり，骨折の有無や病的骨折のリスクなどは確認しやすい．
B：右臼蓋部転移（矢印）例のCT．明らかな骨融解像や骨硬化像としてみられれば病変のおおまかな範囲は判断できる．
C：第5〜7椎体転移（矢印）例のMRI．MRIはCTよりも病変の範囲が把握しやすいことが多く，微小な病変も見つけることができる場合がある．
D：Cと同症例の骨シンチ．中位胸椎レベル（矢印）に高集積部を認める．骨シンチは全身のスクリーニングには有効であるが，小さな病変や骨融解性病変は判別しがたいことがある．
E：^{18}F-FDGを用いたPET-CT．多発骨転移（矢印）がみられる．PET-CTでは原発巣やリンパ節転移，臓器転移などが同時に確認できるメリットがあるが，骨硬化が主体の転移では判別しがたいこともある．

---

column1　放射線療法後の骨の再石灰化

溶骨性骨転移巣への放射線療法後，65〜85％程度と，比較的高率に骨の再石灰化がみられる[18]．ただ再石灰化は緩徐で，相応の再石灰化像がみられるまでに10〜12週程度を要する．右図は実例で，**A**は放射線療法前のCT画像であり，矢印部に溶骨性の骨転移巣がみられる．**B**は10カ月後のCT画像であり，矢印部に再石灰化がみられる．

なお，放射線療法後の再石灰化はよくみられるものの，それが骨折予防に結びつくかについて明確なエビデンスは存在しておらず，とくに長管骨など荷重部位の切迫骨折の場合には，内固定術後に放射線療法を加える方が望ましい（**C**は髄内釘挿入後に放射線療法を追加した例）．ただ，大腿骨転移に対して30 Gy/10回程度の放射線療法を施行することで切迫骨折例の81％に手術を回避できたとする報告[19]も存在しており，手術適応のない骨折リスクの高い症例に対し放射線療法を考慮する意義もありうると考えられる．

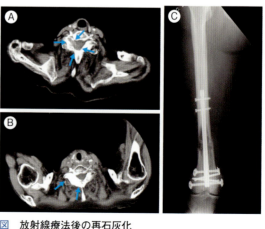

図　放射線療法後の再石灰化

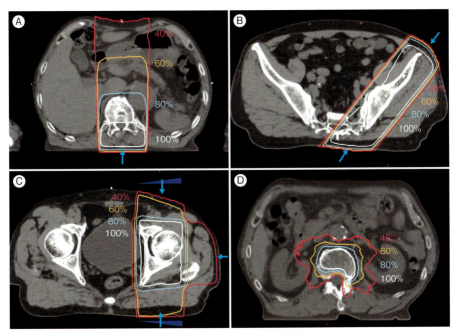

図2 転移性骨腫瘍に対する照射方法の例
A：胸椎転移に対する後方一門照射例．矢印方向から照射している．椎体転移に対しては，この後方一門照射や重み付けをつけた前後対向二門照射が多く用いられる．
B：左腸骨転移に対する斜入対向二門照射例．矢印の二方向から照射している．腸管への照射を避けるため，斜め方向よりの照射としている．
C：左臼蓋部転移に対する三門照射例．矢印のように前後および左方向から照射し，前後のビームにはウェッジフィルタを使用している．多方向から照射することで，ターゲット周辺の線量は均一にしつつ，周辺の線量は低減可能である．
D：定位照射の例．腫瘍には十分照射しつつ，脊髄や腸管等の副作用が問題となる部位への線量は低減させている．

通常の体外照射が使用されるが，体外照射が困難な広範囲の有痛性骨転移に対しても，^{89}Srや^{223}Raを用いたアイソトープ治療が適応となることがある．また，体外照射施行後に疼痛緩和が得られなかった場合や疼痛が再燃した場合に，再照射が行われることもある．

3. 体外照射

体外照射は，治療計画により治療部位に応じた照射方法を決定して行われる．図2に照射方法の例を示す．なお，現時点では試験的治療の位置づけであり[1]，保険適応外だが，脊髄に近接する部位などで体幹部定位照射が検討される場合もある．

有痛性骨転移に対する体外照射の疼痛緩和効果は高く[2-4]，疼痛緩和率59〜73％，疼痛消失率23〜34％で，さらに神経障害性疼痛に対しても有効である[5]．ただし，治療開始から疼痛緩和効果出現までの期間は3〜4週間前後[6,7]かかるため，期待予後がきわめて短期間の症例では放射線の効果を期待しにくい場合もある．なお，疼痛緩和効果の持続期間は5〜6カ月前後である[6,7]．一般的に組織型による疼痛緩和効果の差異はないとされるが，前立腺癌や乳癌では比較的効果が良好で疼痛緩和効果80％，一方肺癌では60％[8]，さらに腎癌は48％と不良であるとの報告もある[9]．

治療スケジュールは，わが国では30 Gy/10回/2週間という分割照射が広く用いられ，その他20 Gy/5回/1週間なども行われる．最近の研究により，病的骨折や脊髄圧迫などを伴わない疼痛の緩和効果は，8 Gyの単回照射でも30 Gy/10回/2週や20 Gy/5回/1週などと同等[2]で，照射後から疼痛再燃までの期間，放射線施行後の脊髄圧迫や骨折，治療後のQOL，急性期や晩期の有害事象に関しても同等とされた[2,6,7,10]．単回照射は治療回数に伴う患者負担が少ないことに加え，1回線量が高いほど照射開始後2週以内の早い時期での疼痛緩和効果が高い[11]ことも利点となる．ただ，単回

照射では再照射の施行割合が高い[8]ことが知られているほか，神経障害性疼痛に対しては分割照射と比較してやや疼痛緩和効果が劣る可能性が指摘されている[5]．なお，比較的長期生存が期待できる場合には抗腫瘍効果を期待し，37.5 Gy/15回/3週，40 Gy/20回/4週，50 Gy/25回/5週など，より長期間の治療スケジュールとする場合もある[12]．線量分割法は，患者の全身状態，期待予後，あるいは通院で行う場合は利便性なども考慮して決定される．

4. アイソトープ治療

骨シンチグラフィで異常集積が認められる症例では，^{89}Srを用いた内照射の適応がある[1]．疼痛改善や鎮痛剤量の減少は約70%に得られ，デノスマブやゾレドロン酸などとの併用も可能である．^{89}Srは体外照射が困難な広範囲の有痛性骨転移でも適応になりうるほか，体外照射と併用する場合や，体外照射後の疼痛再燃に対して使用する場合もある．ただし，骨折リスクの高い溶骨性骨転移や転移性脊髄圧迫では適応にならず，あまりに広範な骨転移では効果が不十分とされる[13]．なお，抗腫瘍効果や予後の延長が期待される治療法ではない．

最近，去勢抵抗性前立腺癌の骨転移に対し^{223}Raが保険適応となり，疼痛緩和に加え予後の改善が得られる[14]ことで注目されている．

5. 再照射

体外照射で疼痛緩和が不良であった場合や，疼痛が一度緩和した後に再燃した場合に，再照射も有効である[15]．ただし，分子標的薬を含めた治療法の進歩などとともに生存期間が延長している疾患が増えており，再照射にあたっては放射線脊髄

---

column2　脊髄圧迫による麻痺に対する放射線療法

転移性脊椎腫瘍による脊髄圧迫はがん患者の5〜10%程度に生じ，著しくQOLを低下させる[20,21]．麻痺を生じた場合，放射線療法をできるだけ早期に開始することが重要[20,21]となる．下図は，数日前より下肢脱力のため緊急照射を施行した症例．AはMRIの矢状断像，Bは横断像で，矢印の部分で著明に脊髄が圧迫されている．

総線量は30 Gy/10回/2週や20 Gy/5回/1週のほか，予後不良例などでは8 Gy/1回なども用いられる[22]．37.5 Gy/15回/3週や40 Gy/20回/4週などの高線量まで照射したほうが局所制御率は高く[22]，長期予後が期待できる例では考慮される．

症状改善効果は，症状発現から照射開始までの時間（症状出現から7日以内の開始で歩行機能維持率80%程度，14日以上では30%程度），腫瘍の放射線感受性（骨髄腫，リンパ腫，胚細胞腫，小細胞癌などは良好），治療開始時の症状の重症度（歩行可能なうちの治療開始で80%に歩行機能維持．不全麻痺では症状改善が約1/3，対麻痺では約7%）など[20,21,23]の影響を受ける．膀胱カテーテル留置は20〜40%に抜去可能となる．疼痛寛解率は50〜60%程度[20-23]である．

併用療法として，手術可能な病変には脊髄圧迫の解除手術を行ったうえで放射線治療を行うほうが局所制御率はよい[24]．また，禁忌でなければ最初からステロイドを併用する方がよい[20]．

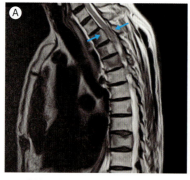
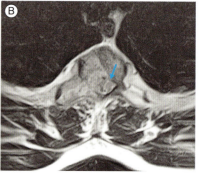

図　脊髄圧迫により麻痺を生じた症例

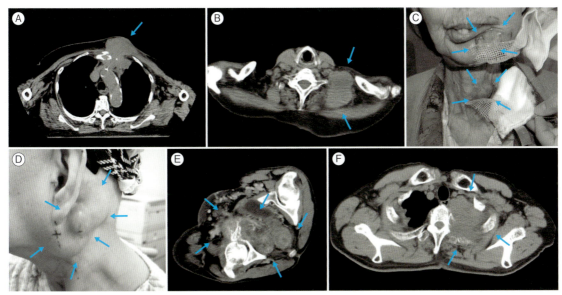

図 3 転移性骨腫瘍以外に対する緩和照射の例
A：乳癌の傍胸骨リンパ節転移が増大し，胸骨および胸壁や皮膚まで浸潤したもの（矢印）．
B：肺癌の左鎖骨上部リンパ節転移例（矢印）．局所の痛みに加え，腕神経叢の圧迫に伴うと思われる上肢の痛みやしびれを生じていた．
C：口腔底癌のおとがい部および前頸部皮膚再発例（矢印）．
D：悪性リンパ腫の耳下部再発例（矢印）．悪性リンパ腫は放射線に高感受性を示すことが多く，治療により速やかな症状軽減と病変縮小が期待できる．
E：直腸癌局所再発およびリンパ節転移が増大して恥骨等まで浸潤した例（矢印部）．CT撮影時も痛みが強く，仰臥位困難で，身体が斜めになって撮影されている．
F：肺癌の胸壁・肋骨浸潤例（矢印）．遠隔転移などがなく根治的な治療が行われる症例であっても，疼痛緩和も同時に図るような場合もある．

症などの晩期有害事象のリスクを十分検討し，可能であれば照射方法を工夫するなどの配慮が望まれる．体幹部定位照射など高精度放射線治療により通常の再照射が困難な例でもQOLの改善が期待されるが，現時点で最適な治療法は確立しておらず保険適応もないため，適応に関しては十分な検討が必要である．

再照射の疼痛緩和率は58％程度[16]で，初回照射時の疼痛緩和効果とは相関しない[8]とされる．線量分割に関しては，8 Gy単回照射と分割照射（20 Gy/5〜8回）のランダム化比較試験により疼痛緩和には差がない[15]とされた．

骨以外の部位のがん疼痛に対する放射線療法

転移性骨腫瘍以外の種々のがん疼痛緩和に対しても，放射線療法はしばしば有効である．病態も原発巣もさまざまなものが対象となるため具体的有効性を示すエビデンスは乏しいが，原発巣あるいは転移巣による神経や周囲臓器への圧排や浸潤に伴い発生する疼痛を緩和するべく，種々の症例に対して放射線療法が用いられ，その多くで有効性を示すのは確かである．また，総線量を多めにすれば腫瘍の縮小や局所制御もある程度可能であり，疼痛緩和に加え，腫瘍からの出血，狭窄ないし閉塞に伴う症状，その他腫瘍による圧迫症状などの改善も期待できるため，腫瘍に伴うさまざまな症状を併せ持つような症例も放射線療法のよい適応である．一般に放射線に感受性が高い腫瘍であれば，低線量で十分な効果が得られ副作用も少ないが，あまり感受性が高くない腫瘍においても，目的を絞り慎重な治療計画を行えば良好な結果が得られ副作用も許容内で収まることも多く，放射線療法も十分考慮されるべきである．図3に実際の治療症例を示す．

なお，放射線療法は，相応の治療期間が必要で，治療効果発現にも日数を要し，また相応の副作用が起こりうるといった問題もあるため，全身状態

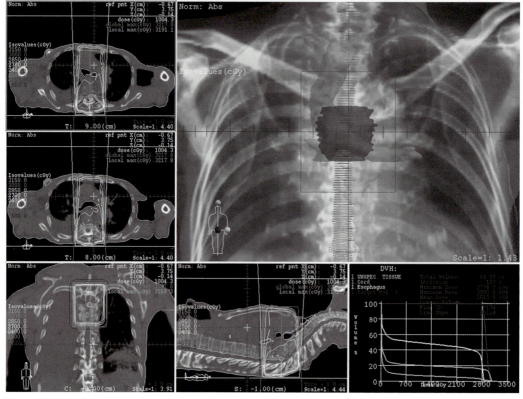

図4 線量分布図
　線量分布図とは，放射線療法を行う個々の症例において，体内における吸収線量の分布状況を示した図のことである．CT画像上に，吸収線量の強弱に合わせた色分けまたは等高線のような線が描かれており，照射範囲やそれぞれの部位への吸収線量の度合いが判別できる．治療範囲の確認のほか，副作用の原因となる臓器の照射範囲や線量を確認することで，生じやすい副作用の想定なども可能となる．放射線科医はもちろんのこと，当該患者を担当する各診療科医師，あるいは看護師にも是非確認しておいていただきたい画像である．
　図は転移性胸椎腫瘍に対する放射線療法施行例の線量分布図である．照射範囲の確認に加え，副作用として，背部の皮膚に強く照射されるためその部位の放射線性皮膚炎が出やすいことや，食道の一部が照射されているために食道炎症状が発生しうる，といったことなどもみてとれる．

不良例や予後のきわめて限られる状況で対症療法が十分有効ならば，通常は放射線療法まで行う治療は必要ない．また，あくまでも局所療法であるため，非常に広範囲な病変や，全身の病変に伴う症状に対しては治療が困難である．しかし，対症療法無効例や，とくに腫瘍の局在と問題症状の関係が明らかで当該病変の縮小により症状緩和が期待されるような例，また長期予後が想定され今後の局所症状の増悪が懸念されるような例については，放射線療法を積極的に検討してみる価値はある．

放射線療法に伴う副作用

　緩和的放射線療法において，照射部位や線量にもよるが，皮膚炎，粘膜炎などさまざまな副作用が発生しうる．放射線療法は局所療法であるため，副作用は照射部位に出現する．線量分布図（**図4**）を参考に，照射部位やどのような臓器が含まれるかについて確認しておくことが望ましい．

　疼痛緩和目的で行う範囲内では，治療の休止ないしは中止をきたすほど重篤な副作用を呈することは通常少ない．ただ，一般的に注意を要する副作用として，転移性骨腫瘍に対する放射線療法における治療開始後数日以内の一過性の疼痛増強（フレア現象）がある．疼痛の増強が苦痛になることに加え，病勢が急に悪化したのかと患者が不安を感じることもあるため，事前の十分な説明と，必要に応じて鎮痛剤の調節を行うことが重要であ

り，予防的なデキサメタゾンの投与[17]も考慮する．

おわりに

緩和的放射線療法は，転移性骨腫瘍に伴う疼痛の緩和以外にも，種々の疼痛緩和に有効である．緩和医療における放射線療法の有用性を十分理解し，患者のQOL確保のために有効に用いることが大切である．

文献

1) Lutz S et al. Palliative radiotherapy for bone metastases:an ASTRO evidence-based guideline. Int J Radiat Oncol Biol Phys 2011;79(4):965-76.
2) Chow E et al. Update on the systematic review of palliative radiotherapy trials for bone metastases. Clin Oncol(R Coll Radiol) 2012;24(2):112-24.
3) Wu JS et al. Meta-analysis of dose-fractionation radiotherapy trials for the palliation of painful bone metastases. Int J Radiat Oncol Biol Phys 2003;55(3):594-605.
4) Sze WM et al. Palliation of metastatic bone pain:single fraction versus multifraction radiotherapy--a systematic review of randomised trials. Clin Oncol(R Coll Radiol) 2003;15(6):345-52.
5) Roos DE et al. Randomized trial of 8 Gy in 1 versus 20 Gy in 5 fractions of radiotherapy for neuropathic pain due to bone metastases (Trans-Tasman Radiation Oncology Group, TROG 96.05). Radiother Oncol 2005;75(1):54-63.
6) Steenland E et al. The effect of a single fraction compared to multiple fractions on painful bone metastases:a global analysis of the Dutch Bone Metastasis Study. Radiother Oncol 1999;52(2):101-9.
7) 8 Gy single fraction radiotherapy for the treatment of metastatic skeletal pain:randomised comparison with a multifraction schedule over 12 months of patient follow-up. Bone Pain Trial Working Party. Radiother Oncol 52(2);1999:111-21.
8) van der Linden YM et al. Single fraction radiotherapy is efficacious:a further analysis of the Dutch Bone Metastasis Study controlling for the influence of retreatment. Int J Radiat Oncol Biol Phys 2004;59(2):528-37.
9) Lee J et al. A phase II trial of palliative radiotherapy for metastatic renal cell carcinoma. Cancer 2005;104(9):1894-900.
10) Kaasa S et al. Prospective randomised multicenter trial on single fraction radiotherapy (8 Gy×1) versus multiple fractions (3 Gy×10) in the treatment of painful bone metastases. Radiother Oncol 2006;79(3):278-84.
11) Chow E et al. Prospective patient-based assessment of effectiveness of palliative radiotherapy for bone metastases. Radiother Oncol 2001;61(1):77-82.
12) Rose CM and Kagan AR. The final report of the expert panel for the radiation oncology bone metastasis work group of the American College of Radiology. Int J Radiat Oncol Biol Phys 1998;40(5):1117-24.
13) Kraeber-Bodéré F et al. Treatment of bone metastases of prostate cancer with strontium-89 chloride:efficacy in relation to the degree of bone involvement. Eur J Nucl Med 2000;27(10):1487-93.
14) Parker C et al. Alpha emitter radium-223 and survival in metastatic prostate cancer. N Engl J Med 2013;369(3):213-23.
15) Chow E et al. Single versus multiple fractions of repeat radiation for painful bone metastases:a randomised, controlled, non-inferiority trial. Lancet Oncol 2014;15(2):164-71.
16) Huisman M et al. Effectiveness of reirradiation for painful bone metastases:a systematic review and meta-analysis. Int J Radiat Oncol Biol Phys 2012;84(1):8-14.
17) Chow E et al. Dexamethasone in the prophylaxis of radiation-induced pain flare after palliative radiotherapy for bone metastases:a double-blind, randomised placebo-controlled, phase 3 trial. Lancet Oncol 2015;16(15):1463-72.
18) Body JJ. Metastatic bone disease:clinical and therapeutic aspects. Bone 1992;13 suppl 1:S57-62.
19) Harada H et al. Radiological response and clinical outcome in patients with femoral bone metastases after radiotherapy. J Radiat Res 2010;51(2):131-6.
20) Loblaw DA and Laperriere NJ. Emergency treatment of malignant extradural spinal cord compression:an evidence-based guideline. J Clin Oncol 1998;16(4):1613-24.
21) Klimo P Jr et al. A meta-analysis of surgery versus conventional radiotherapy for the treatment of metastatic spinal epidural disease. Neuro Oncol 2005;7(1):64-76.
22) Rades D et al. Evaluation of five radiation schedules and prognostic factors for metastatic spinal cord compression. J Clin Oncol 2005;23(15):3366-75.
23) Rades D et al. Validation of a score predicting post-treatment ambulatory status after radiotherapy for metastatic spinal cord compression. Int J Radiat Oncol Biol Phys 2011;79(5):1503-6.
24) Rades D et al. Surgery followed by radiotherapy versus radiotherapy alone for metastatic spinal cord compression from unfavorable tumors. Int J Radiat Oncol Biol Phys 2011;81(5):e861-8.

*　　*　　*

がん疼痛（特別編）

38. がん患者の非がん性慢性疼痛

Keyword
慢性疼痛
非がん性慢性疼痛
オピオイド鎮痛薬
依存・乱用
ケミカルコーピング

細川豊史

◎がん患者の非がん性慢性疼痛への安易なオピオイド処方がオピオイド乱用・依存を招く危険があることが，近年問題となってきている．がん患者が訴える痛みはおもに，①がんそのものによる痛み〔一般的ながん（性）疼痛〕，②がん治療による痛み（非がん性疼痛），③がん・がん治療と直接関連のない痛み（非がん性疼痛），の3つに分類され，その治療はそれぞれ異なる．がん患者の痛みの治療に関するバイブル的存在であるWHO方式がん疼痛治療法も，日本緩和医療学会緩和医療ガイドライン委員会編『がん疼痛の薬物療法に関するガイドライン2014年版』も，本来，①がんそのものによる痛みを対象にして作成されたものである．このことをまず理解しなければならない．そのうえで，がん患者に生じる痛みが①，②，③のどれにあてはまるかを的確に鑑別し，かつ原因を精査し，そのうえで適切な治療法を選択することで，はじめて"がん"患者の痛みを和らげ，がんサバイバーのオピオイド鎮痛薬の乱用・依存を防ぐことが可能となる．

● がん患者の現況

わが国の2015年のがん罹患患者は約160万人[1]，がん死亡者が約37万人[2]であり，わが国の死亡者全体の約30%[2]を占めている．周知のように，がんは1981年以来，わが国での死亡原因の第一位[3]でありつづけている．そして驚くことに，いまや日本人の男性の63%，女性の47%が"がん"にかかる時代[4]となっている．

しかし，がん治療の主流である外科の手術手技や化学療法，放射線治療などの医療技術の進歩により，がん患者の5年生存率は2007年の調査結果では，1993〜1996年診断例において全がんで約48%，乳がんで約82%，前立腺がんで約62%であった[5]ものが，10数年後の2006〜2008年診断例では全がんで62.1%，乳がんで91.1%，前立腺がんではなんと97.5%であり[6]，これは全がん患者のほぼ3人に2人が5年以上生存していることになる．このことは長期生存するがんサバイバー(column1)[7]の増加を意味しているとともに，"がん"という疾患を，高血圧や糖尿病などと同様に，慢性疾患として考える時代に突入したともいえる．現在，わが国には約300万人のがんサバイバーの存在が推定されている．

● がん患者が訴える痛み

さまざまな痛みが多くのがん患者を苦しめている．がん患者の痛みの有病率は抗がん治療中の患者で59%，進行したがんや転移のある終末期の患者で64%，すべてのがん患者で53%であると報告されている[8]．

がん患者に生じる痛みには大きく分類して，①がんそのものによる痛み（一般的ながん疼痛），②

---

column1　がんサバイバーの定義[7]

"がんサバイバー"とは"がんと診断された患者のこと"であり，"がんが治癒して生存している人のこと"をさすのではない．英語のSurvivorが生存者と訳されるため，多くの医療者にいまも誤解されているのだが，そうではなく，がんと診断されたそのときから，その患者はがんサバイバーとなり，手術，放射線，化学療法などの抗がん治療を行っている間も，がん治療が終了した後も，その患者は"がんサバイバー"でありつづける[7]．

Toyoshi HOSOKAWA
洛和会丸太町病院

がん治療による痛み(非がん性疼痛)，③がん・がん治療と直接関連のない痛み(非がん性疼痛)，の3つがある[9-12]（**表1**）．①がんそのものによる痛みは侵害受容性疼痛と神経障害性疼痛に分類され，前者は部位により体性痛と内臓痛に分類される[9,13]．②がん治療による痛みには，化学療法によるchemotherapy-induced peripheral neuropathy（CIPN）や一次的・二次的口内炎，外科手術に伴う術後創部痛（慢性開胸術後痛，慢性乳房切除後痛など），放射線治療に伴う粘膜障害や末梢神経障害による痛み，ホルモン療法に伴う痛み，幹細胞移植後の移植片対宿主病（graft versus host disease：GVHD）に伴う痛みなどがある[14,15]．③がん・がん治療と直接関連のない痛みには，もともと患者に合併していた変形性腰椎症，腰部脊柱管狭窄症・椎間板ヘルニアによる腰痛，変形性頸椎症，頸部脊柱管狭窄症・椎間板ヘルニアによる頸部・上肢痛，変形性関節症による股関節や膝の痛み，頭痛，あらたに発症した帯状疱疹，帯状疱疹後神経痛，長期臥床による褥瘡による痛みや筋肉痛などがある．わが国にオピオイド鎮痛薬によるがん疼痛治療が普及しはじめた当時は，がん患者の痛みの多くは，①がんそのものによる痛みであった．このため，PEACEをはじめ，オピオイド鎮痛薬によるがん疼痛治療研修の多くが①を対象にした内容であった．そのおかげで，医療者にも患者とその家族にもがん疼痛（①がんそのものによる痛み）に対するオピオイド鎮痛薬についての理解が広まり，その処方や使用に抵抗感が減り，多くのがん疼痛患者が耐えにくい痛みから救われたのは事実である．しかし，それらの研修会で，"がん患者にはオピオイド依存は起こらない"とされたのはあくまで，①がんそのものによる痛み，に対するオピオイド鎮痛薬の適正使用のみであって，②がん治療による痛み，③がんやがん治療と直接関係のない痛み，ではすでに多くの報告[16-18]があるように，オピオイド依存，乱用が生じることがありうることをよく理解し，①，②，③の痛みの違いを理解せず，原因診断もないままに安易なオピオイド鎮痛薬の処方を絶対に行わないようにしなければならない[10]．

がん患者の非がん性慢性疼痛の診断と治療

がん患者に生じる，①がんそのものによる痛み（一般的ながん疼痛）の薬物治療は，WHO方式がん疼痛治療法[19]も日本緩和医療学会緩和医療ガイドライン委員会編『がん疼痛の薬物療法に関するガイドライン2014年版』[9]などに詳細に記載されている．

がんサバイバーにおいて問題となるのは，②がん治療による痛みと，③がん（がん治療を含む）と

表1　がん患者に起こる痛みと対処法の違い[13]

①がんそのものによる痛み
　がんの軟部組織浸潤，内臓転移，骨転移，神経圧迫・浸潤・破壊，がんに伴う炎症・炎症性浮腫などにより生じる痛み
　　　　　　　　　　　　　　（侵害受容性疼痛，神経障害性疼痛）
②がん治療による痛み
　術後の創部痛，化学療法や放射線療法後の口内炎，粘膜損傷，末梢神経障害などにより生じる痛み
　　　　　　　　　　　　　　（侵害受容性疼痛，神経障害性疼痛）
③がん・がん治療と直接関連のない痛み
　長期臥床や低栄養による褥瘡部痛，筋肉痛，関節痛，免疫力低下による帯状疱疹痛，変形性膝関節症など
　　　　　　　　　　　　　　（侵害受容性疼痛，筋・筋膜性疼痛）

表2　非がん性慢性疼痛に対するオピオイド鎮痛薬投与のポイント[10,11,15,22,23]

①治療の目標を日常生活での機能回復に設定する
②必要最低限の量を使用する
③漫然と継続するのではなく，その処方が適切か考え，必要に応じて減量，中止，処方の変更を考える
④通常レスキューは使用しない
⑤鎮痛補助薬を併用しオピオイド鎮痛薬の減量を考慮する
⑥理学療法や神経ブロックなどの非薬物療法を積極的に取り入れる
⑦オピオイド鎮痛薬の長期使用による副作用（性腺機能不全，腸機能不全，不眠，認知，機能障害など）があることを理解し漫然と使用しない
⑧乱用や精神依存などにつながる異常行動，とくにケミカルコーピング（column 2）の有無について十分な観察を行う
⑨痛みの程度や性質，部位が変化したときは，がん再発や転移による痛みの発現の可能性をつねに考え，アセスメントと必要な検査，痛みの原因診断を行う

直接関連のない痛みである"がん患者の非がん性慢性疼痛"である．②がん治療による痛みは，がん治療が終了した後，またときにはがんが治癒した後にも，長期にわたり残存する場合がある．これらの診断と治療のポイントを以下に記載する．

まず，がんサバイバーに痛みの訴えがある場合は，痛みの部位，性質，いままでの抗がん治療や疼痛治療の内容，画像，検査結果などから器質的原因を明らかにしておくことが重要である．この際，がんに罹患していない慢性疼痛患者の痛みを診察するときと異なり，がんの再発や転移が原因である可能性を念頭においておくことが重要となる．そして原因・診断の確定した疾患については，個々の疾患の痛み治療のガイドラインに従い，治療することが重要である[10,14,20]．②，③による痛みであれば，その個々の疾患による痛み治療が必要となる[10,14,20]．慢性疼痛であれば，慢性疼痛治療のガイドライン[20]により，またそれが神経障害性疼痛であるなら神経障害性疼痛の治療に準じた薬剤療法が必要となる[21,22]．鎮痛補助薬の使用や，理学療法や神経ブロックなどの非薬物療法も考慮し，オピオイド鎮痛薬の適応を十分に吟味し，けっしてオピオイド鎮痛薬を第一選択にしない．

オピオイド鎮痛薬が適応と考えられた場合は，非がん性慢性疼痛に対するオピオイド鎮痛薬の使用に準じた治療をかならず行う[10,22,23]．

そのポイントを表2に示すが，この記載にもあるように，オピオイド鎮痛薬の長期使用によるリスクには，乱用・依存，過剰摂取，骨折，心筋梗塞，性腺機能障害，事故受傷，腸機能不全，不眠，認知機能障害などがある[11,15,17]．

先述したが，とくに最近大きな問題となっているのがオピオイド鎮痛薬による依存である[16-18]．依存・乱用を呈するより前にケミカルコーピングを認めることが多くあり，この発現と有無を観察することを忘れてはならない(column2)[16,24-27]．また，オピオイド鎮痛薬の長期使用による弊害[11,15]についてはまだまだ明らかになっていないことも多いため，長期にわたり漫然とオピオイド鎮痛薬を使用しない．

以上，がん患者の非がん性慢性疼痛に対する診断と治療について述べてきた．ここに記載された要点を十分に理解し，最低限必要な知識はガイドラインを参照し，がん患者の痛みを適切にケアしていただけることを切望する．

---

column2　ケミカルコーピングとは？

ケミカルコーピングとは"本来の鎮痛目的ではなく，不安，抑うつ，睡眠障害といった感情的な苦痛にオピオイド鎮痛薬を使用すること"と，著者も含め一般的に解釈されている．しかし，明確な定義はまだない．オピオイド鎮痛薬依存・乱用の危険因子との共通点が多く，依存・乱用の初期段階とみることができる．依存・乱用を呈するより前にケミカルコーピングを認めることが多くあり，この時点で適正な管理を行うことで，依存への移行を防ぐことができる可能性が高い．

コーピングとは，"ストレスや脅威的な出来事に対して適応しようと努力するために利用する，意識的な特定の考え方や行動のこと"とされている．ケミカルコーピングはBrueraらによって"がん性疼痛に対してオピオイド鎮痛薬を処方されている患者に生じる可能性があり，がんによる器質的な痛みに対してではなく，精神的な苦痛にオピオイドを使用すること"と定義されている[26]．ケミカルコーピングは，アルコール依存症，薬物乱用，喫煙歴をもつ若い男性患者でより一般的にみられるとされており[27]，オピオイドの乱用・依存の危険因子(表2)との共通点が多い．ケミカルコーピングは嗜癖を呈さないそのほとんど鎮痛目的のオピオイド使用から嗜癖を呈した強迫的・破壊的行動を伴うオピオイド使用までの広い範囲の行動を含む[25]概念と考えられ，乱用や依存の初期段階[26]とみることができる．がん患者は治療や再発に対する不安，経済的な不安など悩みが多く，がん長期生存者の43%に不安や抑うつなど併存精神疾患を抱えていることが報告[24]されている．また，がん患者に大きなストレスが長期間かかることが多いことは容易に想像できる．①の"がんそのものによる痛み"に含まれる痛みをもつ患者においても治療成績による腫瘍の消失後にケミカルコーピングが問題となった報告[16]もあり，がん患者の非がん性慢性疼痛の診断とオピオイドによる鎮痛治療法のがん疼痛と非がん性慢性疼痛の違いを理解しておくことが重要である．がん患者の物質乱用評価のためのゴールドスタンダードとして推奨できる単一の評価法は現時点ではなく，今後議論が進んでいくものと推測される．

文献/URL

1) 厚生労働省．平成26年(2014)患者調査の概況．主な傷病の総患者数．平成26年10月更新．http://www.mhlw.go.jp/toukei/saikin/hw/kanja/14/dl/05.pdf (2016年10月閲覧)
2) 厚生労働省．平成27年人口動態統計(確定数)．平成27年悪性新生物の死亡数(確定数)．平成28年9月更新．http://www.mhlw.go.jp/toukei/saikin/hw/jinkou/kakutei15/dl/10_h6.pdf (2016年10月閲覧)
3) 厚生労働省．平成27年人口動態統計月報年計(概数)．死亡数・死亡率(人口10万対)，死因簡単分類別．平成28年6月更新．http://www.mhlw.go.jp/toukei/saikin/hw/jinkou/geppo/nengai15/dl/gaikyou27.pdf (2016年10月閲覧)
4) 国立がん研究センターがん対策情報センター．最新がん統計．がんに罹患する確率〜累積罹患リスク(2012年データに基づく)及び生存率．平成28年7月および8月更新．
5) がん研究振興財団．7府県の地域がん登録のデータによる(宮城，山形，新潟，福井，大阪，鳥取，長崎)．がんの統計'07. 2007.
6) 国立がん研究センターがん対策情報センター．最新がん統計．がんに罹患する確率〜累積罹患リスク(2012年データに基づく)及び生存率．平成28年7月及び8月更新．
7) National Coalition for Cancer Survivorship (NCCS). https://www.canceradvocacy.org/
8) Van den Beuken et al. Prevalance of pain in patients with cancer. A systematic review of the past 40 years. Ann Oncol 2007;18:1437-49.
9) 日本緩和医療学会緩和ガイドライン委員会編．がん疼痛の薬物療法に関するガイドライン2014年版．金原出版；2014. p, 18-28.
10) 非がん性慢性疼痛に対するオピオイド鎮痛薬処方ガイドライン 改訂第2版．日本ペインクリニック学会 非がん性慢性疼痛に対するオピオイド鎮痛薬処方ガイドライン作成ワーキンググループ編．真興交易医書出版部；東京，2017.
11) National Comprehensive Cancer Network. NCCN Clinical Practice Guidelines in Oncology (Version 2. 2016). Adult cancer pain. 2016.
12) Caraceni A, Weinstein SM. Classification of cancer pain syndromes. Oncology (Williston Park). 2001;15(12):1627-40, 1642;discussion 1642-3, 1646-7.
13) 山代亜紀子, 細川豊史・他．緩和医療を受け持つペインクリニック診療における課題と展望．ペインクリニック 2013；34(6)：760-70.
14) 細川豊史．各疾患に対するオピオイド治療の実際．慢性疼痛治療—現場で役立つオピオイド鎮痛薬の必須知識—．医薬ジャーナル社 2015；188-238.
15) Paice JA et al. Management of Chronic Pain in Survivors of Adult Cancers:American Society of Clinical Oncology Clinical Practice Guideline. J Clin Oncol 2016;34(27):3325-45.
16) 谷口綾乃・他．痛みの原因となった腫瘍消失後も遷延する痛みをもつ患者に，オピオイド鎮痛薬の薬物関連異常行動を認めた悪性リンパ腫の1例．日本緩和医療学会誌 2016；11：548-52.
17) Chou R et al. The effectiveness and risks of long-term opioid treatment of chronic pain. Ann Intern Med 2015;162(4):276-86.
18) 権 哲, 細川豊史．オピオイド鎮痛薬による乱用・依存の症例検討．ペインクリニック 2014；35：39-48.
19) World Health Organization. Cancer Pain Relief. 2nd ed. World Health Organization;1996.
20) 慢性疼痛治療ガイドライン．「慢性の痛み診療・教育の基盤となるシステム構築に関する研究」研究班監修, 慢性疼痛治療ガイドライン作成ワーキンググループ編．真興交易医書出版部，東京，2018
21) 神経障害性疼痛薬物療法ガイドライン改訂第2版．日本ペインクリニック学会 神経障害性疼痛薬物療法ガイドライン改訂版作成ワーキンググループ編．真興交易医書出版部，東京，2016.
22) 慢性疼痛治療—現場で役立つオピオイド鎮痛薬の必須知識—．細川豊史編, 医薬ジャーナル社，東京，2015
23) 権 哲, 細川豊史．⑪がん患者の非がん性慢性疼痛．慢性疼痛治療—現場で役立つオピオイド鎮痛薬の必須知識—．細川豊史編, 医薬ジャーナル社，東京，239-247，2015
24) Del Fabbro E. Assessment and management of chemical coping in patients with cancer. J Clin Oncol. 2014 Jun 1;32(16):1734-8.
25) Kwon JH, Hui D, Bruera E. A Pilot Study To Define Chemical Coping in Cancer Patients Using the Delphi Method. J Palliat Med. 2015 Aug;18(8):703-6.
26) Bruera E, Paice JA. Cancer pain management:Safe and effective use of opioid. ASCO educational book 2015:593-9.
27) Bruera E et al. The frequency of alcoholism among patients with pain due to terminal cancer. J Pain Symptom Manage 1995;10(8):599-603.

* * *

キーワード索引 （数字は該当項目の冒頭頁を示します）

数字
10年生存率 …………………………… 180

A
ACT（acceptance and commitment therapy）………………………… 168
ADL（activities of daily living）……… 7

C
common chronic pain ……………… 154

F
Fascia ………………………………… 122

P
painDETECTの日本語版 …………… 22

R
Red Flag ……………………………… 174

S
SNRI …………………………………… 80

あ
亜急性痛 ………………………………… 2
アップデート ………………………… 184

い
依存・乱用 …………………………… 204
痛み ………………………… 92, 98, 118
インターベンショナル治療 …… 27, 98

う
運動アドヒアランス ………………… 154
運動療法 …………………… 27, 148, 154

え
エコーガイド下 ……………………… 122

お
オピオイド ……………………………… 85
オピオイド鎮痛薬 …………… 180, 204
オーダーメイド医療 ………………… 98

か
ガイドライン ……………………… 12, 50
可逆性脳血管攣縮症候群 …………… 36
家族療法 ……………………………… 168
がんサバイバー ……………………… 180
関節痛 ………………………………… 133
がん疼痛 …… 85, 180, 184, 192, 197
漢方薬 …………………………………… 92

き
規制 ……………………………………… 12
急性痛 …………………………………… 2
急性腰痛 ……………………………… 55
教育 …………………………………… 154
経椎間孔的硬膜外ブロック ………… 111
虚血性疼痛 …………………………… 137
筋筋膜痛症候群 ……………………… 118

く
群発頭痛 ……………………………… 36

け
経皮的髄核摘出術 …………………… 142
血管内注入 …………………………… 111
ケミカルコーピング …………… 12, 204
腱板断裂 ……………………………… 64

こ
交感神経 ……………………………… 102
抗痙攣薬 ……………………………… 76
行動科学 ……………………………… 148
硬膜外ブロック ……………………… 107
骨粗鬆症 ……………………………… 68
コミュニケーション ………………… 168

さ
催眠 …………………………………… 162
鎖骨上アプローチ …………………… 128
三環系抗うつ薬 ……………………… 80
三叉神経自律神経性頭痛 …………… 36
三叉神経痛 …………………………… 41

し
斜角筋間アプローチ ………………… 128
集学的診療 …………………………… 174
集学的治療 …………………………… 55
重炭酸リンゲル液 …………………… 122
手術麻酔 ……………………………… 85
状態依存学習 ………………………… 12
侵害受容性疼痛 ……………………… 68
神経根症 ………………………… 46, 133
神経根ブロック ……………………… 111
神経障害性疼痛
 ………………… 22, 27, 50, 80, 133, 137
神経障害性疼痛診断用アルゴリズム
 ……………………………………… 22
神経障害性疼痛スクリーニング質問票
 ……………………………………… 22
神経上膜外 …………………………… 111
神経ブロック ………………… 41, 98, 192
心理療法 ………………………… 27, 168

せ
星状神経節ブロック ………………… 102
精神分析 ……………………………… 162
生物心理社会モデル ………………… 174
生理食塩水 …………………………… 122

脊髄症 …………………………… 46
脊髄穿刺 ………………………… 111
脊椎疾患 ………………………… 60
石灰性腱炎 ……………………… 64
遷延性術後痛 …………………… 2

た

帯状疱疹 ………………………… 50
帯状疱疹関連痛 …………… 50, 102
帯状疱疹後神経痛 ……………… 50
タペンタドール ……………… 188
多面的治療 ……………………… 7

ち

超音波ガイド下穿刺 …………… 68
超音波ガイド下神経ブロック … 46
鎮痛 ……………………………… 107
鎮痛補助薬 ……………………… 80

つ

椎間板内治療 ………………… 142
椎間板性腰痛 ………………… 142
椎弓切除後疼痛症候群 ……… 137

て

抵抗消失法 …………………… 107
適正使用 ………………………… 12
転移性骨腫瘍 ………………… 197

と

凍結肩 …………………………… 64
東洋医学 ………………………… 92
トリガーポイント …………… 118

に

ニューロエンハンスメント …… 12
認知行動療法 ………………… 162

は

ハイドロリリース（hydrorelease）… 122
パルス高周波治療（PRF）…… 133

ひ

非がん性慢性疼痛 ……… 85, 180, 204
微小血管減圧術 ………………… 41
非特異的腰痛 …………………… 55
ヒドロモルフォン …………… 188
評価 …………………………… 148

ふ

腹腔神経系ブロック
　（内臓神経ブロック）……… 192
複合性局所疼痛症候群 ……… 102
ブリーフセラピー …………… 162
プレガバリン …………………… 76

へ

ペインマネージメントプログラム … 174

ペーシング …………………………… 154
片頭痛 …………………………… 36

ほ

放射線療法 …………………… 197
ホットフラッシュ …………… 102

ま

慢性疼痛 …… 2, 7, 76, 80, 168, 204
慢性腰痛 ………………………… 55

め

メサドン ……………………… 188

や

薬剤の使用過多による頭痛
　（薬物乱用頭痛）……………… 36
薬物療法 ………………… 27, 184

よ

腰下肢痛 ………………………… 60

ら

来談者中心療法 ……………… 162

り

リハビリテーション ………… 148

わ

腕神経叢ブロック …………… 128

*　　*　　*

医学のあゆみBOOKS　ペインクリニック診療　38のエッセンス
ISBN978-4-263-20680-5

2018年7月10日　第1版第1刷発行

編　者　細　川　豊　史
発行者　白　石　泰　夫
発行所　医歯薬出版株式会社
〒113-8612　東京都文京区本駒込1-7-10
TEL.（03）5395-7622（編集）・7616（販売）
FAX.（03）5395-7624（編集）・8563（販売）
https://www.ishiyaku.co.jp/
郵便振替番号 00190-5-13816

乱丁・落丁の際はお取り替えいたします　　　印刷・三報社印刷／製本・明光社
© Ishiyaku Publishers, Inc., 2018. Printed in Japan

本書の複製権・翻訳権・翻案権・上映権・譲渡権・貸与権・公衆送信権（送信可能化権を含む）・口述権は，医歯薬出版（株）が保有します．
本書を無断で複製する行為（コピー，スキャン，デジタルデータ化など）は，「私的使用のための複製」などの著作権法上の限られた例外を除き禁じられています．また私的使用に該当する場合であっても，請負業者等の第三者に依頼し上記の行為を行うことは違法となります．

JCOPY ＜（社）出版者著作権管理機構 委託出版物＞
本書をコピーやスキャン等により複製される場合は，そのつど事前に（社）出版者著作権管理機構（電話 03-3513-6969, FAX 03-3513-6979, e-mail：info@jcopy.or.jp）の許諾を得てください．